HEILEN
MIT DEM
VAGUS NERV

Aus dem amerikanischen Englisch von Hanna R. Müller

Translated from *Healing through the Vagus Nerve*
Text © 2024 Amanda Armstrong
First published in 2024 by Fair Winds Press of the Quarto Group
100 Cummings Center, Suite 265-D, Beverly, MA 01915, USA.
T (978) 282-9590 F (978) 283-2742

Übersetzung: Hanna R. Müller
Korrektorat: Susanne Langer-Joffroy
Projektleitung und Lektorat: Inga Heckmann
Herstellung: Timo Wenda
Cover Design und Umschlaggestaltung: Timo Wenda unter Verwendung der Originalvorlage von Sylvia Sporto
Page Layout: Burge Agency
Illustration: Eleanor Hardiman
Penguin Random House Verlagsgruppe
1. Auflage

Neumarkter Straße 28, 81673 München
Satz: Dr. Alex Klubertanz, Haßfurt
Printed in China

MIX
Papier | Fördert gute Waldnutzung
FSC® C016973

ISBN 978-3-424-15489-4

AMANDA ARMSTRONG

HEILEN MIT DEM VAGUS NERV

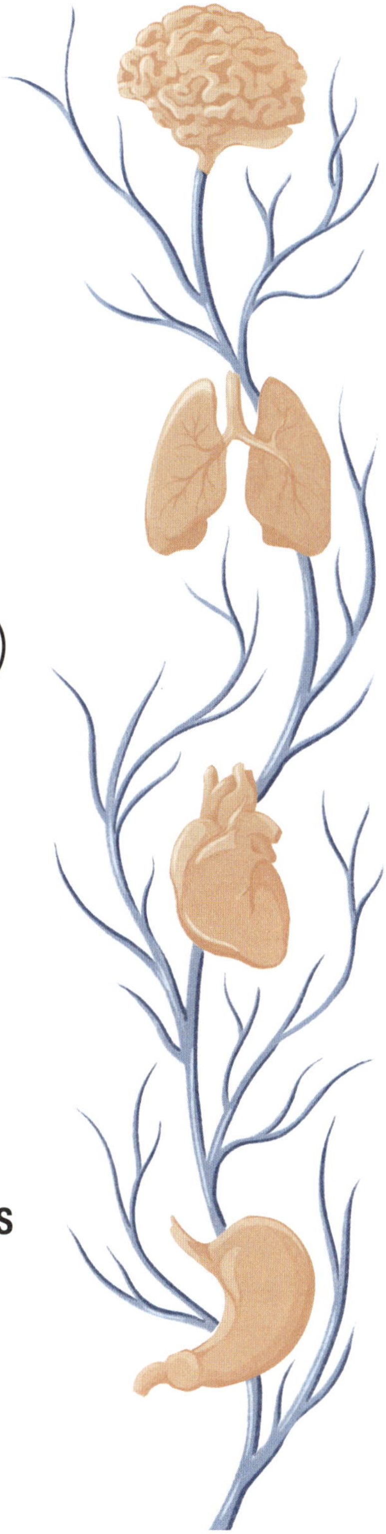

Ängste, Stress und Trauma verarbeiten durch aktive Regulierung des Nervensystems

IRISIANA

INHALT

VORWORT

Aktuelle Statistiken gehen davon aus, dass ein Drittel der Amerikaner mindestens einmal in ihrem Leben von Angstzuständen oder Depressionen betroffen ist. (Eine Studie aus dem Jahr 2023 des Robert-Koch-Instituts ermittelte für Deutschland ähnliche Werte: 34 Prozent der Erwachsenen sind von Depressionen und Angstzuständen betroffen – Anm. d. Red.) In einer Welt, in der Ängste und Depressionen alltäglich sind, suchen viele Menschen nach einem Weg zur Heilung. *Heilen mit dem Vagusnerv* ist ein Wegweiser auf dieser Reise und bietet allen Menschen, die mit Ängsten, Depressionen und Stress zu kämpfen haben, einen ganzheitlichen, Trauma-informierten Ansatz zur Selbstregulation.

Als langjährige Lehrerin und Erforscherin der körperorientierten Neurowissenschaft war ich hocherfreut, dieses Thema als zentralen Ansatz dieses Buches zu entdecken. Es bietet eine Sichtweise, die uns ermutigt, unseren Körper als wesentlichen Bestandteil der mentalen und emotionalen Gesundheit zu erforschen. Durch einfache Übungen, die das Körpergewahrsein fördern und uns für die Empfindungen, Anspannungen und Gefühle in unserem Körper-Geist-System sensibilisieren, vertiefen wir die Körperwahrnehmung, stärken die Fähigkeit zur neuronalen Selbstregulation und reduzieren Stress, Nervosität, Ängste und andere Faktoren, die zum Chaos des modernen Lebens beitragen.

Der Vagusnerv, manchmal auch als »Mitgefühlsnerv« oder »sozialer Nerv« bezeichnet, hat durch sein kompliziertes Netzwerk von Verbindungen die bemerkenswerte Fähigkeit, die Stressreaktion zu beeinflussen und unser emotionales Wohlgefühl zu steigern. Das Buch zeigt Ihnen, wie Sie den lebenswichtigen *Nervus vagus* aktivieren und tonisieren können, sodass er mit Ihrem Körper und Gehirn effektiver kommuniziert und so zu innerer Ruhe und Ausgeglichenheit beiträgt.

Dieses Buch ist nicht nur für diejenigen gedacht, die mit gesundheitlichen Herausforderungen konfrontiert sind, sondern für jeden, der eine tiefere Verbindung zu seinem Körper und seinen Gefühlen sucht. Es richtet sich an Menschen, die sich ein Instrumentarium wünschen, mit dem sie ihr allgemeines Wohlbefinden verbessern und die turbulenten Gewässer des Lebens mit Anmut und Resilienz durchschiffen können. Indem Sie sich auf die hier vorgestellten Übungen und Praktiken einlassen, begeben Sie sich auf eine Transformationsreise, die nicht nur Ihren Vagusnerv, sondern auch Ihre Seele zu heilen vermag.

Bei der Lektüre dieses Buches begeben Sie sich auf einen Weg, auf dem es nicht um schnelle Reparatur, sondern um nachhaltige Transformation geht. Diese Reise ist eine Einladung, sich mit Ihrer inneren Weisheit und Widerstandskraft zu verbinden, um das in Ihnen verborgene Potenzial zu entdecken. Wenn Sie sich in die Seiten vertiefen und auf die Übungen einlassen, werden Sie die angeborene Weisheit Ihres Körpers und seine Fähigkeit zu Selbstheilung und Selbstregulation schätzen lernen.

Die Lektionen und Techniken, die Sie hier finden – von Yoga über Atemarbeit bis hin zu einfacher Massage – bezeugen das erstaunliche Heilungspotenzial, das in jedem von uns schlummert. Nutzen Sie diese Gelegenheit, um Ihre Selbstwahrnehmung zu fördern, Selbstmitgefühl zu entwickeln und Techniken anzuwenden, die den Vagusnerv heilen können. Vielleicht werden Sie auf dieser Reise ein tieferes Bewusstsein von sich selbst erlangen und ein Leben in mehr Ausgeglichenheit und emotionalem Wohlbefinden verwirklichen.

Mögen Sie die Reise mit offenem Herzen antreten, und mit der Bereitschaft, Ihre inneren Möglichkeiten zu realisieren. Das Buch ist eine Einladung zum Erwecken Ihres inneren Heilers. Während Sie dem Weg folgen, der auf diesen Seiten skizziert wird, können Sie nicht nur Erleichterung von Ängsten und depressiven Zuständen finden, sondern eine tiefe Verbindung zu Ihrem eigenen Heilungspotenzial erlangen.

In Dankbarkeit,

Dr. Monique Andrews
Körperorientierte Neurowissenschaftlerin
Eine dankbare Leserin

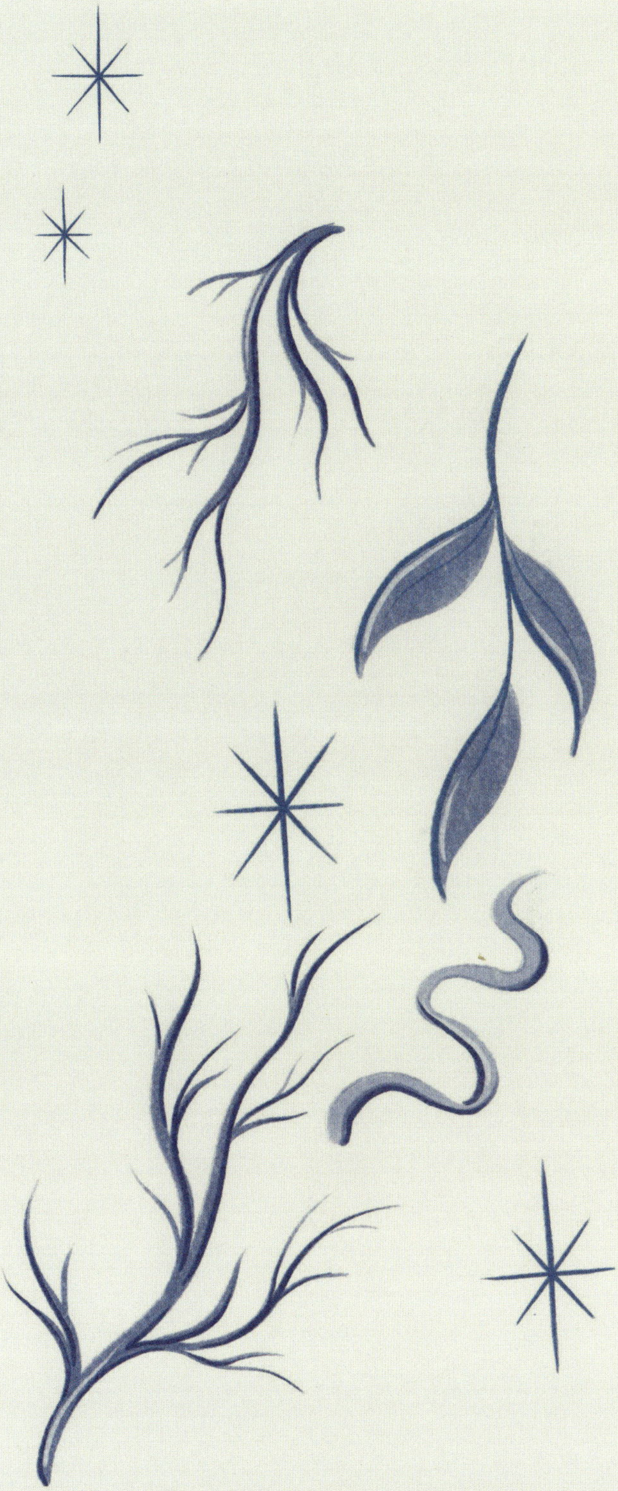

EINLEITUNG

Ich werde nie das Gefühl vergessen, das ich hatte, als einer meiner Klienten zum ersten Mal sagte: »Oh mein Gott, ich bin überhaupt nicht kaputt. Das macht ja alles total Sinn!« Seitdem habe ich erlebt, wie dieses unglaubliche Aha-Erlebnis bei Hunderten von Klienten einschlug, und es veraltet nie. Ich finde es faszinierend, dass dieser Umschwung meist nicht auf jahrelange Therapie oder enorme Veränderungen im Leben zurückzuführen ist, sondern lediglich darauf, dass ein Mensch zu verstehen beginnt, wie das eigene Nervensystem funktioniert. Sobald das Nervensystem in den Fokus der Aufmerksamkeit rückt, erkennt man, dass all die Ängste, Depressionen und Symptome das natürliche Ergebnis vergangener Erfahrungen und aktueller Stressoren sind. Diese Erkenntnis weckt Mitgefühl und Neugierde und eröffnet uns Wege für eine sehr tiefgehende Heilung.

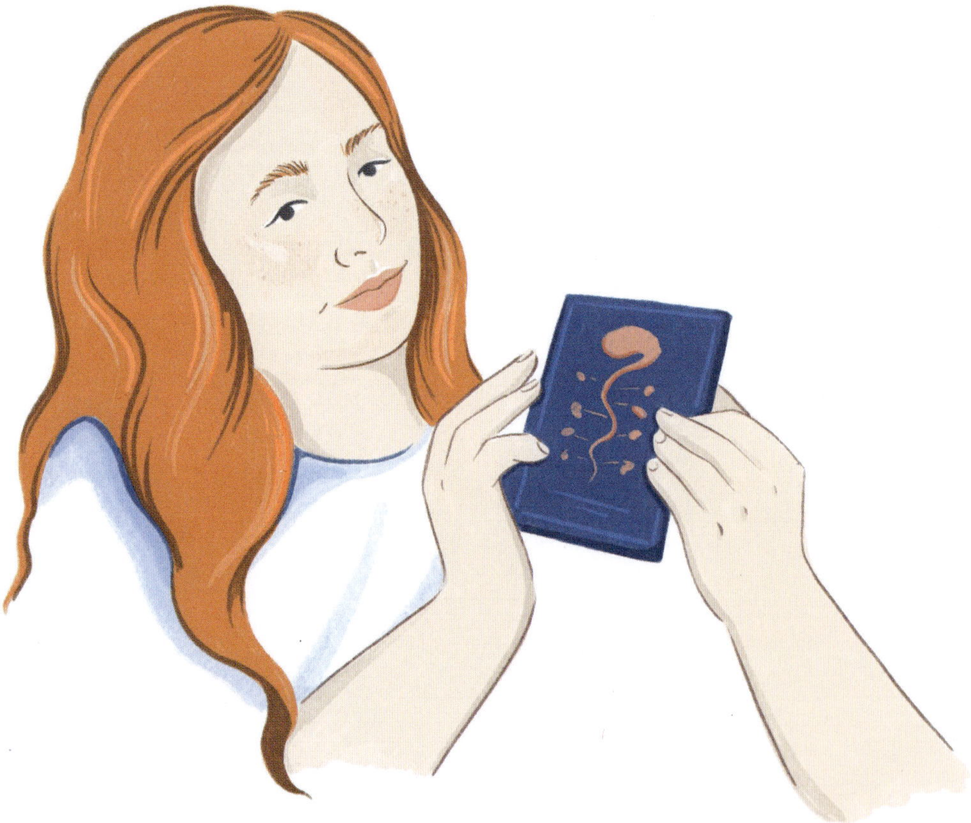

Ich bin davon überzeugt, dass die Regulation des Nervensystems die Grundlage für jede andere Heilung ist – nicht nur, weil ich das tagtäglich bei meinen Klienten erlebe, sondern auch aufgrund meines persönlichen Heilungsweges. Es gab viele Jahre, in denen ich mit meinem Kopf und meinem Körper im Krieg lag und keinen Ausweg sah. Als ich endlich Mut fasste und bei einem Arzt Hilfe suchte, wollte ich eine Antwort, woher meine Probleme kamen. Aber anstatt dies endlich zu verstehen, bin ich nach ein paar Minuten wie vermutlich viele von Ihnen lediglich mit einem Rezept aus der Praxis herausgekommen. Als ich mich dann dazu aufraffte, einen Therapeuten aufzusuchen, empfand ich es als hilfreich, über die Dinge zu reden. Trotzdem ging ich oft mit dem Gedanken fort: »Und was jetzt?« Ich fand es frustrierend, so viel Zeit mit dem Reden über Probleme zu vertun, ohne dass ich konkrete Hilfen für eine Besserung bekam.

Wenn ich das sage, möchte ich damit weder Medikamente noch Therapien schlechtmachen. Für die meisten Interventionen gibt es die richtige Zeit und den richtigen Ort. Zu verschiedenen Zeiten brauchen verschiedene Menschen verschiedene Dinge. Ich bin für alles sehr dankbar, was mich bei meiner Genesung unterstützt hat: die Medikamente und Therapie, wenn auch nur kurzfristig. In Wirklichkeit wiesen die zwei verfügbaren Mainstream-Optionen große Lücken auf, in Bezug auf die Art der Unterstützung und Heilung, nach der ich suchte und die ich brauchte. Ich erinnere mich noch gut an das Gefühl, nicht mehr zu wissen, wohin ich mich noch hätte wenden können.

Nach unzähligen Stunden des Recherchierens fand ich endlich heraus, was fehlte: Es war die Verbindung zwischen Geist und Körper. Im letzten Jahrzehnt neurowissenschaftlicher und psychologischer Forschung haben wir gelernt, dass ein Großteil von all dem Stress, den Traumata, Ängsten und Depressionen tatsächlich im Körper und nicht im Gehirn fortlebt. Und der Vagusnerv ist der Schlüssel, wenn es um die Verbindung zwischen Geist und Körper und die Regulation des Nervensystems geht. Der Vagusnerv ist die Datenautobahn, auf der die Kommunikation zwischen Geist und Körper stattfindet, und 80 Prozent dieser Signale und Informationen entspringen im Körper. Wenn der Vagusnerv optimal funktioniert, verbessert sich insgesamt die mentale und somatische Gesundheit in konkreter und messbarer Weise. Das heißt, dass das Nervensystem, vor allem der Vagusnerv, dabei im Zentrum steht! Wenn Sie erkennen, wie dieses System funktioniert, können Sie beginnen, in einer kraftvollen, konkreten Weise damit zu arbeiten. Der erste Teil des Buches fokussiert sich auf das Entwickeln dieses Verstehens.

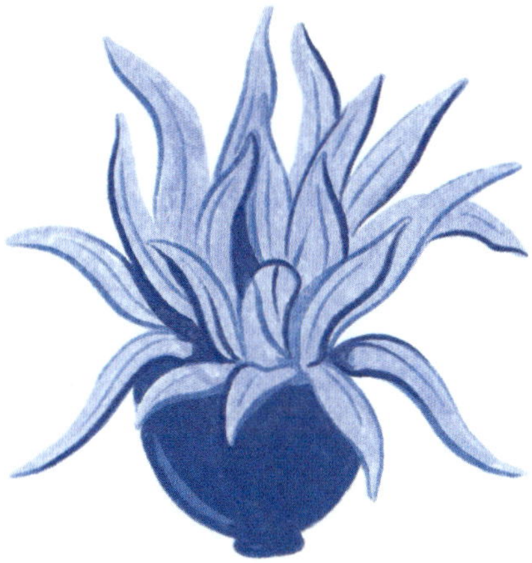

Trainieren des Nervensystems

Stellen Sie sich vor, Sie kommen zum Fitnessstudio, treten ein und sehen eine 150-Kilo-Hantel auf dem Boden liegen. Würden Sie ohne Training darauf zugehen und von sich erwarten, dass Sie die 150 Kilogramm hochheben können? Natürlich nicht! Die meisten würden nicht einmal den Versuch wagen, und wenn sie es täten, wäre es kein Wunder, wenn sie sich dabei verletzten. Aber genau das tun viele Menschen: Sie versuchen, das Pendant zu einem 150-Kilogewicht aus einem Leben voller Kämpfe und emotionaler Lasten zu stemmen, ohne dafür trainiert zu haben. Keiner hat Ihnen beigebracht, wie man so ein Gewicht stemmt. Klar, dass Sie damit ein Problem haben! Es ist einfach zu schwer, aber das ist nicht Ihr Fehler.

Genau wie beim Training im Fitnessstudio gibt es effektive Methoden, mit denen Sie Ihre Physiologie, Ihren Körper und Ihr Nervensystem trainieren und stärken können, um Ihre seelische und geistige Verfassung zu beeinflussen und nachhaltig zu heilen. Es gibt Möglichkeiten, der Stressreaktion Ihres Körpers in Echtzeit entgegenzuwirken und Ihre Kapazität zum Tragen schwerer Lasten zu erhöhen. Zu verstehen, wie Ihr Körper-Geist-System funktioniert, ist der wirksamste Schritt, um zu lernen, damit zu arbeiten und schließlich mit ihm zu arbeiten, anstatt ständig dagegen anzukämpfen.

Darin besteht ein großer Teil der aktiven Arbeit in diesem Buch, insbesondere bei den Übungen in Kapitel 6. Ich bin zuversichtlich, dass das Wissen und die Werk-zeuge, die ich auf diesen Seiten vermittle, Ihnen dabei helfen werden, Ihre geistige und körperliche Gesundheit durch diese Art von Nervensystemtraining zu verbessern. Ich bin nicht nur deswegen zuversichtlich, weil es für mich funktioniert hat, sondern weil ich gesehen habe und ständig erlebe, wie hilfreich es für Hunderte von Klienten auf dem Weg zu einem von Angst und Depressionen befreiten Leben ist.

Ein maßgeschneidertes Programm

Training ist schön und gut, aber auch hier gilt, wie im Fitnessstudio, dass jeder an einem anderen Punkt anfängt und die eigenen Grenzen und speziellen Bedürfnisse im Auge behalten muss. Mein Ziel in diesem Buch ist es nicht, eine Liste von »Vagusnerv-Hacks« zu veröffentlichen, sondern Ihnen zu helfen, Ihr Nervensystem zu verstehen und eine Beziehung zu ihm aufzubauen. Dabei spielt Ihr Vagusnerv eine wichtige Rolle, aber mit Hauruck-Aktionen ist der Heilung nicht gedient. Vielmehr möchte ich Ihnen eine gute Grundlage vermitteln, die Sie befähigt, die im Buch vermittelten Werkzeuge und Übungen anzuwenden.

Psychische Gesundheit sieht für jeden anders aus, und das gilt auch für die Lösung. Ich teile mit Ihnen, was sich für mich und viele meiner Klienten bewährt hat, und lade Sie ein, damit zu experimentieren und es auf Ihre individuellen Bedürfnisse abzustimmen. Jeder Klient wählt seinen eigenen Ansatz zur Regulation seines Nervensystems durch körperliche Übungen, Parts (Anteil) Therapie und individuelles Verhaltens-Coaching. Dies ist in meine neurowissenschaftliche, Trauma-informierte 4-Phasen-Struktur auf dem Weg zur Heilung eingebettet (Wissensvermittlung, Regulation, Neuverschaltung und Aufrechterhaltung). Im weiteren Verlauf des Buches erfahren Sie bald mehr über diese 4-Phasen-Struktur.

Mit diesem Buch kann ich natürlich keinen vollständig auf Sie zugeschnittenen Ansatz bieten. Dennoch werde ich Sie so weit wie möglich darin unterstützen, das Gelernte im Alltag umzusetzen. Nehmen Sie sich Zeit, innezuhalten und zu fragen: »Inwieweit trifft das, was ich hier lese, auf mich zu?« Die persönliche Komponente ist der Schlüssel zu der Wirkung, die das Buch für Sie haben wird. Meine Hoffnung ist, dass jeder, der es liest, seinen Vagusnerv und sein Nervensystem besser verstehen lernt und konkrete Schritte in Richtung Heilung machen wird.

Wie ist dieses Buch aufgebaut?

Ich habe das Buch so aufgebaut, dass es Sie auf eine ähnliche Reise mitnimmt, wie ich sie mit meinen Klienten unternehme. In den Kapiteln 1 und 2 erfahren Sie mehr über die Rolle, die Ihr Nervensystem und der Vagusnerv für Ihre körperliche und geistige Gesundheit spielen. In den Kapiteln 3 und 4 zeige ich, wie Sie dieses neue Wissen für sich nutzen können, um den aktuellen Zustand Ihres eigenen Nervensystems und des Vagusnervs besser zu verstehen. Wichtig ist, dass Sie die Physiologie und Ihre momentane Ausgangssituation (Baseline) verstehen, bevor Sie die Werkzeuge produktiv einsetzen können. Kapitel 5 skizziert einen Rahmen, in dem Sie Ihr Nervensystem regulieren und den Vagusnerv auf eine persönliche und strategische Weise heilen können. Kapitel 6 enthält eine Sammlung angeleiteter Übungen zur somatischen und Vagus-Tonisierung, auf die Sie auf Ihrem Heilungsweg immer wieder zurückgreifen können. Und in Kapitel 7 schlage ich Ihnen schließlich ein paar Übungspläne vor, mit denen Sie anfangen können, Ihre persönliche Routine für das Vagustraining zu erstellen. Dies wird Ihnen helfen, sich mit Ihrem Körper zu verbinden, Ihr Nervensystem zu regulieren und Ihr Leben zurückzugewinnen.

Ich hoffe, Ihnen bis zum Ende dieses Buches nicht nur Hoffnung und Inspiration vermitteln zu können, sondern auch praxisnahe Werkzeuge und Strategien. Sie werden die wissenschaftliche Basis kennenlernen, die Ihre Bemühungen bestätigen wird, und mit jedem Kapitel werden sich neue Teile des Puzzles zusammenfügen. Sie werden sich gesehen, gehört und unterstützt fühlen und erkennen können, dass Sie nicht kaputt sind. Aus Sicht des Nervensystems ergeben Ihre Symptome (und Sie selbst natürlich ebenso) total Sinn, da sich alles aus Ihren vergangenen Erfahrungen, aktuellen Lebensumständen und den vorhandenen oder mangelnden Bewältigungskompetenzen und Ressourcen ableiten lässt.

Ich versichere Ihnen, dass Sie mithilfe dieses Buchs und meiner Begleitung auf Ihrem persönlichen Weg Heilung finden können, Schritt für Schritt, auf der Basis eines Trauma-informierten Körper-Geist-Ansatzes, der unser aktuelles Wissen über dieses außerordentliche Nervensystem und den Vagusnerv umfasst.

Danke dafür, dass Sie hier sind.

Amanda

VIDEO-UNTERSTÜTZUNG IM INTERNET

Ich habe einen begleitenden Videokurs entwickelt, in dem ich jedes Kapitel des Buches durchgehe und Ihnen zur Unterstützung weitere Erläuterungen und Fragen zur Verfügung stelle. Er zeigt auch Videos von vielen der Übungen aus Kapitel 6. Besuchen Sie einfach:

www.riseaswe.com/vagusnerve

1

DAS AUTONOME NERVENSYSTEM

Unser Nervensystem ist der Schlüssel zur unfassbaren Selbstheilungskraft des Körpers.

Als Kommunikationsnetzwerk des Körpers spielt das Nervensystem in jedem Moment unseres Lebens eine zentrale Rolle – von unseren Gefühlen, Gedanken und Reaktionen bis hin zu sämtlichen körperlichen Funktionen. Wenn Sie verstehen, wie dieses System funktioniert und welche Rolle es für Ihr Wohlbefinden spielt, können Sie mit ihm arbeiten und sich auf den Weg der Heilung begeben, anstatt das Gefühl zu haben, auf diesem Weg ständig gegen Ihren Geist und Ihren Körper zu kämpfen.

Wenn Menschen an Dinge wie Angst, Depression, Stress oder Trauma denken, meinen sie oft, es spiele sich alles »nur im Kopf« ab. Tatsächlich sind all diese Dinge im Körper verwurzelt. Das Nervensystem zu verstehen, sich mit ihm anzufreunden und es regulieren zu können, zeigt uns alternative Heilungswege auf.

Mit anderen Worten: Haben Sie sich mit Ihren Gesundheitsproblemen schon mal auf verlorenem Posten gefühlt? Kaum hat man ein Symptom in den Griff bekommen, tauchen neue auf. Vielleicht liegt es daran, dass der Fokus der heutigen Medizin in vielen Fällen auf der Bewältigung von Symptomen liegt. Oft jagen wir mit Medikamenten, Operationen und Behandlungen ein Symptom nach dem anderen. So hilfreich all die Interventionen auch sein mögen: Wer übersieht, wie alles zusammenhängt, kann den roten Faden, der zur Wurzel der Probleme führt, leicht verlieren.

Das Nervensystem ist oft zentral für diese verschiedenen Probleme. Da das autonome (oder auch: vegetative) Nervensystem eine maßgebliche Rolle bei wichtigen Körperfunktionen wie Kreislauf, Verdauung, Immunität, Atmung und Fortpflanzung spielt, kann vieles schiefgehen, wenn es dysreguliert ist. Umgekehrt können wir die natürliche Heilungsfähigkeit des Körpers fördern, wenn wir uns um eine verbesserte Regulation des Nervensystems bemühen, insbesondere die Funktion des Vagusnervs. Dann können viele scheinbar unabhängige Symptome langsam abklingen.

Hier ist eine Liste häufiger Probleme, die auf neuronaler Dysregulation beruhen oder damit zusammenhängen können: chronische Schmerzen, Zähneknirschen, Migräne, Augen- und Gesichtsanspannung, Autoimmunkrankheiten, Angstzustände, Depressionen, posttraumatische Belastungsstörung, Schlaflosigkeit und andere Schlafprobleme, Süchte, chronische Erschöpfung und Dauerstress, Dissoziation, Bluthochdruck, schlechte Verdauung, Reizdarm, Verstopfung oder Durchfall, geringe Immunität, Konzentrations- und Gedächtnisschwäche, Libidoverlust.

Sind Ihnen einige dieser Symptome vertraut? Wenn ja, dann lesen Sie weiter, denn dieses Buch gibt Ihnen einen unschätzbaren Leitfaden für einen neuen Weg zu langfristiger geistiger und körperlicher Gesundheit.

Wie Sie auf dieses Ziel hinarbeiten können, wird Ihnen in diesem Buch ausführlich vermittelt. Zunächst möchte ich Sie aber mit Ihrem Nervensystem bekannt machen und Ihnen helfen, seine Funktionsweise zu verstehen – was sich für viele meiner Klienten als äußerst hilfreich erwiesen hat. Dieses Kapitel gibt Ihnen einen kurzen anatomischen und funktionalen Überblick über die Arbeitsweise des autonomen (vegetativen) Nervensystems. (Mir ist bewusst, dass manches davon allzu fachlich klingen mag, aber Sie werden später für diese Informationen dankbar sein!)

DAS AUTONOME NERVENSYSTEM

Das Nervensystem besteht aus Gehirn, Hirnstamm, Rückenmark und den Nerven, die von Gehirn und Rückenmark abzweigen und sich in alle Teile des Körpers ausbreiten. Seine wichtigste Aufgabe ist es, Sie am Leben zu erhalten. Ihrem Nervensystem ist es egal, ob Sie Ihre Ziele erreichen und ein gutes Leben führen. Jeder Teil davon ist auf das Überleben Ihres physischen Körpers ausgerichtet. Mein Fokus in diesem Buch liegt auf dem autonomen Nervensystem (das auch als vegetatives Nervensystem bezeichnet wird). Es ist jener Anteil unseres peripheren Nervensystems, der für die unwillkürlichen Körperfunktionen und die Drüsensteuerung zuständig ist – also für all jene unbewusst ablaufenden Aufgaben, die unser Überleben sichern wie Herzschlag, Blutdruck, Atmung, Verdauung und Fortpflanzung. Der Zustand dieses Systems hat letztendlich auch großen Einfluss auf unsere psychische Gesundheit.

Das vegetative Nervensystem umfasst zwei Systeme, die wie eine Art Wippe zwischen Stress und Stressabbau hin und her schaukeln. Diese beiden Systeme sind der Parasympathikus und der Sympathikus. Wenn das vegetative Nervensystem unser inneres Funktionieren und unser äußeres Umfeld als sicher interpretiert, befindet es sich im parasympathischen, also entspannten Zustand. Erkennt es ein Problem oder eine Bedrohung, dann aktiviert es den sympathischen Zustand, was im Allgemeinen Stressreaktion genannt wird.

Wird der Sympathikus aktiviert, verändert dies deutlich die Körperphysiologie: Der Herzschlag erhöht sich, das Blut wird in die Extremitäten gepumpt, die Pupillen weiten sich, die Muskeln spannen sich an. Der Körper mobilisiert sich, damit er kämpfen oder vor der Gefahr fliehen kann. In diesem Zustand schaltet der Körper auch Funktionen herunter oder vollkommen ab, die für das unmittelbare Überleben nicht nötig sind, wie Verdauung, Blasenkontrolle, Fortpflanzung, kognitive Funktionen und verschiedene andere Vorgänge, die erneut aufgenommen werden, sobald alles wieder sicher ist und gut läuft.

Im Idealfall wird nur vorübergehend in den Sympathikus geschaltet, um dann sofort wieder in den Parasympathikus zurückzukehren. In ihm verbringen wir die meiste Zeit und fühlen uns sicher und verbunden, weil Verstand und Körper hier optimal funktionieren. Leider erzeugt die temporeiche, stressvolle Lebensweise unserer heutigen Gesellschaft oft eine umgekehrte Realität, in der wir uns viel öfter gestresst als entspannt fühlen. Das trägt erheblich zur Fehlregulation des Nervensystems bei.

Hauptursachen für Fehlregulationen des Nervensystems sind chronischer Stress, schlechte Lebensgewohnheiten, Traumata, große Umbrüche im Leben, Umweltgifte und ein Übermaß an Entzündungen. Wir erleben ein Auf und Ab über Phasen von Regulation und Fehlregulation hinweg. Der Schlüssel liegt darin, sich mit dem Nervensystem so weit vertraut zu machen, dass wir mit ihm zusammenarbeiten und möglicherweise erkennen können, was der gemeinsame Nenner ist, der die vielen scheinbar unzusammenhängenden Symptome miteinander verbindet.

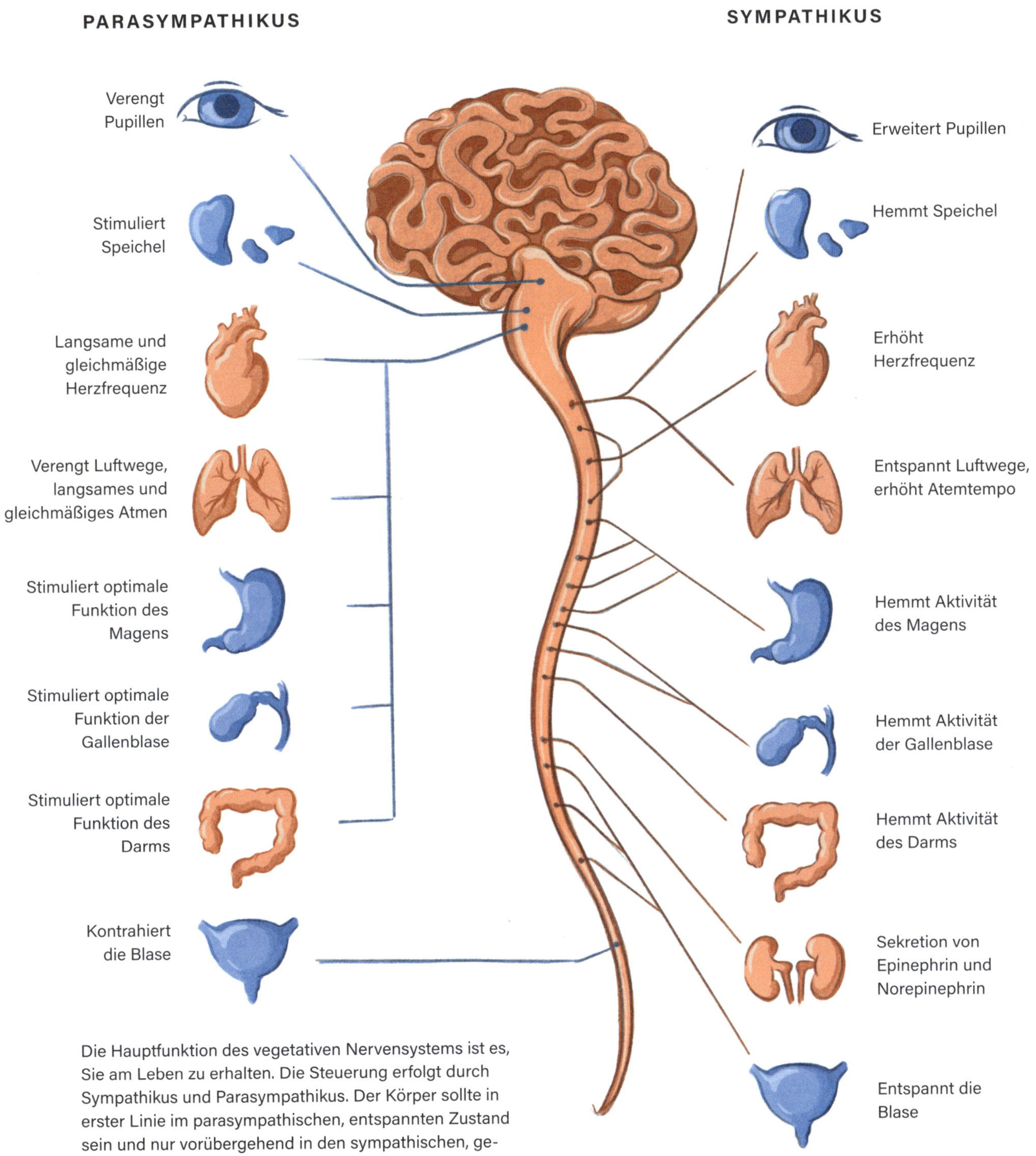

Die Hauptfunktion des vegetativen Nervensystems ist es, Sie am Leben zu erhalten. Die Steuerung erfolgt durch Sympathikus und Parasympathikus. Der Körper sollte in erster Linie im parasympathischen, entspannten Zustand sein und nur vorübergehend in den sympathischen, gestressten Zustand wechseln.

Das sympathische Nervensystem

Das sympathische Nervensystem steht am engsten mit der sogenannten Kampf-oder-Flucht-Reaktion in Verbindung. Ihre Aufgabe ist es, Ihren Körper zu aktivieren und auf eine Handlung vorzubereiten. Dieser Zustand ist aber nicht auf Notlagen beschränkt. Unser tägliches Leben ist ein Tanz zwischen Parasympathikus und Sympathikus. Häufig verurteilen die Menschen diesen aktivierten Zustand, weil er am stärksten mit Stress, Gefahren und Ängsten einhergeht; er spielt aber auch eine wichtige Rolle bei Erregung, Konzentration oder gelungenen sportlichen Leistungen. Die Aktivierung ist an sich nicht das Problem, sondern die Zeitdauer, die wir darin verbringen. Viele Menschen wachen morgens schon gestresst und nervös auf und haben so ihren Zustand in Richtung Aktivierung gekippt. Tagsüber spüren sie dann selten, wenn überhaupt, dass die Wippe wieder in die andere Richtung zurückkippt, zu Ruhe und Verbundenheit. Trifft dieses Wechselspiel auf Sie zu, werden Sie sich entweder erschöpft oder im Dauerstress gefangen fühlen. Das Ziel bei der Regulation des Nervensystems besteht nun darin, Ihnen zu helfen, Ihren Grundzustand in Richtung Parasympathikus einzustellen. Das lässt sich am besten erreichen, wenn wir das Körper-Geist-System verstehen und mit ihm zu arbeiten lernen, um mehr Zeit im sicheren, leistungsfähigen Zustand zu erleben. Wir können lernen, zu erkennen, ob unsere Stressreaktionen der jeweiligen Situation angemessen sind. Ist das nicht der Fall – wenn Sie zum Beispiel entdecken, dass Sie häufig über- oder unterreagieren –, werden Sie hier hilfreiche Werkzeuge kennenlernen, mit denen Sie Ihre Reaktionen beeinflussen können.

Bei uns Menschen ist die Stressreaktion unmittelbar, koordiniert und allgemeingültig. (Anmerkung: Ich verwende die Begriffe *Sympathikus-Aktivierung* und *Stressreaktion* synonym.) Um sich daran zu erinnern, wie schnell und automatisch der Sympathikus funktioniert, erinnere man sich an die ursprüngliche Wortbedeutung von *sympathisch:* »mitfühlend« oder »mitschwingend«. Ich halte dies für eine präzise Beschreibung. Die Neuronen, die den Sympathikus ausmachen, befinden sich im Bereich der Brust- und Lendenwirbel des Rückenmarks (Hals bis Nabel). Sobald Stress in irgendeiner Form erkannt wird, senden die Neuronen in diesem System innerhalb von 500 Millisekunden – einer halben Sekunde – Neurotransmitter (Botenstoffe) in den Körper, um die Pupillen zu erweitern, die Verdauung zu hemmen, die Herzfrequenz und die Atmung zu erhöhen und vieles mehr wie die Abbildung auf Seite 15 zeigt.

Der Sympathikus mobilisiert die für unsere Kampf-oder-Flucht-Reaktion nötigen Funktionen und hemmt gleichzeitig sämtliche Funktionen, die nicht zum Überleben nötig sind. Wenn ich später über Möglichkeiten der Stressbewältigung spreche, ist es hilfreich zu verstehen, wie schnell und automatisch dieses System funktioniert: Es bedeutet, dass es oft sehr schwierig ist, die Stressreaktion zu verhindern. Daher besteht die beste Strategie oft darin, sich besser dagegen zu wappnen und bewusst eine Entspannungsreaktion über das parasympathische System herbeizuführen.

Das parasympathische Nervensystem

Der Parasympathikus wird oft als der Zustand für »Ruhe und Verdauung« oder »soziales Engagement« bezeichnet. In diesem Zustand von Sicherheit und Entspannung kann der Körper in seinen optimalen Grundzustand zurückkehren. Wie schon erwähnt, sollte dies der Normalzustand sein, aber da Sie ein Buch wie dieses gewählt haben, vermute ich, dass Sie sich eher öfter gestresst oder ängstlich fühlen als ausgeruht und kontaktfreudig.

Dieser Teil unseres Nervensystems entspringt im Stammhirn und in der sakralen Wirbelsäule (Kreuzbein und Steißbein) sowie in der Beckengegend. Die Hirnnerven haben direkte Verbindungen zu diversen Gesichtsbereichen, vor allem zu den Augen.

Anmerkung: Ab Seite 112 lernen Sie ein paar sehr wirksame Übungen kennen, durch die Sie über die Augen bestimmte Eingangspunkte in das Parasympathikus-System aktivieren. So wirken Sie in Echtzeit direkt auf die Stressreaktion ein und führen recht schnell das Umschalten in den Entspannungszustand herbei.

In der untenstehenden Tabelle bekommen Sie einen kurzen Überblick über die zwölf Hirnnerven und ihre unterschiedlichen Funktionen.

Der Vagusnerv steht dabei im Rampenlicht, da er einen großen Teil des Parasympathikus ausmacht, die meisten wichtigen Organe innerviert und außerdem eine entscheidende Rolle für unsere psychische Gesundheit spielt. Die Erweiterung Ihres Wissens über den Vagusnerv und seine Funktionen ist eine der wirksamsten Methoden zur Bekämpfung von Stress und Angst. Bevor wir uns nun dem Vagusnerv zuwenden, möchte ich dazu beitragen, dass Sie Ihr Nervensystem als Ganzes konkreter und mehr funktional (über die beschriebenen medizinischen Details hinaus) verstehen. Dabei lade ich Sie zu einer Selbstbetrachtung ein, durch die Sie *Ihr* Nervensystem – und den speziellen Zustand, in dem es sich meistens befindet – bewusster wahrnehmen können.

Nerv	Name	Funktion
1.	Riechnerv	Übermittlung von Geruchsempfindungen
2.	Sehnerv	Weiterleitung visueller Informationen
3.	Augenbewegungsnerv	Motorik der äußeren Augenmuskeln
4.	Augenrollnerv	Steuert ebenfalls die Augenmuskulatur
5.	Drilling (Trigeminus)	Steuert Kaubewegungen und Gesichtsempfindungen
6.	Augenabziehnerv	Steuert seitliche Augenbewegungen
7.	Gesichtsnerv	Gesichtsmimik, Geschmacksknospen, Finger- und Zehenempfindungen, Augenblinzeln
8.	Hör- und Gleichgewichtsnerv	Hören und Gleichgewicht
9.	Zungen-Rachen-Nerv	Steuert Mundempfindungen, Geschmack und Schlucken
10.	**Vagusnerv**	**Der längste und vielseitigste Hirnnerv mit sensorischen und motorischen Zuständigkeiten, der die meisten wichtigen Organe im Körper versorgt**
11.	Beinerv (Accessorius)	Versorgt u. a. zwei Halsmuskeln (Sternocleidomastoideus und Trapezius)
12.	Unterzungennerv	Steuerung von Muskeln der Zunge und des Halses

SO FUNKTIONIERT UNSER NERVENSYSTEM

Stellen Sie sich Ihr Nervensystem als einen Computer vor, in dem alles gespeichert ist, was Sie von der Zeugung bis heute erlebt haben. Aber er speichert nicht nur Gutes, denn er ist auf Überleben programmiert. Er setzt eine kleine rote Flagge auf alle Dateien mit Lebenssituationen, in denen Sie sich unsicher fühlten, Ihre Bedürfnisse nicht erfüllt wurden oder Sie Scham und Ablehnung erlebten. So ist sichergestellt, dass Sie vorbereitet sind, wenn in der Zukunft etwas passiert, das Ihnen aus einer früheren Situation bekannt vorkommt.

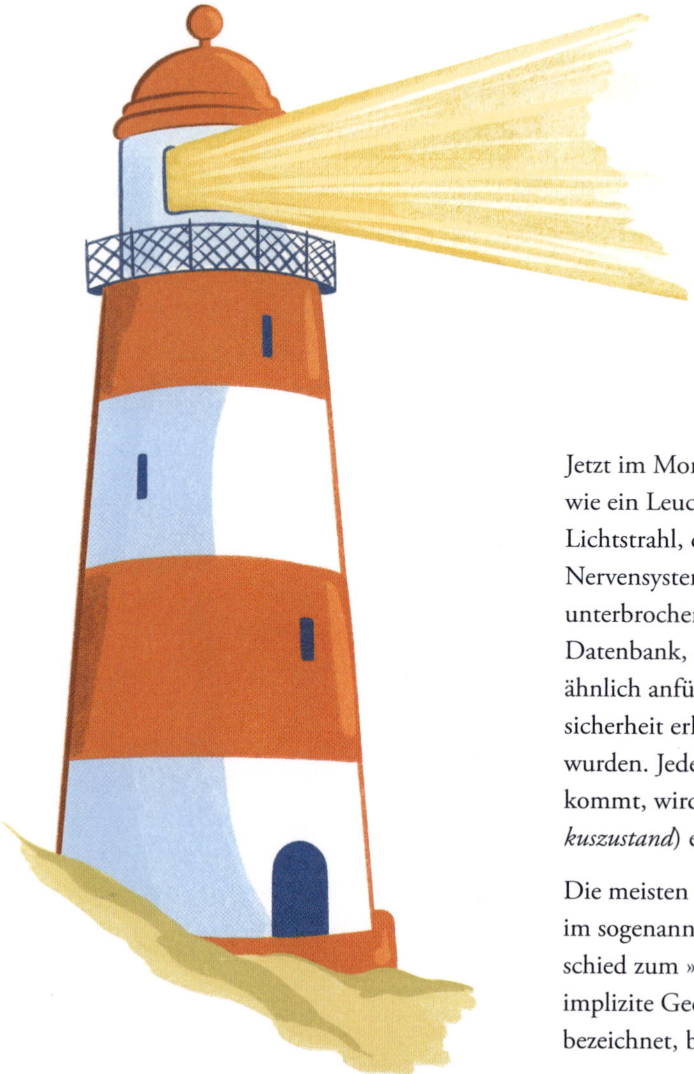

Jetzt im Moment funktioniert Ihr Nervensystem eher wie ein Leuchtturm. Denken Sie an seinen starken Lichtstrahl, der unablässig die Umgebung abtastet. Ihr Nervensystem scannt mithilfe der *Neurozeption* ununterbrochen Ihre Lebenssituation und prüft in seiner Datenbank, ob die aktuelle Situation sich irgendwie ähnlich anfühlt wie eine vergangene, in der Sie Unsicherheit erlebten oder Ihre Bedürfnisse nicht erfüllt wurden. Jedes Mal, wenn Ihnen etwas bekannt vorkommt, wird Ihr inneres Alarmsystem (der *Sympathikuszustand*) eingeschaltet.

Die meisten Situationen, von denen ich hier rede, sind im sogenannten »impliziten Gedächtnis« (im Unterschied zum »expliziten Gedächtnis«) gespeichert. Das implizite Gedächtnis, auch als *unbewusstes Gedächtnis* bezeichnet, besteht aus den Inhalten, an die man sich nicht bewusst erinnern möchte, und es ist häufig ein körperbasiertes, somatisches oder *gefühls*basiertes Gedächtnis, im Kontrast zu expliziten Erinnerungen, die bewusst sind und verbalisiert werden können.

Vieles davon, wie Ihr Nervensystem eine gegenwärtige Situation wahrnimmt, beruht auf Dingen, die Sie in der Vergangenheit erlebt haben und die noch im impliziten Gedächtnis gespeichert sind. Dieses wiederum beruht weniger auf den Fakten einer Situation als darauf, welches Gefühl eine bestimmte Situation in Ihnen hervorruft.

Der Schlüssel für die Funktionsweise des Nervensystems liegt also im *Fühlen.* Das Nervensystem spricht eine somatische, gefühlte und keine verbale Sprache. Haben Sie schon mal erlebt, dass Sie logischerweise in Sicherheit waren, sich aber gar nicht sicher *fühlten?* Es ging Ihnen überhaupt nicht besser, so oft Sie sich auch einzureden versuchten: »Mir geht es gut, es ist alles in Ordnung. Hör auf, dich so aufzuregen. Ich sollte mich nicht so gestresst und ängstlich fühlen …« Aber Sie empfinden dies, weil Ihr Körper nicht verbal, sondern somatisch zu Ihnen spricht: »*Zeig mir,* dass ich sicher bin, und sag mir nicht, ich sei sicher.« Sie werden lernen, mit dieser Sprache umzugehen – mithilfe verschiedener Werkzeuge und Übungen, die in diesem Buch vorgestellt werden.

Die beste Art, mit Ihrem Körper zu kommunizieren, ist es, Ihre Entspannungsreaktion einzuschalten. Damit vermitteln Sie dem Nervensystem, dass Sie sich sicher fühlen. Wenn Sie das oft genug tun, können Sie Ihr Nervensystem so umpolen, dass es weniger reaktiv ist und nach Stresssituationen schneller herunterfährt.

Dieses Buch gibt Ihnen viele verschiedene Möglichkeiten, sich nicht nur mit Ihrem Nervensystem vertraut zu machen, sondern liefert Ihnen auch begriffliche und konkrete Wege, besser damit zu navigieren. Ihr Nervensystem zu steuern bedeutet, ein Gewahrsein zu entwickeln, mit dem Sie Ihren aktuellen Zustand erkennen können, um die Werkzeuge so anzuwenden, dass Sie Ihren Zustand in den Griff bekommen. Sie lernen, sich im aktivierten Zustand zu beruhigen, oder sich zu mobilisieren, wenn Sie sich müde oder abgeschaltet fühlen. Sie lernen, sich jeweils die nötige innere oder äußere Unterstützung zu holen. Und Sie werden lernen, wie kraftvoll die Psyche von der Physiologie gesteuert wird und wie Sie konkret Ihre Körpersysteme, insbesondere den Vagusnerv, für effektive Heilung nutzen können. Wenn Sie verstehen, wie Sie Ihre Körperzustände steuern können, öffnet sich Ihnen die Welt, und Sie können präsenter sein und mehr Kontrolle darüber haben, wie Sie auftreten.

Wie Sie bald sehen werden, hat die Aktivierung Ihres Systems (was wir für gewöhnlich als »Angst« bezeichnen) oder dessen Abschaltung (was gemeinhin als »Depression« bezeichnet wird) in keiner Weise mit irgendeinem Grad von Gebrochenheit in Ihnen zu tun. Ich hoffe, dass Sie erkennen, dass die Aktivierung oder Abschaltung Ihres Systems in der Tat häufig eine gesunde Reaktion auf ungesunde Umstände sein kann - eine durchaus gesunde, schützende Reaktion auf etwas, das Sie durchgemacht haben oder gerade erleben. Wenn Sie lernen, mit Ihrem Nervensystem umzugehen oder sich sogar mit ihm anzufreunden, können Sie die positive Bedeutung hinter all den Symptomen, Zuständen und Geschichten erkennen. Dadurch öffnen sich auf Ihrer Heilungsreise die Türen zu Neugier und Selbstmitgefühl.

Je mehr Sie verstehen, wie dieses Geist-Körper-System funktioniert, desto mehr können Sie *mit* ihm auf Heilung hinarbeiten. Eines meiner Lieblingskonzepte für das funktionelle Erfassen des Nervensystems und wie es auf faszinierende Weise unser tägliches Leben beeinflusst, ist die Polyvagaltheorie.

DIE POLYVAGALTHEORIE

In meiner Praxis beziehe ich mich häufig auf die Polyvagaltheorie von Dr. Steven W. Porges. Der Psychologe und Verhaltensneurowissenschaftler führte 1994 die Polyvagaltheorie als Bindeglied zwischen der Evolution des vegetativen Nervensystems und unserem Sozialverhalten ein. Sie untermauert die Bedeutung des physiologischen Zustands für die Ausprägung von Verhalten und Psychologie. Die Polyvagaltheorie führt ein dreiteiliges Modell des Nervensystems ein und legt dar, wie der Vagusnerv die Kommunikation und Verbindung innerhalb des vegetativen Nervensystems direkt beeinflusst. Ich habe festgestellt, dass dieser Ansatz unglaublich hilfreich ist, um den Klienten beizubringen, ihre Ängste und Depressionen aus der Sicht des Nervensystems zu verstehen, und ihnen eine konkrete, gut anwendbare Bedienungsanleitung für ihr Nervensystem zu liefern.

Die drei Unterteilungen oder Zustände des Nervensystems sind gemäß der Polyvagaltheorie:

- **Ventraler (vorderer) Vagus:** ein gesunder parasympathischer Zustand, der auch als Zustand des »sozialen Engagements« gilt. In diesem Zustand ist das Nervensystem gut reguliert: Sie fühlen sich ruhig, geerdet, präsent, neugierig und mit sich selbst und anderen verbunden. Wie bereits erläutert, funktionieren im parasympathischen Zustand alle Körperfunktionen optimal, und Sie fühlen sich wunderbar.
- **ANMERKUNG:** Es ist nicht wichtig, die hier verwendeten Fachbegriffe zu lernen; es genügt, schon, sie ausreichend zu verstehen, um sie im Alltag umsetzen zu können. Ich werde diesen Zustand in gängigen Begriffen wie »Regulation« oder »grüne Zone« bezeichnen.
- **Sympathikus:** Zustand der Übererregung *(Hyperarousal)* oder Aktivierung; die Kampf-oder-Flucht-Reaktion, gewissermaßen das Gaspedal Ihres Nervensystems. Die Physiologie wird hochgefahren, damit Sie in Aktion treten können. Sie haben einen Stressor oder eine Gefahr wahrgenommen und müssen sich beschleunigen, um in Aktion zu treten und entweder zu kämpfen oder zu flüchten. Sie fühlen sich beunruhigt, frustriert, wütend, ängstlich, nervös oder in Panik. Diesen Zustand nenne ich »Stressreaktion«, »Aktivierung« oder »gelbe Zone«.
- **Dorsaler (hinterer) Vagus:** Zustand der Untererregung *(Hypoarousal)* oder Abschaltung *(Shutdown),* manchmal auch Erstarrungsreaktion oder Einfrieren *(Freeze)* genannt. Manche sehen ihn als extreme Sympathikus-Aktivierung bei gleichzeitiger Abschaltung des hinteren Vagus. Stellen Sie es sich so vor, als würde Ihr Nervensystem die Notbremse betätigen, weil Sie sofort anhalten oder abschalten müssen; die Physiologie reagiert hier mit Immobilisierung. Das geschieht, wenn das Nervensystem so überfordert ist, dass es herunterfährt. Sie fühlen sich vielleicht leblos, betäubt, hilflos, dissoziiert, deprimiert oder ohnmächtig. Diesen Zustand werde ich als »Abschaltung« oder »rote Zone« bezeichnen.

Die Leiter des autonomen Nervensystems (ANS)

Deb Dana, ebenfalls eine führende Expertin auf dem Gebiet der Polyvagaltheorie und des Traumas, hat empfohlen, sich die verschiedenen Zustände auf einer Leiter vorzustellen: ganz unten den dorsalen Vagus, in der Mitte die Sympathikus-Mobilisierung und ganz oben auf der ANS-Leiter den ventralen Vagus (siehe Abbildung unten). Die Leiter repräsentiert einen vorhersehbaren Pfad, den das Nervensystem der Reihe nach durchläuft. So springt man zum Beispiel nicht einfach von der Leiterspitze in einen regulierten ventralen Vaguszustand und von dort gleich in den abgeschalteten dorsalen Vaguszustand. Zuerst muss eine gewisse, vielleicht nur kurze Sympathikus-Mobilisierung durchlaufen werden, die nahezu unbemerkt bleiben kann. Dasselbe gilt auch in umgekehrter Richtung. Wenn der dorsale Vagus im *Shutdown* immobilisiert ist, ehe der Klient im regulierten Zustand des Ventral-Vagus angekommen ist, muss er erst ein wenig mobilisiert werden. Ich arbeite häufig mit Klienten, die unter Depressionen leiden, und nachdem wir schon einige Zeit miteinander gearbeitet haben, stellen sie fest, dass sich ihre depressiven Symptome jetzt eher wie Nervosität anfühlen. In der darauffolgenden Sitzung äußern sie oft die Sorge, dass etwas nicht richtig zu laufen scheint. Dann bringe ich erneut die ANS-Leiter ins Spiel und erinnere daran, dass die Verschiebung der Symptome von der Immobilisierung (Depression) hin zur Mobilisierung (Angst) auch bedeuten kann, dass der Klient dem regulierten Zustand allmählich näherkommt, dass unsere Arbeit ihre Wirkung zeigt und überhaupt nichts schiefläuft. Darum ist es so wichtig, zu verstehen, wie das Nervensystem funktioniert, wenn wir auf unserer Heilungsreise damit zu arbeiten beginnen. Die polyvagale Leiter zeigt uns eine Art Route auf, wie unsere Zustände sich verändern und wie wir uns auf der Leiter nach oben oder unten bewegen, während wir jeweils den sympathischen oder den parasympathischen Ast der ANS-Leiter als Reaktion auf verschiedene Stimuli im Alltag und im Leben mobilisieren.

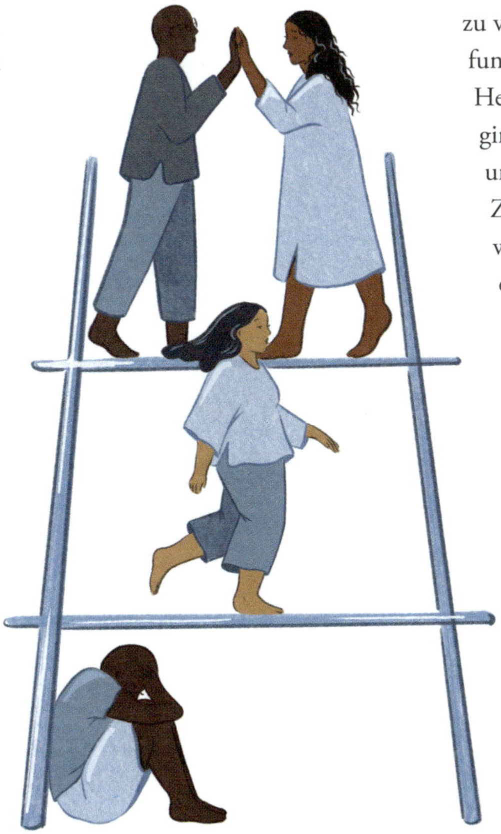

Ventraler Vagus: Reguliert, sicher und sozial

Sympathischer Zustand: Mobilisiert, Kampf oder Flucht

Dorsaler Vagus: Immobilisiert, kollabiert oder abgeschaltet

Die Zonen des autonomen Nervensystems

Um zu verstehen, wie wir die verschiedenen Zustände des Nervensystems durchlaufen, können wir uns jeden Zustand auch als eine »Zone« vorstellen, wie ich im Abschnitt über die Polyvagaltheorie schon erwähnt habe. Die grüne Zone ist der regulierte Bereich, in dem Sie ein Gefühl von Sicherheit und Verbundenheit mit sich selbst und anderen haben. Die gelbe Zone ist ein Zustand der Mobilisierung und Aktivierung, wo Ihre Kampf-oder-Flucht-Reaktion für das Überleben stattfindet. Die rote Zone ist ein Zustand der Abschaltung, in dem Sie sich abgekoppelt, depressiv oder wie erstarrt fühlen.

Um es noch lebendiger darzustellen, verwende ich häufig das Bild vom »Stress-Eimer«, mit dem ich meinen Klienten anschaulich mache, wie das Nervensystem auf unsere Gedanken und Erfahrungen reagiert – und auf diese Weise dazu beiträgt, in welcher Zone, beziehungsweise welchem ANS-Zustand, wir uns im jeweiligen Augenblick befinden.

Stellen Sie sich vor, Sie stehen am oberen Ende einer Treppe und tragen einen Eimer auf dem Rücken. Ihnen ist klar, dass Sie den Eimer nur füllen können, bis er Ihnen zum Tragen zu schwer wird oder überzufließen beginnt (siehe Abbildung rechte Seite). Der Eimer steht für die Belastungskapazität Ihres Nervensystems. Hat Ihr Nervensystem nur eine leichte Stresslast zu tragen, ist der Eimer leicht. Dann halten Sie sich in der grünen Zone am oberen Treppenende auf und fühlen sich ausgeglichen, kontrolliert und ruhig. Sobald Sie oder das Leben Stressoren hinzufügen, wird Ihr Eimer immer schwerer und drückt Sie auf der Treppe immer tiefer nach unten. Ihr erster Versuch, den Stress zu bewältigen, ist normalerweise die Kampf-oder-Flucht-Reaktion, in der gelben Zone. Wenn aber die Stressoren zu groß werden oder zu lange andauern, dann werden Sie noch weiter nach unten gedrückt, in den Zustand der Abschaltung.

Das Ziel der ANS-Regulation ist es nicht, sich ständig in der grünen Zone aufzuhalten. Im täglichen Leben passieren Dinge, die Sie durch die verschiedenen Zustände hindurch führen. Vielmehr zielt neuronales Regulieren darauf ab, Werkzeuge zu haben, mit deren Hilfe Sie sich auf der Treppe flexibel zwischen den verschiedenen Zuständen auf und ab bewegen können. Je schneller Sie erkennen, in welchem Zustand Sie sich gerade befinden, desto mehr können Sie daraus lernen und spezielle Werkzeuge anwenden, um in die grüne Zone zurückzukommen. Sie können dies als Ausgangslage annehmen, anstatt ständig das Gefühl zu haben, im Zustand des Überlebensmodus festzustecken. Die Regulation erfolgt, indem Sie entweder lernen, Ihre Belastbarkeit zu erhöhen oder das Gewicht im Eimer zu verringern. Dies geschieht durch die proaktive und reaktive Regulation des Nervensystems, was insgesamt die Funktion des Vagusnervs verbessert. Davon wird im Buch später die Rede sein.

Um Ihnen zu helfen, Ihre Interozeption zu entwickeln (die Fähigkeit, durch Selbstwahrnehmung den aktuellen Zustand Ihrer körperlichen Empfindungen zu erkennen), wollen wir das Gelernte nun auf Sie persönlich anwenden.

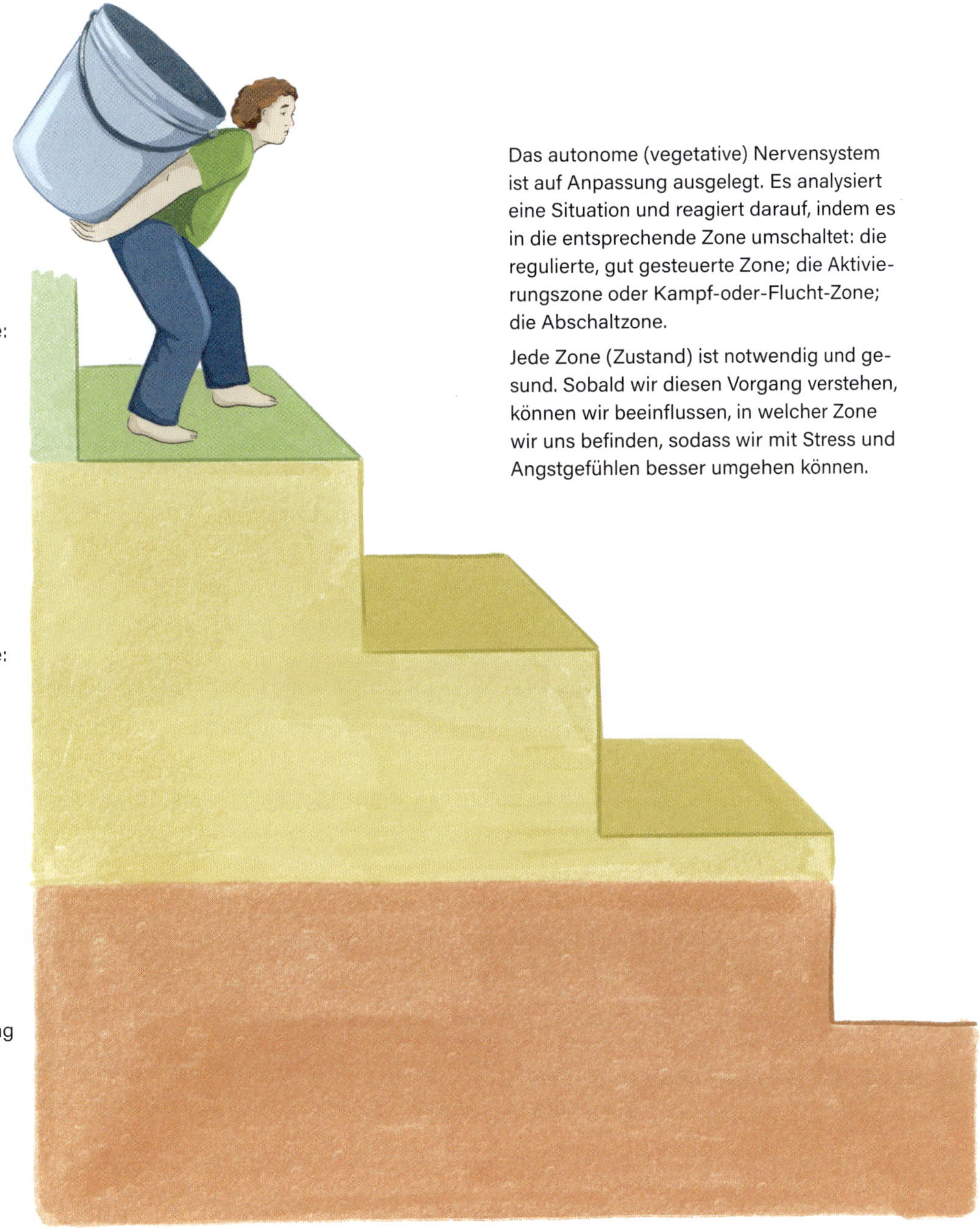

Das autonome (vegetative) Nervensystem ist auf Anpassung ausgelegt. Es analysiert eine Situation und reagiert darauf, indem es in die entsprechende Zone umschaltet: die regulierte, gut gesteuerte Zone; die Aktivierungszone oder Kampf-oder-Flucht-Zone; die Abschaltzone.

Jede Zone (Zustand) ist notwendig und gesund. Sobald wir diesen Vorgang verstehen, können wir beeinflussen, in welcher Zone wir uns befinden, sodass wir mit Stress und Angstgefühlen besser umgehen können.

HALTEN SIE EINEN MOMENT INNE, UM ÜBER FOLGENDE FRAGEN NACHZUDENKEN:

- In welchem Zustand befinden Sie sich gerade?
- Woher wissen Sie, dass Sie in diesem Zustand sind? Wenn ich in diesem Zustand bin, dann ....
  - Wie fühlt sich das in Ihrem Körper an?
  - Welche Art von Gedanken haben Sie dabei?
  - Welche Maßnahmen ergreifen oder unterlassen Sie?
- In welchem Zustand verbringen Sie die meiste Zeit?
- Was bringt Sie in Richtung grüne Zone? Anders gesagt: Was hilft Ihnen, sich mehr verbunden, ruhiger oder ausgeglichener zu fühlen?
- Was lässt Sie auf der Leiter nach unten in die gelbe oder rote Zone gelangen? Anders gesagt, was fühlt sich irritierend, stressig oder überwältigend an?

Wenn Sie die Antworten auf diese Fragen noch nicht kennen, ist das in Ordnung. Im Verlauf des Buches werde ich Sie darin unterstützen, Ihre Interozeption (innere Selbst- oder Eigenwahrnehmung) zu entwickeln. Etwas, zu dem ich meine Klienten gleich zu Beginn auffordere, und auch Sie jetzt einladen möchte, ist, die Begriffe »Angst« oder »Depression« durch »Aktivieren« oder »Abschalten« etwa einen Monat lang auszutauschen. Zum Beispiel: »Ich fühle mich beim Autofahren so ängstlich« wird zu: »Ich fühle mich beim Autofahren so aktiviert.« Oder: »Ich mag es nicht, wenn ich deprimiert bin« wird zu: »Ich mag es nicht, wenn ich abgeschaltet bin.« Das hilft Ihnen, sich auf Ihr körperliches Erleben von Angst und Depression einzustellen, was Ihre Sensibilität erhöht und Sie auf einen neuen, körperorientierten Ansatz des Heilens ausrichtet. Wenn es um die Regulation Ihres Nervensystems geht, müssen Sie zunächst lernen, die Sprache des Körpers zu sprechen, und das geschieht durch gefühlte Empfindungen und nicht durch logisches Denken. Dieses Reframing oder Umetikettieren ist eine einfache, aber wirkungsvolle Methode, sich auf diese neue Sichtweise von Heilung umzuorientieren.

Wie gesagt, es ist nicht das Ziel der Regulation Ihres Nervensystems, stets in der grünen Zone zu leben. Ein reguliertes Nervensystem ist flexibel und kann zwischen verschiedenen Zuständen wechseln, um unterschiedlichen Situationen und Stressoren zu begegnen und dabei die Fähigkeit zu behalten, in die grüne Zone zurückzukehren, sobald der Stress vorbei ist. Dysregulation tritt ein, wenn es zu viele Stressoren gibt und Sie sich so lange in der roten oder gelben Zone aufhielten, dass dies zu Ihrem Dauerbetriebszustand geworden ist, Sie aber noch nicht das Werkzeug haben, um Ihre Stressreaktion in Echtzeit regulieren zu können. Ich baue darauf, dass ich es Ihnen bis zum Ende des Buches vermitteln kann.

WIE ES ZUR DYSREGULATION KOMMT

Niemand hat den Luxus, bis zum Erwachsenenalter warten zu können, um zu lernen, wie man seine Bedürfnisse befriedigt oder in dieser Welt in Sicherheit ist. Das bedeutet, dass viele der Programme, die heute in Ihrem Leben laufen, von einer viel jüngeren Version Ihrer selbst erstellt wurden. Lassen Sie uns darüber reden, wie es dazu kommt.

Ein gesunder Stresszyklus ist dann gegeben, wenn Sie aufgrund eines bestimmten Reizes oder einer bestimmten Situation aktiviert werden. Anschließend wird die Stressenergie entladen und Sie kehren in einen regulierten Zustand zurück, in dem Sie sich sicher, ruhig und leistungsfähig fühlen. Kinder sind nicht in der Lage, sich selbst zu regulieren; sogar die meisten Erwachsenen lernen es noch. Wenn ein Kind starke Emotionen oder eine problematische Situation erlebt, ist es auf einen ruhigen und besonnenen Erwachsenen angewiesen, der ihm hilft, sein System zu beruhigen und herunterzufahren. Geschieht das nicht, ist das Nervensystem oft überfordert. Die Stressenergie bleibt im Körper gespeichert, und wenn das Nervensystem überfordert ist, trägt diese Stressenergie zur chronischen Dysregulation des Nervensystems bei.

Das kann etwas zum Schrumpfen bringen, was Dan Siegel, klinischer Professor für Psychiatrie, als »Fenster der Toleranz« (Window of Tolerance) bezeichnet. Damit ist die Zone gemeint, in der man normal funktionieren, gut mit Stress umgehen und ein optimales Erregungsniveau beibehalten kann. Wenn Sie sich innerhalb Ihres Fensters befinden, sind Sie fähig zu lernen, können mit anderen in Kontakt treten, Entscheidungen treffen, sich geerdet fühlen, neugierig sein und logisch denken. Innerhalb dieses Fensters können Sie ein ganzes Spektrum von Gefühlen empfinden, und Ihr Nervensystem bleibt dabei reguliert. (Mit »reguliert« meine ich ein natürliches Hin- und Herpendeln zwischen Stress- und Entspannungssystem, ohne dass Sie je die Kontrolle oder das Gleichgewicht verlieren.) Dies ist gleichbedeutend mit der bereits erwähnten »grünen Zone«.

Wenn die Stressoren zu viel werden, wirft uns das auf zweierlei Art und Weise aus unserem Toleranzfenster:

- **Übererregung:** *(Hyperarousal)* Die Kampf-oder-Flucht-Reaktion, ein Sympathikus-Zustand, die »gelbe Zone«. Hier können Sie Konzentrationsprobleme haben, sind sehr reaktiv und fühlen sich aktiviert, wütend, ängstlich, reizbar, panisch.
- **Untererregung:** *(Hypoarousal)* Der überaktive Parasympathikus-Zustand, die »rote Zone«. Hier kann ein Gefühl von Abschaltung entstehen. Sie können sich flau oder empfindungslos, dissoziiert, depriemiert, isoliert oder hilflos fühlen.

Menschen, die chronischen oder traumatischen Stress erlebt haben, neigen dazu, ein kleineres Toleranzfenster zu haben, wodurch es für sie schwieriger ist, Emotionen zu regulieren und sich geerdet zu fühlen. Dieser Begriff hilft zu verstehen, warum manche Menschen intensiver auf Stress oder bestimmte Situationen reagieren als andere. Wir alle haben unterschiedliche Toleranzfenster, die auf Faktoren wie Neurobiologie, soziale Unterstützung, unser Umfeld sowie Bewältigungsfähigkeiten, Stress oder Trauma zurückzuführen sind. Die Größe Ihres Fensters kann sogar von Tag zu Tag variieren. Doch bei der meisten Arbeit am Wohlbefinden, wie auch in diesem Buch, besteht das Ziel darin, Ihr Toleranzfenster vergrößern zu helfen, um Sie in die Lage zu versetzen, Verstand, Gefühle, Handlungen und Ihr Leben insgesamt besser meistern zu können.

Ein Beispiel aus dem realen Leben

Eine meiner Klientinnen – wir wollen sie Michelle nennen – konnte nicht verstehen, warum sie ständig so nervös und aufbrausend war. Nachdem sie mit mir gearbeitet hatte, fing sie an, bestimmte Punkte miteinander zu verknüpfen und einen Zusammenhang herzustellen. Insgesamt beschrieb sie ihre Kindheit als gut und normal. Die Beziehung der Eltern war zwar nicht die beste, doch sie waren immer noch zusammen, und so wurden Michelles Grundbedürfnisse stets erfüllt. Irgendwann erinnerte sie sich, dass sie als Kind oft auf ihr Zimmer geschickt wurde, wenn sie wütend war, und dass sie das unbewusst so verstanden hatte: »Ich bin weniger liebenswert, wenn ich aufgeregt oder wütend bin.« So lernte sie diese Emotionen zu unterdrücken, und ihr Nervensystem konnte sich nie auf gesunde Weise entlasten, sodass die Stressenergie im Körper gefangen blieb. Der Vater erschien unberechenbar, was bedeutete, dass etwas, das sie tat, ihn manchmal wütend machte und manchmal nicht. Sie wurde, auch hier unbewusst, übervorsichtig, und ihr Nervensystem war immer in höchster Alarmbereitschaft, um alle subtilen Hinweise auf die Stimmung ihres Vaters zu erkennen. Zusammen mit anderen Erfahrungen, wie Schulmobbing, einem Autounfall und einigen anderen, nicht besonders ungewöhnlichen Lebensereignissen, summierte sich das. Ohne die Möglichkeit, mit diesem Stress gesund umgehen zu lernen und ihn zu bewältigen, trug dies zu chronischem Stress und einer Dysregulation des Nervensystems bei.

Schließlich wurde ihr klar, dass sie ihre Emotionen nach wie vor unterdrückte. Sie fühlte sich unbehaglich beim Autofahren, hinterfragte sich selbst in Beziehungen und war oft überwachsam beim Beobachten von Menschen und Situationen – wobei sie das Schlimmste befürchtete oder sich in Katastrophenszenarien stürzte. Jedes Mal, wenn ihrem Nervensystem etwas auch nur vage vertraut vorkam, aus früheren, überwältigenden Situationen, wurde sie sofort getriggert (aktiviert) und wusste überhaupt nicht damit umzugehen. Dies führte zu einer fortwährenden Belastung ihres Nervensystems, sodass der Grundzustand ihres Nervensystems die Sympathikus-Aktivierung, also die gelbe Zone war. Wenn dies zum Standardzustand wird, kann das Gefühl, reaktiv oder ängstlich zu sein, zur generellen Grundeinstellung werden.

Entscheidend ist, dass der aktuelle Zustand Ihres Nervensystems oft vergangene, gelebte Erfahrungen widerspiegelt, kombiniert mit den Stressoren Ihrer derzeitigen Lebensumstände, ausgeglichen durch die Bewältigungsfähigkeiten oder das Gewahrsein, die Sie jetzt haben oder nicht haben, um all das zu steuern.

Aus Kindern werden Erwachsene, die lernen, sich zu regulieren, wenn man es ihnen vorgelebt hat. Kinder werden dann zu Erwachsenen, die in schwierigen Momenten mitfühlend und freundlich zu sich selbst sein können, weil Erwachsene in schwierigen Momenten mitfühlend und freundlich zu ihnen waren. Kinder werden zu Erwachsenen, die sich sicher genug fühlen, nein zu sagen, Grenzen zu setzen und ihre Gefühle mitzuteilen, wenn liebevolle Eltern ihnen gezeigt haben, wie das geht. Wenn Sie dies als Kind nicht erlebt haben, ist es verständlich, dass Sie als Erwachsener damit zu kämpfen haben. Und die gute Nachricht: Es ist nie zu spät, diese Dinge noch für sich selbst zu lernen.

Last und Kapazität

Manchmal hat die Dysregulation ihre Wurzeln in der Vergangenheit, wie dieses Beispiel zeigte. In anderen Fällen ist sie das natürliche Ergebnis eines zu vollen Stress-Eimers. Wie bereits erwähnt, repräsentiert der Stress-Eimer die Kapazität Ihres Nervensystems. Was den Eimer füllt, ist all das, was Sie im Alltag zu bewältigen versuchen: Arbeitsstress, Pflichten in Ehe, Haushalt und Familie, Beziehungen, Hobbys, Kinder, Finanzen, Entscheidungen, Lebensstil, Gedanken, Gesundheit und so weiter.

Übersteigt die Last, die Sie zu bewältigen trachten, Ihre Tragekapazität? Drückt diese Last Sie auf der Leiter des Nervensystems die Treppe hinunter oder außerhalb Ihres Toleranzfensters? Manchmal nehmen Sie einfach viel zu viel auf sich.

Wir vergessen oft, dass unsere Gesellschaft sich viel schneller entwickelte als unsere Biologie, die zu einem Großteil noch immer für das Leben um ein Feuer, das Essen von Beeren und gemeinsames Schlafen in Höhlen ausgelegt ist. Als moderner Mensch waren Sie eigentlich nie dazu bestimmt, all die Dinge zu jonglieren, die das heutige Leben oder Ihre eigenen Erwartungen Ihnen auferlegen.

In meiner Coaching-Praxis helfen wir häufig Klienten, herauszufinden, ob ihre Fehlregulation oder Reaktion ihre Wurzeln in der Vergangenheit hat oder ob es nur ein letzter Tropfen war, der den Stress-Eimer zum Überlaufen brachte. Wenn Ihre Reaktion in keinem Verhältnis zu den Gegebenheiten steht, könnten Sie sich fragen: »Fühle ich mich überfordert, weil mein Eimer übervoll ist? Oder ist nur eine vergangene Erfahrung getriggert worden?«

Fühlen Sie sich durch den Wind, weil der Anruf Ihrer Mutter soeben eine alte Kindheitswunde berührte? Oder weil Sie eine Million Dinge jonglieren? Raubt Ihnen das Geplärr Ihrer spielenden Kinder den Nerv, weil Sie sich unausgeschlafen, ausgehungert und überarbeitet fühlen oder als Kind nicht genug spielen und schreien durften?

Das mag Ihnen trivial erscheinen, und manch einer fragt sich vielleicht, was das für eine Rolle spielen soll. Nun, es könnte helfen, die Wurzeln der Dysregulation zu verstehen und Sie auf den segensreichen Pfad von Balance und Heilung zu bringen.

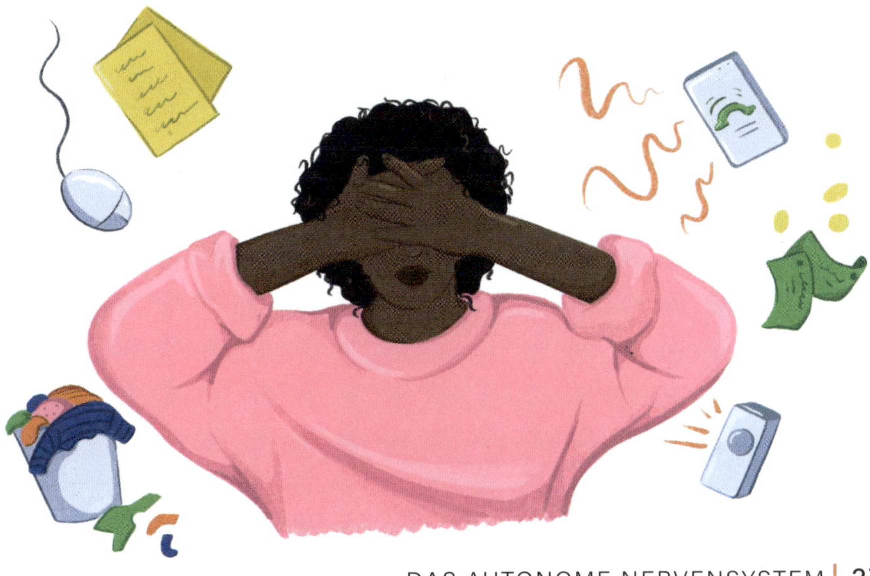

WAS IST STRESS?

Die eine Sache, die bei allem, worüber wir bisher gesprochen haben, immer wieder auftaucht, ist die Stressreaktion. Es ist das Wechselspiel unseres autonomen Nervensystems, die Wippe zwischen Sympathikus und Parasympathikus, durch Ein- und Ausschalten der Stressreaktion.

Diese Antagonisten von Stress und Stressabbau sind Teil unserer »Verschaltung« als Menschen.

Wollen wir diesen Tanz zwischen Sympathikus-Aktivierung und Parasympathikus-Entspannung verstehen, müssen wir verstehen, was Stress ist. Wenn es jemals ein Thema gab, das unsere Beziehung zwischen Geist und Körper auf den Punkt brachte, dann ist es Stress.

Stress ist nichts anderes als die natürliche und evolutionär gesteuerte Art unseres Körpers, auf einen Stressor zu reagieren. Gut, was ist also ein Stressor? Ein Stressor ist alles, was nach dem Willen Ihres Gehirns oder Ihres Körpers Aufmerksamkeit oder Aktion erfordert. Es gibt zwei große Kategorien von Stressoren:

- **Physische Stressoren:** Dies sind Stressoren, die in irgendeiner Form den Körper belasten. Beispiele dafür sind körperliche Anstrengung, Krankheit, Lärm, Verletzungen, Umweltverschmutzung, schlechte Atmung, schlechte Ernährung, chronische Schmerzen, sehr heiße oder kalte Temperaturen, Dehydrierung, Naturkatastrophen und Drogenkonsum.
- **Psychische Stressoren:** Dies sind alle Faktoren, die wir als negativ oder bedrohlich interpretieren, zum Beispiel emotionaler Stress (Groll, Angst, Trauer, Wut, Einsamkeit), kognitiver Stress (Informationsflut, Sorgen, Schuldgefühle, Scham, Selbstkritik, Finanzen, Angst), Wahrnehmungsstress (Vorstellungen, Weltanschauung, Rollen, Geschichten), Beziehungsschwierigkeiten, Arbeitsstress, Mangel an sozialer Unterstützung, Verlust des Arbeitsplatzes und Mangel an Ressourcen für ein angemessenes Überleben.

ANMERKUNG: Viele sind der Ansicht, dass es auch eine Gruppe von Kategorie-übergreifenden modernen Stressoren gibt, wie zum Beispiel die Anforderungen im Privatleben, Verkehr, soziale Medien, Nachrichten, Vorurteile und soziale Ungerechtigkeiten.

Wir Menschen sind gut darin, uns Herausforderungen zu stellen. Wir sind darauf programmiert, Sicherheit und Lösungen zu suchen, aber das moderne Leben ist so viel komplexer als es unserem Nervensystem eigentlich zugemutet werden kann.

Unsere Stressreaktion ist unspezifisch, das heißt, sie wurde nicht für eine bestimmte Sache entwickelt. Sie kann nicht wissen, dass sich unsere Gesellschaft fortentwickelt hat. Sie kann nicht unterscheiden, ob die Stressoren von außerhalb kommen (Sirenenalarm hören, eine alarmierende SMS erhalten, etwas Heißes anfassen, Rauch riechen) oder von innen (Erinnerung an einen Streit mit Mama, Gedanken an eine bevorstehende Prüfung oder Präsentation, eine Virusinfektion, Essen von etwas Verdorbenem), und es ist ihr auch egal. Die Reaktion ist die gleiche. Jeder Input von innerhalb oder außerhalb unseres Körpers kann als Stressor gedeutet werden, und die akute, kurzfristige Stressreaktion ist darauf ausgelegt, alle Stressoren ähnlich zu bekämpfen.

Die Stressreaktion wurde also nicht speziell für die eine oder andere Sache entwickelt, sodass sie schnell und oft unser gesamtes Körper-Geist-System einnehmen kann.

Aber weil es sich um eine generische Reaktion handelt, haben wir auch den Vorteil, dass wir sie kontrollieren können, sobald wir sie besser verstehen. Werfen wir dazu einen kurzen Blick auf den Unterschied zwischen kurzfristigem und langfristigem Stress.

Kurzfristiger oder akuter Stress dauert in der Regel nur Minuten bis Stunden. Diese Form von Stress ist eine unmittelbare Reaktion auf einen bestimmten Stressor. Sobald das erledigt ist, sinken Ihre Adrenalin- und Cortisolwerte, und Ihr System kehrt zur Normalität zurück. Und ob Sie es glauben oder nicht, diese Art von Stress ist sogar gut für uns. Wussten Sie, dass kurzzeitiger Stress Ihr Immunsystem anregt, Infektionen zu bekämpfen? Wenn Adrenalin freigesetzt wird, signalisiert es Teilen Ihres Immunsystems, Killerzellen zur Bekämpfung von bakteriellen und viralen Infektionen freizusetzen.

Kurzfristiger Stress verengt darüber hinaus den Fokus, sodass er nicht dazu beiträgt, Entscheidungen im großen Rahmen zu treffen, sondern eher dazu, eine bestimmte Aufgabe zu bewältigen. Durchschnittliche Mengen der beiden wichtigsten Stresshormone, Adrenalin und Cortisol, sind zum Überleben notwendig. In der Tat sind die beiden Hormone in vielen Fällen für die allgemeine Gesundheit und das Wohlbefinden von Vorteil. Was also läuft schief? Problematisch wird es, wenn ein Stressor nach dem anderen auftritt, ohne dass Sie sich jemals vollständig erholen können: Dies wird als Langzeitstress bezeichnet.

Langfristiger oder chronischer Stress ist durch ein ständiges Gefühl des Drucks oder der Überforderung über einen langen Zeitraum hinweg erkennbar. Es gibt keine spezifischen Parameter für chronischen Stress, aber wenn Sie sich regelmäßig gestresst fühlen, fallen Sie wahrscheinlich in diese Kategorie. Das ist der Stress, von dem wir am häufigsten hören und der laut medizinischer Forschung für bis zu 90 Prozent aller Krankheiten mitverantwortlich ist. Wir wissen, dass sich chronischer Stress negativ auf die Funktion des Vagusnervs auswirkt und bekanntermaßen zu Angstzuständen, Depressionen, Verdauungsproblemen, Muskelverspannungen, Kopfschmerzen, Gedächtnis- und Kognitionsproblemen, Schlafstörungen, Immunitätsschwäche, Bluthochdruck, Herzkrankheiten und dergleichen beiträgt. Chronischer Stress verändert die Form und Funktion unseres Gehirns und wirkt sich auf fast alle wichtigen Körperfunktionen aus. Die gute Nachricht ist, dass wir durchaus in der Lage sind, diese Auswirkungen zu mildern, wenn wir unsere Stressreaktion und unser gesamtes Nervensystem sowie die Rolle des Vagusnervs darin besser verstehen.

Die Bewältigung von Stress und Dysregulation ist eine Frage des Umgangs mit unserer Kapazität und Belastung. Wenn Sie Ihr Leben in ständiger Überforderung und chronischem Stress leben, wird etwas nachgeben müssen. Ich unterstütze Klienten dabei, ihr Leben und ihren Stress-Eimer als Teil unserer gemeinsamen Arbeit zu überprüfen. Es gibt darin vermutlich viele Dinge, auf die Sie keinen Einfluss haben, und oft wird das Leben einfach zu schwer; doch bei jedem Einzelnen meiner Klienten gibt es, wenn wir ehrlich ans Auspacken und Prüfen des Stress-Eimers gehen, immer Dinge, die ihre Belastung erhöhen, aber freiwillig sind oder ihnen nicht mehr dienen. Dabei mag es sich um Aktivitäten in ihrem Kalender, um Glaubenssätze in ihrem Kopf oder um Lebensgewohnheiten handeln, die sie erschöpft und ausgebrannt zurücklassen.

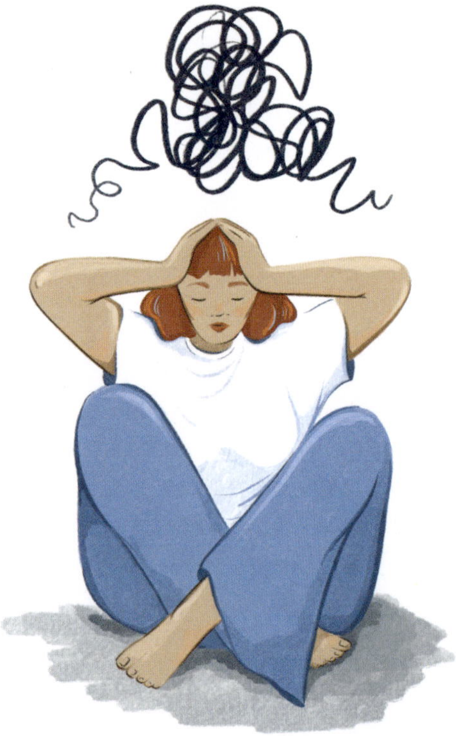

Wenn es um Stress geht, gibt es drei Ziele:

1. Ziel Nr. 1 ist es, die Wahrscheinlichkeit von langfristigem, chronischem Stress zu reduzieren.
2. 2. Ziel Nr. 2 ist es, in der Lage zu sein, sich von stressreichen Ereignissen schneller zu erholen – durch Erhöhung des vagalen Tonus und das Wissen, wie wir der Stressreaktion unseres Körpers in Echtzeit entgegenwirken können.
3. 3. Ziel Nr. 3 ist es, unsere allgemeine Stressresistenz zu erhöhen.

Wir alle werden im Laufe unseres Lebens in unterschiedlichem Maße sowohl akuten als auch chronischen Stress erleben. Entscheidend ist, dass wir uns dessen bewusst sind und über Instrumente verfügen, um die negativen Auswirkungen zu minimieren. Und die besten Werkzeuge zur Stressbewältigung sind diejenigen, die eine direkte, fest verdrahtete Verbindung zu unserem autonomen Nervensystem haben.

Ebenso wie unsere Stressreaktion ein biologisch verdrahteter Mechanismus ist, verfügen wir über einen weiteren biologisch verdrahteten Mechanismus, der unserer Stressreaktion in Echtzeit durch die Heilkraft des Vagusnervs entgegenwirken kann.

Das nächste Kapitel wird Sie auf eine Reise mitnehmen, auf der Sie den Vagusnerv, seine verschiedenen Verzweigungen im Körper und seine einflussreiche Rolle für die geistige und körperliche Gesundheit besser kennenlernen.

KURZE ZUSAMMENFASSUNG

- Das autonome Nervensystem pendelt ständig zwischen der Sympathikus-Aktivierung und der Parasympathikus-Entspannung hin und her.
- Wenn Sie dieses System und die verschiedenen Zustände des Nervensystems verstehen, können Sie besser mit ihm arbeiten, um Heilung zu erreichen, anstatt ständig das Gefühl zu haben, dass etwas gegen Sie arbeitet.
- Die Polyvagaltheorie und die Stress-Eimer-Analogie liefern Arbeitsmodelle, die es ermöglichen, das Nervensystem besser zu verstehen und in Echtzeit zu bewerten, um zu wissen, welches die richtigen Werkzeuge sind, um eine Regulation zu erreichen.
- Das Wechselspiel zwischen der Aktivierung des Sympathikus und des Parasympathikus bewirkt die Ein- und Ausschaltung der Stressreaktion.
- Chronischer und traumatischer Stress kann sich auf unsere Psyche und Physiologie verheerend auswirken und unsere Fähigkeit vermindern, uns sicher zu fühlen und reguliert zu bleiben. Wir verfügen jedoch auch über eine unglaubliche Fähigkeit, durch Regulation des Nervensystems dauerhafte Auswirkungen abzumildern und zu heilen.
- Der Vagusnerv macht einen großen Teil unseres parasympathischen Nervensystems aus und ist der Schlüssel zur Modulation von Stress, Optimierung der Körper-Geist-Verbindung, Verbesserung des körperlichen Wohlbefindens und Bekämpfung von Ängsten und Depressionen.

2

DER VAGUSNERV

Im Verstehen des Vagusnervs liegt der Schlüssel zur Zusammenarbeit mit Geist und Körper, statt des Gefühls, ständig dagegen zu arbeiten.

Der Vagusnerv ist die Datenautobahn zwischen Körper und Geist, die nonstop Informationen vom Körper zum Gehirn und vom Gehirn zum Körper sendet. Er ist der Hauptbestandteil des parasympathischen Nervensystems und steuert viele wichtige Körperfunktionen. Der Vagus spielt auch für Stress, Stimmungslage, Immunreaktion, Verdauung, Herzfrequenz und verschiedene andere autonome Funktionen eine wichtige Rolle. Wenn Sie in Kapitel 1 bei mehreren Symptomen genickt haben, ist es sehr wahrscheinlich, dass Ihr Vagusnerv ein gemeinsamer Faktor ist. Um die Bedeutung des Vagusnervs und die Rolle, die er für Gesundheit und Wohlbefinden spielt, zu verstehen, ist es wichtig zu wissen, was er tut, warum er wichtig ist und wie er mit Ihrer geistigen und körperlichen Gesundheit zusammenhängt.

WAS IST DER VAGUSNERV?

Das Wort *vagus* stammt aus dem Lateinischen *vagari,* was »umherwandernd« bedeutet. So, wird der Vagus auch als »wandernder Nerv« bezeichnet, weil er einen langen und gewundenen Verlauf durch einen Großteil des Körpers nimmt. Als längster Hirnnerv hat der Vagusnerv sowohl einen linken als auch einen rechten Ast, verläuft auf der rechten und linken Körperseite vom Hirnstamm bis zum Dick- bzw. Dünndarm und ist auch mit Herz, Lunge und anderen lebenswichtigen inneren Organen verbunden. Er trägt zur Regulation des autonomen (vegetativen) Nervensystems und dessen Grundfunktionen, wie Atmung, Herzschlag, Blutdruck, Hormonausschüttung und Verdauung bei. Stellen Sie sich einen Baum mit dem denkbar kompliziertesten Wurzelsystem vor, den man aus dem Boden gezogen hat. (Es würde Sie umhauen, wie umfangreich es ist!)

Der Vagusnerv hat sensorische und motorische Funktionen; die sensorischen Nerven leiten Signale von den Sinnesorganen an Ihr Gehirn weiter, damit Sie tasten, schmecken, riechen und sehen können, und die motorischen Nerven leiten Signale an Ihre Muskeln oder Drüsen, damit Sie sich bewegen und funktionieren können. Der Vagusnerv macht 75 bis 80 Prozent des Parasympathikus-Nervensystems aus und reguliert die Kampf-, Flucht- oder Erstarrungsreaktionen, die sich auf die Angst und die Fähigkeit auswirken, mit emotionalen und physischen Stressoren umzugehen.

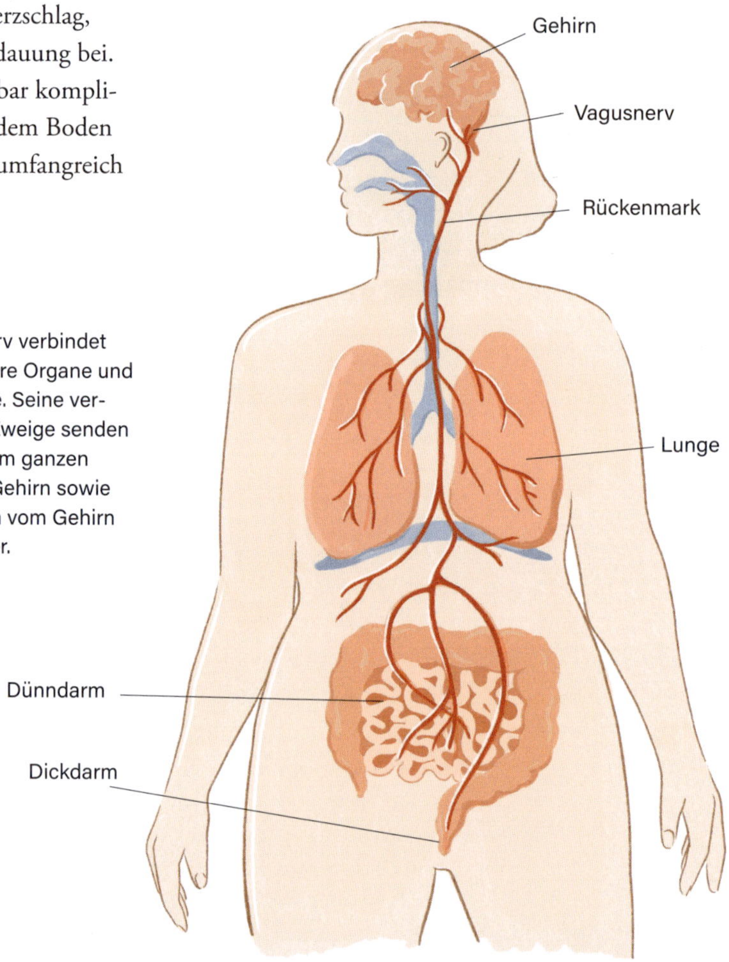

Der Vagusnerv verbindet wichtige innere Organe und dient als Bote. Seine verschiedenen Zweige senden Daten aus dem ganzen Körper zum Gehirn sowie Anweisungen vom Gehirn an den Körper.

ANATOMIE UND FUNKTIONEN DES VAGUSNERVS

Es gibt verschiedene Äste des Vagusnervs, die durch Hals, Brustkorb, Herz, Lunge, Bauch und Verdauungstrakt führen. Sie sammeln und analysieren ständig Informationen, die das Gehirn informieren, was im Körper vor sich geht, und Ihr Gehirn sendet dann Anweisungen zurück nach unten. Wenn Sie die Aufgaben dieser verschiedenen Äste kennen, verstehen Sie besser, warum bestimmte Übungen, die ich Ihnen im Buch später vorstellen werde, den Vagusnerv so wirksam aktivieren. Beginnen wir an der Spitze des Vagusnervs und folgen seinem Verlauf durch einige der wichtigsten Bahnen und Äste.

BEACHTEN SIE DIES BEIM LESEN:

Der Vagusnerv hat enorme Aufgaben und noch viele weitere Funktionen, die von Neurowissenschaftlern und anderen Forschern noch nicht zur Gänze verstanden oder erkannt worden sind. Immerhin wissen wir vieles, darunter die wichtige Tatsache, dass der Vagusnerv 75 bis 80 Prozent des Parasympathikus-Nervensystems ausmacht. Aufgrund seiner vielen parasympathischen Nervenfasern spielt der Vagusnerv eine wichtige Rolle bei der Abschaltung und Dämpfung der Kampf-oder-Flucht-Reaktion.

Laut Forschung sind 80 Prozent der Vagusnervenzellen afferent, das heißt, sie senden Informationen und Anweisungen vom Körper ans Gehirn, und nur 20 Prozent sind efferent, was bedeutet, dass die Kommunikation vom Gehirn an den Körper erfolgt. Der größte Teil der Kommunikation findet also vom Körper ans Gehirn (Bottom-up) statt. Unsere Physiologie hat einen großen Einfluss auf unsere Psyche, weshalb herkömmliche Top-down-Methoden (Gehirn zum Körper) wie Gesprächstherapie oder Mindset-Arbeit bei vielen Menschen mit chronischem Stress, Angstzuständen, PTBS (Posttraumatische Belastungsstörung) oder Depressionen zu kurz greifen. Da 80 Prozent der Kommunikation vom Körper ausgeht, ist es wichtig, körperbasierte Praktiken von unten nach oben einzubeziehen, und das Heilen des Vagusnervs ist deshalb ein wichtiger Teil des Ansatzes zur allgemeinen Heilung. Das Verständnis der vagalen Gesundheit ist wichtig, um das Nervensystem ins Gleichgewicht zu bringen und viele der negativen Auswirkungen von chronischem Stress zu mindern.

Die Hirnstamm-Verbindung

Der Vagusnerv entspringt in der Medulla oblongata des Hirnstamms und besteht hauptsächlich aus vier Arten von Nervenkernen zur Steuerung von bestimmten Nervenfasern, Funktionen und verschiedenen Arten von Informationen, die der Vagusnerv überträgt. Diese Nervenkerne sind:

- **Dorsaler motorischer Kern:** Sendet Signale zur Beruhigung, Regulation und Optimierung diverser Körperfunktionen, insbesondere in der Lunge und im Verdauungstrakt.
- **Tractus solitarius:** Überträgt sensorische Informationen von inneren Organen wie Lunge, Herz, Leber, Milz, Gallenblase, Bauchspeicheldrüse, Magen und Verdauungstrakt und empfängt auch afferente Geschmacksempfindungen von der Zunge.
- **Spinaler Trigeminus-Kern:** Sendet Informationen über Berührung, Schmerz und Temperatur, darunter auch sensorische Informationen von bestimmten Teilen des Ohrs, die bei der Ohrmassage ins Spiel kommen, die Sie später im Buch lernen werden.
- **Nucleus ambiguus:** Sendet Neuronen mit motorischen Funktionen aus, die insbesondere auf die Muskeln des Rachens und der oberen Atemwege einwirken, was ich später beim Aktivieren durch Gurgeln oder Summen behandeln werde. Der Nucleus ambiguus enthält auch einige parasympathische Fasern, die zum Herzen führen.

Kopf und Hals

Vom Hirnstamm ausgehend verlaufen verschiedene innervierende Äste des Vagusnervs durch Kopf und Hals, ehe sie abwärts zum übrigen Körper weiterführen. Am Kopf erreicht der Vagusnerv die Ohren (Ohrmuschelzweig), das Gesicht und die Muskeln an der Basis von Zunge und weichem Gaumen. Er spielt eine Rolle für Augenkontakt, Mimik sowie für die Fähigkeit, sich auf die Stimmen anderer Menschen einzustellen. Im Nacken reguliert der Vagusnerv die motorischen Funktionen, die von bestimmten für Sprache, Stimmlage, Würgreflex und Schlucken zuständigen Hals- und Rachenmuskeln gesteuert werden. Auch bei der Massage bestimmter Teile Ihres Ohrs, Auslösung des Würgreflexes oder Einsatz Ihrer Stimme wird der Vagusnerv aktiviert.

Der Brustkorb

Der Brustkorb (Thorax) ist der Bereich des Körpers, in dem der Vagusnerv die einzelnen Organe und einen Großteil ihrer Funktionen überwacht. Dazu gehören:

- Luftröhre: Die Luftröhre ist eine der am Atmen beteiligten Strukturen; der Vagusnerv spielt eine Rolle beim Aufrechterhalten einer gleichmäßigen Atmung und bei Reflexen wie Niesen, Würgen und Husten.
- Unterer Teil der Speiseröhre: Der Vagusnerv sorgt für eine reflexartige Entspannung in der unteren Speiseröhre, um die Nahrung durch Schlucken in den Magen zu befördern.
- Lunge: Der Vagusnerv hilft, den Luftstrom in der Lunge, dem wichtigsten Atmungsorgan, zu regulieren.
- Herz: Der Vagusnerv spielt eine Rolle bei der Regulation und Aufrechterhaltung von Herzrate und Blutdruck.

Das Atmungssystem

Wie Sie atmen, hat einen großen Einfluss darauf, wie Sie sich fühlen, sowie auf die Herzfrequenz, den Blutdruck, die autonomen Funktionen und sogar die Zahngesundheit. Atemarbeit ist zu einem trendigen Werkzeug und Thema geworden, auf das ich in Kapitel 6 näher eingehen werde. Im Moment möchte ich nur sagen, dass ich zwar glaube, dass einige der Behauptungen, die über die Atemarbeit aufgestellt worden sind, übertrieben sein könnten, dass es aber durch die Forschung gut belegt ist, dass Ihr Atem einer der wirksamsten Hebel ist, um das Gleichgewicht zwischen Sympathikus und Parasympathikus zu beeinflussen.

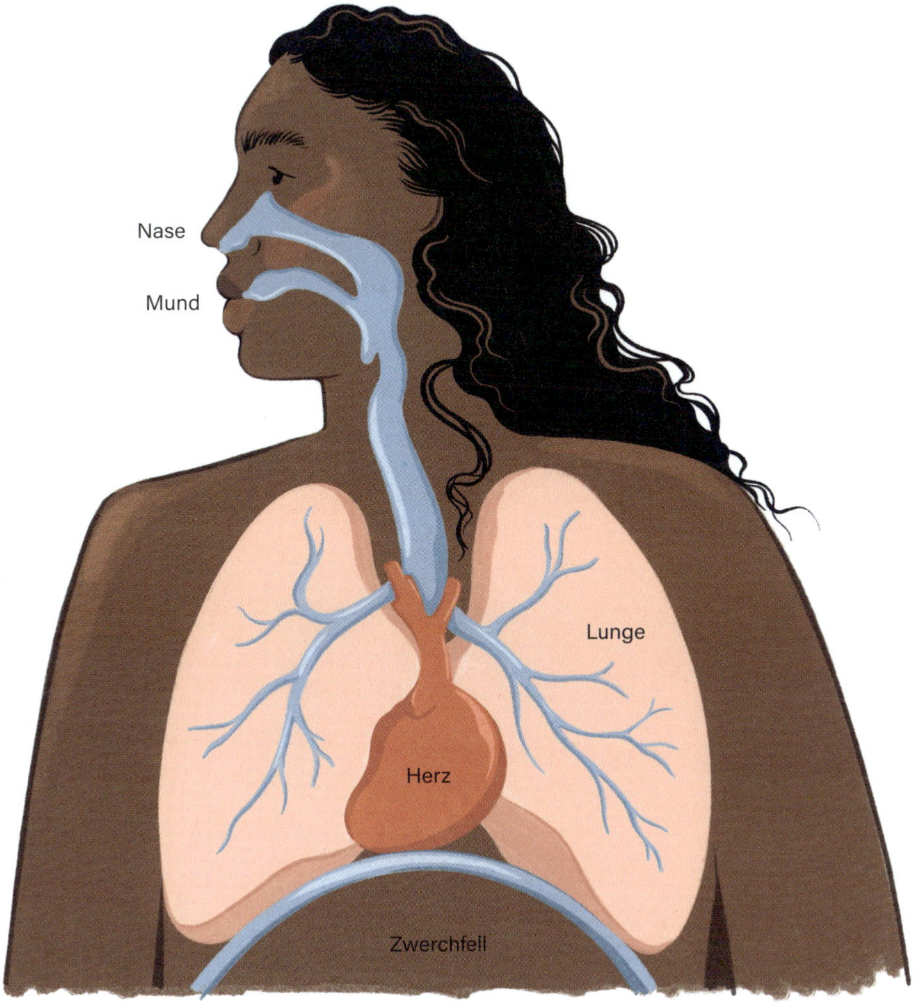

Schauen wir uns einige der physiologischen Grundlagen dafür an. Wie schnell und tief Sie atmen, ob bewusst oder unbewusst, steigert oder senkt die Stressreaktion, verändert die Körperchemie und beeinflusst die Gesamtfunktion über den Vagusnerv. Dieser verbindet Neuronen miteinander und sendet sensorische Informationen ans Gehirn, das wiederum Informationen über motorische Bahnen zurücksendet, um die Arbeitsweise unserer Organe zu verändern. Für dieses Zusammenspiel ist unser Atemsystem eines der besten Beispiele und erweist sich somit als handfestes Werkzeug zur Verringerung der Stressreaktion unseres Körpers.

Direkt unterhalb der Lunge liegt ein kuppelförmiger Muskel, das Zwerchfell (Diaphragma). Beim Einatmen verflacht sich das Zwerchfell und saugt Luft in die Lunge, wodurch sich der Brustraum weitet. Wenn sich die Brusthöhle vergrößert, hat auch das Herz mehr Platz und dehnt sich ebenfalls aus. Wenn das Herz größer wird, verlangsamt sich der Blutstrom, was dem Gehirn signalisiert wird; das Gehirn sendet daraufhin ein Signal zur Beschleunigung des Herzens zurück, um einen regelmäßigen Blutstrom zu gewährleisten. Beim Ausatmen entspannt sich das Zwerchfell und kehrt in seine kuppelförmige Form zurück, wodurch die Luft aus der Lunge gepresst wird; die Brusthöhle und das Herz schrumpfen wieder, der Blutstrom nimmt zu, was dem Gehirn signalisiert wird, worauf dieses ein Signal zurücksendet, um den Herzschlag zu verlangsamen. Auf diese Weise steigt die Herzfrequenz beim Einatmen und sinkt beim Ausatmen. So pendelt sich ein Gleichgewicht zwischen aktivierenden und entspannenden Mechanismen im Körper auf natürliche Weise ein.

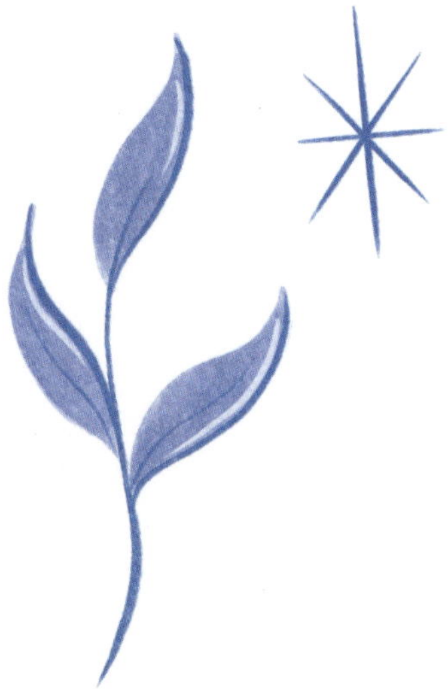

Wenn Sie fünf Sekunden lang einatmen, erhöhen Sie damit Ihre Herzfrequenz während der gesamten Zeit. Wenn Sie fünf Sekunden lang ausatmen, senken Sie Ihre Herzfrequenz während der gesamten Zeit. Indem Sie länger ausatmen als einatmen (verlängerte Ausatmung), verlangsamen Sie Ihre Herzfrequenz. Das aktiviert die parasympathische Entspannungsreaktion, die es Ihnen ermöglicht, Stress in Echtzeit abzubauen und zu bekämpfen. Angenommen, Sie müssten ein dringendes Projekt fertigstellen, fühlen sich aber erschöpft und können sich nur schwer konzentrieren. Wenn Sie nun länger oder intensiver einatmen als ausatmen, können Sie Ihren Sympathikus aktivieren. Solange Sie es nicht mit dem Stress oder der Angst übertreiben, könnte es helfen und Ihnen den nötigen Schub geben, um aufzuwachen und sich zu konzentrieren.

Der Unterleib

Die abdominalen Zweige des Vagusnervs, also im Unterleib, beginnen im Magen und ziehen dann weiter zu Leber, Gallenblase, Bauchspeicheldrüse, Milz, Darm und Niere. Im Folgenden ein Überblick, der scheinbar nicht zusammenhängende Symptome der Organe über die Vagusfunktion erklären kann.

- **Magen:** Wenn sich der Körper in einem entspannten Zustand befindet, regt der Vagusnerv die Funktion des Magens an, indem er Säure freisetzt und die glatten Muskelzellen so reguliert, dass sie die Nahrung aus dem Magen in den Dünndarm schieben. Wenn der Vagusnerv nicht gut funktioniert und diese Signale nicht präzise oder ausreichend sendet, kann dies zu einem Mangel an Magensäure führen, was wiederum Probleme bei der Zersetzung der Nahrung verursacht. Der Vagusnerv teilt dem Gehirn auch mit, ob der Darm voll oder leer ist.
- **Leber:** Sie hat viele Funktionen, die den Input des Vagusnervs benötigen. Einige davon beeinflussen oder verursachen Hungergefühle, Verlangen nach bestimmten Nährstoffen, die Produktion von Galle, den Ausgleich des Blutzuckerspiegels, die Messung der Fettaufnahme und die Blutfilterung.
- **Gallenblase:** Sie speichert die Gallenflüssigkeit aus der Leber und gibt sie dann in den Dünndarm ab, um den Körper bei der Aufspaltung von Nahrungsfetten zu unterstützen. Das Pumpen der Gallenblase, das die Galle in den Verdauungstrakt befördert, wird vom Vagusnerv vermittelt.
- **Bauchspeicheldrüse:** Sie produziert und schüttet Insulin und Glukagon aus, um den Blutzuckerspiegel auszugleichen. Der Vagusnerv sendet beidseitig Signale an/von Bauchspeicheldrüse und Gehirn, die die Wirksamkeit des Verdauungsprozesses optimieren und den Blutzuckerspiegel ausgleichen.
- **Milz:** Sie bekämpft eindringende Keime im Blut, kontrolliert die Anzahl der Blutzellen (weiße und rote Blutkörperchen sowie Blutplättchen) und filtert das Blut, um alte oder beschädigte rote Blutkörperchen zu entfernen. Wenn eine Infektion auftritt oder etwas, das der Körper bekämpfen will, aktiviert der Sympathikus Entzündungspfade; in diesem Fall ist eine Entzündung gut und hilfreich. Ist diese Aufgabe erledigt, signalisiert der Parasympathikus über den Vagusnerv einen Stopp des Entzündungsprozesses.
- **Der Darm:** Er besteht aus dem Dünndarm und dem Dickdarm. Die Hauptaufgabe des Dünndarms ist die Aufspaltung und Aufnahme von Makronährstoffen (Kohlenhydraten, Fetten und Proteinen). Der Vagusnerv steuert die Kontraktionen der glatten Muskulatur, welche die Passage der Nahrung durch den Dünndarm unterstützt. Der daran anschließende Dickdarm beherbergt das Darmmikrobiom, eines der wertvollsten Ökosysteme im Körper. Der Vagusnerv ist der wichtigste Weg zur Weiterleitung von Informationen aus dem Darmmikrobiom an unser Gehirn.
- **Nieren:** Sie haben zwei Nieren, eine auf jeder Körperseite. Ihre Hauptaufgaben: Steuerung des Blutdrucks, Reinigung des Blutes von Giften und Umwandlung von Abfallstoffen in Urin. Der Vagusnerv steuert mehrere Nierenfunktionen.

Über diese Organe hilft der Vagusnerv dem Gehirn und dem Körper, Entzündungen abzuschwächen, die Nahrungsaufnahme und Verdauung zu regulieren, das Energieniveau zu steuern, das Darmgleichgewicht aufrechtzuerhalten, Blutzucker- und Blutdruckwerte zu kontrollieren und vieles mehr.

DER DARM

In den letzten zehn Jahren wurde viel über die Verbindung zwischen Gehirn und Darm diskutiert und geforscht, und das aus gutem Grund. Der Darm wird oft als unser »zweites Gehirn« bezeichnet, weil er einen großen Einfluss auf so viele andere Systeme hat. Der Vagusnerv ist die Informationsautobahn, die diese Kommunikation zwischen Körper und Geist ermöglicht. Um diese Verbindung zwischen Gehirn und Darm besser zu verstehen, wollen wir den Darm nun besser kennenlernen.

Der Magen-Darm-Trakt

Der gesamte Verdauungstrakt besteht aus Mund, Speicheldrüsen, Speiseröhre, Magen, Pankreas (Bauchspeicheldrüse), Leber, Gallenblase, Blinddarm, Dünndarm, Dickdarm, Rektum und Anus. Wenn wir hier vom Darm sprechen, beziehen wir uns in erster Linie auf das Mikrobiom und die Darmfunktion. Es können aber Probleme in jedem anderen Teil des Verdauungstrakts zu einer generellen Dysfunktion beitragen. Beim Verdauen der Nahrung zerlegt der Darm diese in Nährstoffe und Energie, die wir zum Leben und Gedeihen brauchen.

Das Sprichwort »Du bist, was du isst« ist insofern wahr, als das, was Sie zu sich nehmen, die Grundlage für jede Zelle in Ihrem Körper bildet. Nahrung wird benötigt für die Gehirn- und Gedächtnisleistung, die Augenfunktion, die Verdauung und den Transport von Abfallprodukten, die Gesundheit von Herz und Blut, die Reparatur und Stärkung von Knochen, Muskeln, Bändern, Geweben und Zellen im Körper, die Energie für geistige und körperliche Aktivitäten und die Aufrechterhaltung des Immunsystems. Die Arbeit des Darms besteht darin, seinen Inhalt zu verarbeiten und aufzubewahren, bis er sicher in den Blutkreislauf und den Rest des Körpers gelangen kann.

Die Aufgaben des Darms sind folgende:

- Er sorgt für allgemeine Gesundheit und Wohlbefinden.
- Er absorbiert, verarbeitet und verteilt Wasser und benötigte Nährstoffe aus dem, was wir verzehren.
- Er produziert und speichert viele Neurotransmitter wie Serotonin und Gamma-Aminobuttersäure (GABA). Fast 90 Prozent des Serotonins, ein Neurotransmitter, der Glücksgefühle hervorruft, die Schmerzwahrnehmung moduliert, besseren Schlaf ermöglicht und andere für das Wohlbefinden wichtige Funktionen beeinflusst, wird im Darm produziert.
- Er ist der wichtigste Akteur bei der Aufrechterhaltung des Immunsystems.
- Er reguliert Stress, die Stimmung, Schmerzen und unseren allgemeinen Gemütszustand.
- Er pflegt Ihr Darmmikrobiom (siehe Seite 41).
- Er kommuniziert mit dem Gehirn über die Darm-Hirn-Achse (siehe Seite 41).

Was ist das Darmmikrobiom?

Das Darmmikrobiom besteht aus Billionen von Mikroorganismen, einschließlich Pilzen und Bakterien, die im Darm leben. Seine Rolle besteht darin, die Immunfunktion zu unterstützen, Entzündungen zu regulieren, Nährstoffe zu verdauen und zu absorbieren, die Energieerzeugung aufrechtzuerhalten, Stoffwechsel und Gewicht zu regulieren sowie Schlaf und Schmerzen zu beeinflussen. Ein gesundes Darmmikrobiom weist eine vielfältige Mikrobenkolonie auf. Ein suboptimales Darmmikrobiom wird mit vielen Gesundheitsproblemen in Verbindung gebracht, darunter: Angstzustände, Stress, Depressionen, Reizdarmsyndrom, Fibromyalgie, chronische Entzündungen, Nahrungsmittelempfindlichkeit, reduzierte Immunfunktion, komplexe Schmerzen und sogar Alzheimer. Laufende Forschungen auf diesem Gebiet versuchen herauszufinden, ob ein ungesundes Darmmikrobiom die Ursache oder die Folge einiger dieser Erkrankungen ist. Fest steht jedenfalls, dass ein gesunder Darm für Gesundheit und Wohlbefinden sorgt.

Die Darm-Hirn-Achse

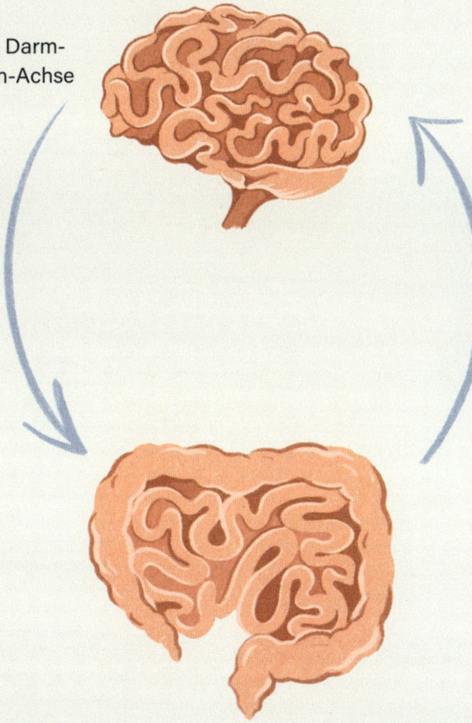

Was ist die Darm-Hirn-Achse?

Gehirn und Darm sind ständig im Dialog miteinander. Die »Darm-Hirn-Achse« ist ein komplexes System, das den Vagusnerv als Kommunikationsautobahn nutzt, um emotionale und kognitive Bereiche des Gehirns mit der allgemeinen Darmfunktion zu verbinden. Emotionale Signale vom Gehirn beeinflussen den Darm und wirken sich dort aus, und ebenso kann ein gestörter Darm das Gehirn und unseren emotionalen Zustand erheblich beeinflussen. Menschen, die unter chronischem Stress, Ängsten oder Depressionen leiden, haben häufig auch Verdauungsprobleme, wie Reizdarmsyndrom, Verstopfung oder Durchfall, und umgekehrt haben auch viele Menschen mit Verdauungsproblemen psychische Symptome.

Gängige Psychopharmaka (Antidepressiva, Angstlöser, Stimulanzien, Antipsychotika und Stimmungsaufheller) haben sowohl Auswirkungen auf das Gehirn als auch auf den Magen-Darm-Trakt. Ob dies immer negativ ist oder nicht, ist umstritten, doch einige Studien zeigen, dass Antidepressiva die Funktion und Wirksamkeit des Darmmikrobioms mindern können. Alles hat vermutlich sein Plus und Minus. Die Rolle der Darm-Hirn-Achse und des Darmmikrobioms in Bezug auf die Psychopharmakologie muss umfassender untersucht werden. Seien Sie sich bewusst, dass alles miteinander verbunden ist – die Einnahme einer Substanz, die Ihren mentalen Zustand verändert, wird vermutlich auch andere Systeme beeinflussen. Recherchieren Sie und arbeiten Sie mit Therapeuten zusammen, die bereit sind, Sie zu informieren und mit Ihnen auf individuelle Weise zu arbeiten.

Die wichtigste Erkenntnis: Der Darm hilft uns nicht nur beim Verdauen unserer Nahrung, sondern steuert auch unsere Gefühle und die psychische Gesundheit. Wenn Sie in beiden Bereichen Symptome haben, gibt es vermutlich einen Zusammenhang; eine getrennte Behandlung ist vielleicht nicht der beste Ansatz.

VAGUSNERV UND PSYCHISCHE GESUNDHEIT

Es gibt eine Reihe von Faktoren, die zu psychischen Gesundheitsproblemen beitragen, doch der grundlegende Einfluss der Funktion des Vagusnervs und der allgemeinen Regulation des Nervensystems kann nicht genug betont werden. Die folgenden Kategorien der psychischen Gesundheit, auf die ich eingehen werde, sind solche, mit denen ich persönliche und berufliche Erfahrungen habe. Falls Sie eine Diagnose oder Symptome haben, die über diese Liste hinausgehen, muss ich dies anderen Büchern und Fachleuten überlassen, da ich nicht über die persönliche oder berufliche Erfahrung verfüge, um auf sie einzugehen. Ich kann aber sagen, dass eine Verbesserung der Gesamtfunktion des Vagusnervs und des vegetativen Nervensystems weitreichende positive Auswirkungen hat.

Chronischer Stress

Stress aktiviert vorübergehend unsere sympathische Kampf-oder-Flucht-Reaktion, um auf die unmittelbare Bedrohung durch einen Stressor zu reagieren; danach erholt sich unser System wieder. Chronischer Stress oder chronische Angst entsteht, wenn es dem Vagusnerv nicht gelingt, den Parasympathikus zu aktivieren, und wir also in diesem Kampf-oder-Flucht-Zustand verharren.

Es gab einen Zeitpunkt in meinem Leben, an dem ich mehr als zwanzig Semesterwochenstunden besuchte, meine Masterarbeit schrieb, mehr als fünfzig Wochenstunden jobbte, mich um einen Hund kümmerte, zu viel Sport trieb, nur fünf bis sechs Stunden pro Nacht schlief und mir ziemlich üble Selbstgespräche anhörte. Ich erinnere mich, dass ich mir eines Abends sagte: »Wer fleißiger ist als du, dem geht es auch besser als dir.« Puh! Autsch! Ich hatte ein lähmendes, auf Leistung getrimmtes Selbstwertgefühl, das mich ständig auf Trab hielt, sodass ich mehr und mehr zu tun versuchte. Und das ging jahrelang so.

Was ich gelernt habe, ist, dass chronischer Stress ein Symptom unserer Entscheidungen oder der Realität unserer Lebensumstände sein kann, aber meistens ist es eine Mischung aus beidem. Ich hatte mir ein Leben mit chronischem Stress geschaffen, das auf Glaubenssätzen beruhte, die ich in meiner Kindheit und Jugend erworben hatte. Vielleicht haben Sie in Ihrem Leben Stressfaktoren, die auf Diskriminierung, Armut, Naturkatastrophen oder andere Situationen zurückzuführen sind, auf die Sie keinen Einfluss haben. Es ist vielleicht im Moment nicht möglich, ein Leben mit weniger Stressbelastungen zu führen. Die Gesundheit des Vagusnervs zu verbessern, gibt Ihnen jedoch die Möglichkeit, sich schneller zu erholen, und gibt Ihnen Werkzeuge an die Hand, mit denen Sie sich in Echtzeit gegen die physiologischen Stressauswirkungen wehren können. Stress ist nicht das Problem; chronischer Stress ist es.

Der moderne Alltag ist voll von großen und kleinen Stressfaktoren. So wird der Sympathikus fast ständig aktiviert: im Verkehr, durch berufliche Pflichten, Beziehungen, Fertignahrung, Gesundheitsprobleme, systemische Fragen und Finanzen. Wenn es Ihnen nicht gelingt, die aktivierte Stressreaktion abzuschalten, wachsen sich scheinbar kleine stressige Dinge in Verbindung mit größeren zu einer chronischen Stresssituation aus, die Ihrem Geist und Körper schadet. Mithilfe des Vagusnervs können Sie Stress effektiver bewältigen und einen Stress-Reset einleiten.

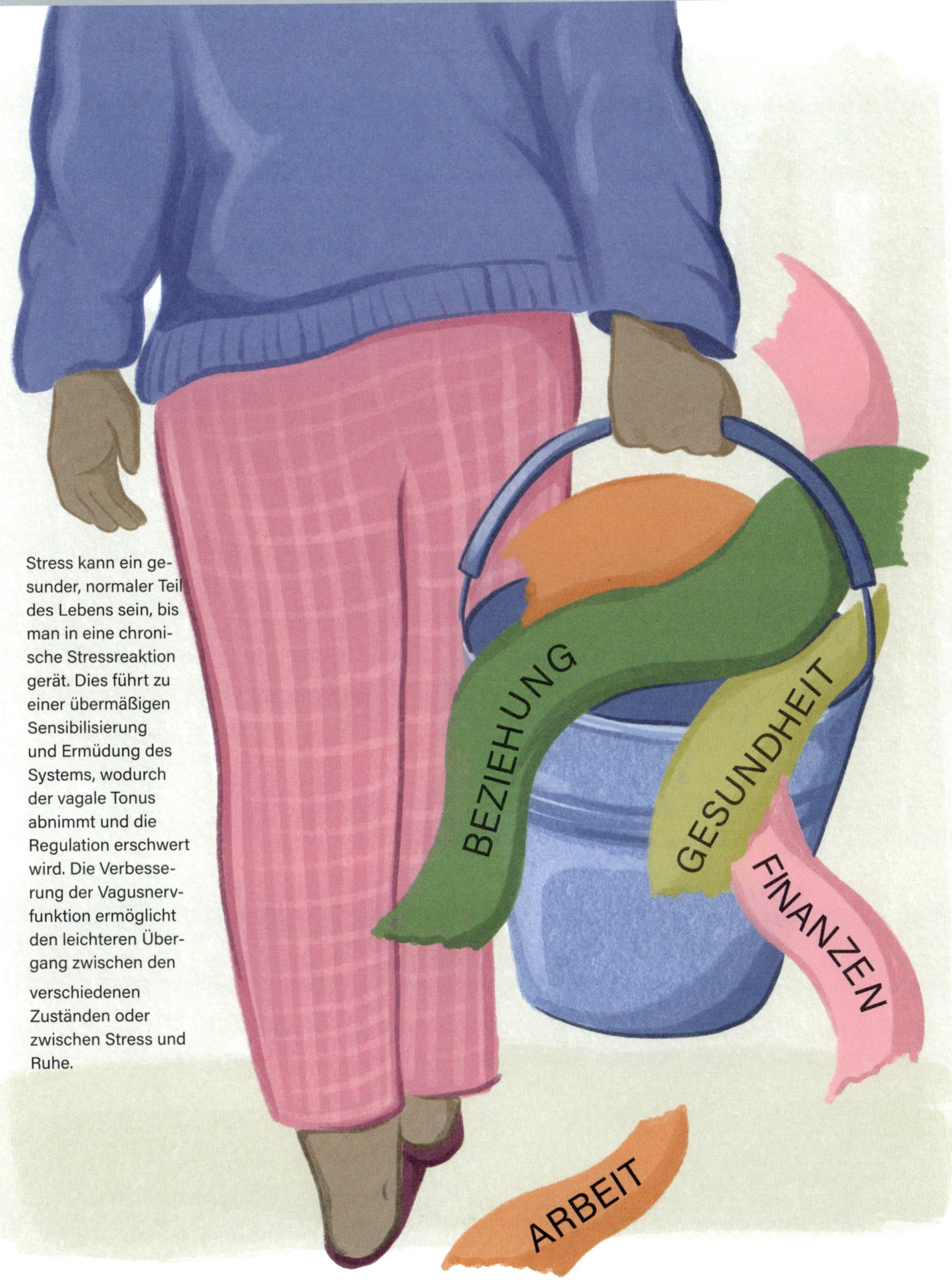

Stress kann ein gesunder, normaler Teil des Lebens sein, bis man in eine chronische Stressreaktion gerät. Dies führt zu einer übermäßigen Sensibilisierung und Ermüdung des Systems, wodurch der vagale Tonus abnimmt und die Regulation erschwert wird. Die Verbesserung der Vagusnervfunktion ermöglicht den leichteren Übergang zwischen den verschiedenen Zuständen oder zwischen Stress und Ruhe.

Wenn Sie lernen, Ihren Vagusnerv zu optimieren und mit den im Buch in Kapitel 6 beschriebenen Werkzeugen und Übungen zu stimulieren, werden Sie Stress besser bewältigen und sich schneller von stressigen Ereignissen erholen können; auf diese Weise bleiben Sie gut reguliert und in jeder Situation präsent.

Erinnern Sie sich an den Vergleich mit dem Gewichtheben in meiner Einleitung? Oft hilft es meinen Klienten, die Relation zwischen Stress und Belastbarkeit zu verstehen, wenn ich es mit dem Kreuzheben vergleiche. Wer das nicht kennt: Kreuzheben ist eine Übung aus dem Kraftsport, bei der eine Langhantel mit Gewichten an beiden Seiten der Stange verwendet wird. Die Bewegung besteht darin, die gewichtete Hantel in der richtigen Form vom Boden zu heben. Sie würden im Fitnessstudio eine 150-Kilo-Hantel nicht ohne ein vorbereitendes Training in die Hand nehmen. Ihnen ist klar, dass Sie, wenn Sie es dennoch versuchen, sich sehr wahrscheinlich verletzen würden. Nun ist es gut möglich, dass Ihre Belastung 150 Kilogramm entspricht. Ihre Stressoren übersteigen Ihr Training, und das schadet Ihnen. Klar, dass Sie sich quälen! Keiner hat Sie trainiert oder auf die Belastung, die das Leben Ihnen beschert hat, vorbereitet. Wenn Sie es so sehen, können Sie Ihre Symptome bestimmt anders einordnen. Nun können Sie die Scham darüber, dass Sie Ihr Leben nicht besser in den Griff bekommen haben, loslassen.

Genau wie im Fitnessstudio können wir mit der Last auf zweierlei Arten besser umgehen:

1. Wir machen uns die Last leichter.
2. Wir erhöhen unsere Fähigkeit, die Last zu tragen.

Das Leben folgt natürlich den Jahreszeiten und fühlt sich mal schwerer oder leichter an. Wenn Ihnen aber der Alltag über den Kopf wächst, ist es Zeit, Ihre Belastung aufrichtig zu überprüfen. Schauen Sie mal nach, was Sie alles in Ihrem Stress-Eimer haben: Was steht auf Ihrer Agenda? Wie viel Unordnung herrscht zu Hause? Welche Beziehungen sind eher belastend für Ihr Leben, als unterstützend? Achten Sie darauf, ob Sie Ihre Biologie, die Basis Ihrer Belastbarkeit, fördern: Wie viel Schlaf bekommen Sie? Welche Qualität hat Ihre Nahrung? Atmen Sie optimal? Wie viel sitzen Sie oder bewegen Sie sich? Und dann fangen Sie an, ein paar Dinge zu verändern.

Als eine Person, die ihr Selbstwertgefühl überwiegend von ihrer Produktivität abhängig machte, habe ich oft eine erdrückende Last mit mir herumgetragen. Ich sagte »Ja«, wenn ich hätte »Nein« sagen müssen. Ich nahm viel zu viel auf mich, das ich hätte vermeiden müssen, und es hat einen hohen Tribut an Geist und Körper gefordert. Erst als ich anfing, die Physiologie des Stresses zu verstehen, konnte ich endlich die nötigen Schritte unternehmen, um die Last zu verringern und meine Leistungsfähigkeit zu steigern.

Sobald Sie mit Ihrem Vagusnerv arbeiten, wird beides möglich. Sie lernen proaktive und reaktive Übungen kennen, die Ihnen helfen, Ihre Belastungsgrenze zu erhöhen, sodass Sie mehr tragen können. Die gleiche Praxis wird Sie aber auch unterstützen, das Gewicht, das Sie tragen, zu reduzieren. Mit einem gesunden Vagusnerv können Sie nicht nur mehr tragen, sondern erholen sich auch viel schneller von Stress, was zur Balance zwischen Aktivierung und Entspannung beiträgt.

Angstzustände

Vermutlich haben Sie keine Definition von Angst nötig. Stattdessen möchte ich Ihnen lieber helfen, der Angst einen neuen Rahmen zu geben. Die Symptome der Angst sind vielfältig und unterscheiden sich von Mensch zu Mensch, aber typischerweise ist Angst ein Gefühl von Sorge, Befürchtungen, Erwartungen oder Unbehagen wegen etwas. Zeitweilige Ängste sind ein normaler Bestandteil des Lebens. Sie werden zu einer Angststörung, wenn die Symptome übermäßig werden und unser tägliches Leben beeinträchtigen. Es gibt auch körperliche Symptome der Angst, wie Herzrasen, schnelles Atmen, Schwitzen und Bauchschmerzen. Das alles sind Nebenerscheinungen des Zustandes der Sympathikus-Aktivierung. Das aktuelle Auftreten von Angst enthält eine wichtige Botschaft, entweder: »Das ist jetzt ungeheuer wichtig!« oder: »Das erinnert mich sehr an eine Situation, in der mein Selbstwertgefühl oder meine Sicherheit bedroht waren; darum muss ich jetzt achtgeben, dass ich überlebe.« Wie wäre es denn, wenn wir unseren Begriff von Angst durch das Wort *Aktivierung* ersetzen würden?

> »Ich fühle mich im sozialen Kontext ziemlich aktiviert.«

> »Ich habe Probleme mit einer so starken Aktivierung, dass ich fast in Panik gerate.«

> »Ich wache morgens auf und fühle mich aktiviert.«

Ich erkläre Angst oft als subjektive Überschätzung einer Bedrohung, gepaart mit einer Unterschätzung der eigenen Fähigkeit, mit dieser Bedrohung umzugehen. Häufig überschätzen wir die Bedrohung im Augenblick, weil unser Nervensystem in akuter Alarmbereitschaft ist. Es ist die Physiologie, welche die Psyche steuert, das heißt, wenn Ihr Körpersystem mobilisiert ist, ist es auch Ihr Gehirn. In dem Wunsch, sich zu schützen, beginnen Sie viel zu viel nachzudenken und malen sich den schlimmsten Fall aus …

Die Aktivierung ist kein Problem (bedeutet: Angst ist kein Problem). Ein Problem wird es erst, wenn die Symptome überhandnehmen und in keinem Verhältnis zum jeweiligen Stressor stehen. Oder wenn sie zum falschen Zeitpunkt aktiviert werden, also wenn man sich eigentlich in Sicherheit befindet. Was hat das mit dem Vagusnerv zu tun? Gute Frage.

Ein nicht optimal funktionierender Vagusnerv macht uns anfälliger für Stress und Aktivierung, und wir sind weniger in der Lage, sie abzuschalten. Wenn Sie diese neue Sichtweise verinnerlichen, die Angst als Aktivierung zu sehen, werden Sie erkennen, dass Sie ihr nicht mehr so hilflos ausgeliefert sind, wie Sie es früher empfunden haben. Die Werkzeuge und Strategien, die Sie in diesem Buch lernen, werden Ihnen helfen, weniger Ängste zu haben, und geben Ihnen Echtzeit-Tools an die Hand, mit denen Sie die Sympathikus-Aktivierung abbremsen können, wenn Sie feststellen, dass sie in der aktuellen Situation nicht notwendig ist.

Depressionen

Irgendwann wurde mir von Medizinern gesagt, dass Depressionen durch ein chemisches Ungleichgewicht im Gehirn verursacht werden. Mir wurde auch gesagt, dass Angstzustände erblich seien und ich deshalb jahrelang Medikamente gegen Angstzustände werde einnehmen müssen. Diese unzureichenden Erklärungen und Lösungen waren genau das, was mich zu meiner heutigen Arbeit mit Menschen geführt hat. Spielen hier Neurotransmitter (Chemikalien) oder die Genetik eine Rolle? Mit Sicherheit, aber ich glaube, es lohnt sich, tiefer zu graben. Es gibt eine wachsende Zahl an Forschungsergebnissen, welche die Theorie des chemischen Ungleichgewichts widerlegen. Das wäre ja so, als würde man behaupten, dass die Müdigkeit auf einen Mangel an Koffein zurückzuführen ist, nur weil man durch Koffein mehr Energie hat. Wir wissen, dass das einfach nicht stimmt.

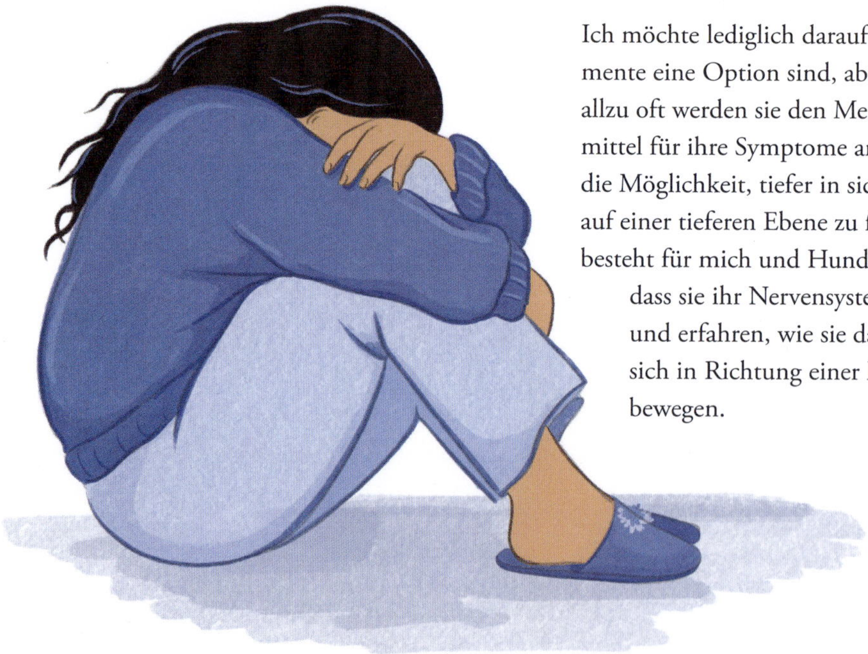

Was vermutlich dazu beiträgt, dass Sie erschöpft sind, ist eine Kombination aus schlechtem Schlaf, Trauma, Stress, zu wenig Freizeit und Mangel an Sonnenlicht. Bitte verstehen Sie diese Diskussion nicht so, als wäre ich in irgendeiner Weise gegen Medikamente: Das bin ich absolut nicht. Zur rechten Zeit und am richtigen Ort sind Medikamente für viele das richtige Mittel. Ich halte es für wichtig, noch etwas hinzuzufügen, bevor ich fortfahre: Medikamente können auch teilweise oder vorübergehend eine Rolle spielen. Wenn Ihre Symptome so gravierend sind, dass Sie keine anderen Schritte zur Heilung ergreifen können, helfen Medikamente dabei, die Symptome zu lindern, sodass Sie andere Schritte zur Heilung unternehmen können. Allerdings verschlimmern Medikamente bei vielen Menschen die Symptome oder wirken sich negativ auf andere Körpersysteme aus, beispielsweise auf das Energieniveau oder die Verdauung. Wenn Medikamente als einzige Lösung angeboten werden, fühlen sich die Betroffenen oft hoffnungslos.

Ich möchte lediglich darauf hinweisen, dass Medikamente eine Option sind, aber nicht die Option, und allzu oft werden sie den Menschen schnell als Allheilmittel für ihre Symptome angeboten. Das raubt ihnen die Möglichkeit, tiefer in sich zu gehen und Heilung auf einer tieferen Ebene zu finden. Diese tiefere Ebene besteht für mich und Hunderte meiner Klienten darin, dass sie ihr Nervensystem besser verstehen lernen und erfahren, wie sie damit arbeiten können, um sich in Richtung einer langfristigen Heilung zu bewegen.

Durch die Polyvagaltheorie habe ich gelernt, dass die Aktivität des dorsalen vagalen Zweigs des Vagusnervs viele Symptome hervorruft, die wir im Allgemeinen mit Depressionen in Verbindung bringen: intensive Gefühle von Traurigkeit, Empfindungslosigkeit, Dissoziation, Hoffnungslosigkeit, Wertlosigkeit, Schuld und Scham, zusammen mit anderen typischen Symptomen, wie Verlust des Interesses an Dingen, die man früher gerne getan hat, gedrückte Stimmung, veränderte Essgewohnheiten, Probleme mit der Verdauung, soziale Isolation und Apathie.

Wenn ich meinen Klienten helfe, Depressionen aus der Sicht des Nervensystems zu verstehen, greife ich oft auf das Bild der verschiedenen Zonen des Nervensystems zurück. Wenn die Belastung unseres Nervensystems zu groß wird, stößt es uns in die rote Zone (auch als dorsal-vagale Abschaltung bekannt). Wenn Angst die Warnung ist, dann ist Depression die Abschaltung. Das ist der Grund, warum sich anhaltende Angstzustände bei vielen Menschen als Depressionssymptome zu manifestieren beginnen. Ihr Nervensystem hat entschieden, dass es sich nicht gegen den Stressor wehren oder vor ihm fliehen kann, also ist die beste Überlebenschance, sich abzuschalten.

Ein weiterer Grund für diese Abschaltreaktion könnte ein Kindheitstrauma gewesen sein. Wenn Kämpfen oder Weglaufen vor einer Bezugsperson keine Option war, hat der Betreffende sich stattdessen abgekapselt oder abgeschottet, und dieses Muster hat ihn bis ins Erwachsenenalter begleitet. Diese Abschaltreaktion ist auch im Falle eines Angriffs durch eine Person (oder ein System) üblich, welche/s größer oder stärker ist als man selbst. Die Abschaltreaktion mit depressiven Zügen ist auch eine häufige Anpassungsreaktion auf das, was im Leben geschah oder aktuell geschieht. In diesem Zustand sagt das System dem Betroffenen, dass das Leben zu schmerzhaft ist, um sich dem auszusetzen, oder dass es zu überwältigend ist und nicht genug Energie zur Verfügung steht, um sich auf das Geschehen einzulassen. Dieser Zustand hat zwei Prioritäten: entweder keine weiteren Schmerzen mehr fühlen zu müssen und/oder Energie zu sparen.

Ich glaube, dass das grundlegende Problem das unzureichende Verständnis unseres vegetativen Nervensystems ist. In der Forschung wird der Physiologie von Stress viel Aufmerksamkeit gewidmet, weniger aber der Physiologie von Depressionen. Wenn Klienten mit der Diagnose Depression zu mir kommen, ist mein Ansatz stets vielschichtig und individuell. Unsere Arbeit besteht Wesentlichen darin, ihnen zu helfen, ihr Nervensystem verstehen und regulieren zu lernen, insbesondere die Verbesserung der Vagusnervfunktion.

Trauma

Wenn wir erschütternde Ereignisse erleben oder Zeuge davon werden, hinterlässt dies einen bleibenden Eindruck in unserer Psyche und unserem Körper. Wenn Sie an das Wort *Trauma* denken, denken Sie vermutlich an Dinge wie Missbrauch, Autounfälle oder Krieg. Solche Ereignisse sind traumatisch, aber ebenso traumatisch sind Schul-Mobbing, emotional unreife Eltern, Diskriminierung, Armut und Mangel an Sozialkontakten. Ein Trauma kann etwas sein, das Ihnen zugestoßen ist, oder etwas, das *für Sie* hätte geschehen sollen, aber nicht geschah. Es war eine Folge von Ereignissen, die Ihr Selbstgefühl oder Ihre Sicherheit infrage stellten. (Das passiert oft in Situationen, in denen sich kein Sinn für Kontext, Wahlmöglichkeiten oder Verbindung erkennen lässt.) Ein Trauma kann durch alles Mögliche entstehen, was zu früh, zu häufig oder zu intensiv passiert. Es entsteht durch eine Erfahrung oder ein Ereignis, das Ihre Bewältigungskompetenz übersteigt, Ihr Nervensystem überfordert und Sie daran hindert, einen natürlichen Stresszyklus abzuschließen. Wenn das geschieht, wird die exzessive Überlebensenergie im Körper gespeichert, was ihn oft in einen Zustand von Kampf, Flucht, Einfrieren oder Abschalten versetzt. Physiologisch gesehen ist Trauma die Anhäufung von gespeichertem Überlebensstress im Körper. Es ist auch wichtig zu erwähnen, dass ein Trauma nicht universell ist; es geht nicht darum, was passiert ist, sondern wie man es erlebt hat. Mit anderen Worten: Nicht um das Ereignis geht es, sondern um das, was in Ihrem Körper, in Ihrem Nervensystem während des Geschehnisses und danach passierte. Was ein ganz normaler Dienstag für eine Krankenschwester in der Notaufnahme oder für ein Mitglied einer marginalisierten Gruppe gewesen sein mag, könnte für Sie das traumatischste Erlebnis Ihres ganzen Lebens sein.

Ihr Vagusnerv ist an Ihrem emotionalen Wohlbefinden aktiv beteiligt und kann bestimmen, wie sehr Sie durch ein traumatisches Ereignis emotional beeinträchtigt bleiben, selbst lange nachdem es vorbei ist. Ein Trauma ist typischerweise Teil der Geschichte derjenigen, die mit Ängsten oder Depression zu kämpfen haben, weil es unser Selbst- und Sicherheitsgefühl auf den Kopf stellt und uns dazu veranlasst, dementsprechend auf das Leben zu reagieren. Hypervigilanz, eine erhöhte Wachsamkeit gegenüber potenziellen Bedrohungen, ist oft eine Folge von Trauma. Die Erwartung von Horrorszenarien hält unser System permanent im Sympathikus-Overdrive. Ständige Belastung durch Bedrohungen oder traumatische Situationen kann zu verminderter Herzratenvariabilität (HRV) führen, mit der wir die Funktion unseres Vagusnervs messen. Es hat sich gezeigt, dass eine niedrige HRV mit größerer emotionaler Empfindsamkeit und verminderter Fähigkeit zur Emotionsregulation einhergeht, und umgekehrt. Ein hoher HRV-Wert (der eine gute Vagusnervfunktion anzeigt) ist ein Indikator dafür, dass Ihr Körper eine erhöhte Fähigkeit zur Stress- und Emotionsregulation besitzt, sodass es weniger wahrscheinlich ist, dass eine Stresssituation als Trauma gespeichert wird.

Authentische und sichere Sozialkontakte aktivieren zudem den Vagus, was die parasympathische Reaktion und das Sicherheitsgefühl erhöht. Es liegen wertvolle Forschungsergebnisse vor, die zeigen, dass die Wahrscheinlichkeit, dass etwas als Trauma registriert und gespeichert wird, erheblich verringert werden kann, wenn man danach schnell Zugang zu regulierenden sozialen Verbindungen findet. Wenn Sie und ich beispielsweise bei einem Unfall auf der Rückbank desselben Autos saßen, könnten wir das Ereignis in diesem Moment zwar ähnlich erleben, doch die Auswirkungen könnten sehr verschieden sein.

Wenn Sie zu einem Partner nach Hause gingen, der Ihnen helfen könnte, das Erlebte zu verarbeiten und sich zu beruhigen, während ich zur Arbeit oder in eine leere Wohnung zurückkehren müsste, ohne dass jemand mit mir ko-regulieren könnte, ist es sehr viel wahrscheinlicher, dass dieses Ereignis bei mir dauerhafter einen negativen Eindruck hinterlässt als bei Ihnen.

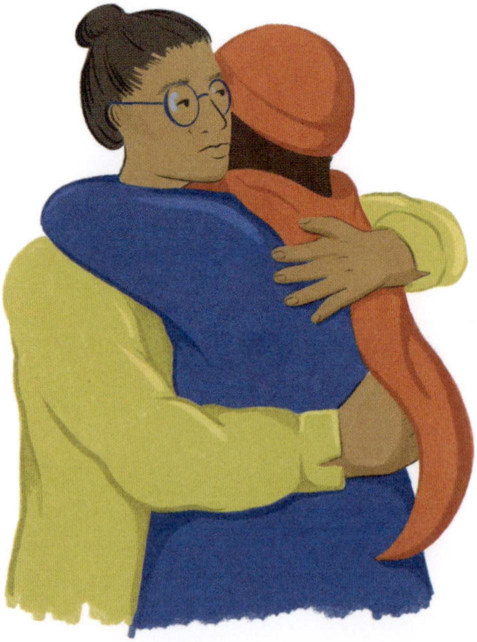

ADHS

Mein berufliches Fachwissen liegt in der Behandlung von Angstzuständen und Depressionen, aber meine persönliche Erfahrung umfasst auch die Aufmerksamkeitsdefizit-/Hyperaktivitäts-Störung (ADHS). Wenn ich also über ADHS rede, lade ich Sie mehr oder weniger in meine Überlegungen und persönlichen Erfahrungen ein.

Bei mir wurde ADHS anhand eines einfachen Fragebogens in der Praxis eines Psychiaters diagnostiziert (was rund zehn Minuten dauerte). Diese richtige Diagnose lieferte jedoch nicht das gesamte Bild. Erinnern Sie sich noch, als wir über chronischen Stress sprachen und ich Ihnen von der langen Liste von Dingen erzählte, in die ich gleichzeitig verwickelt war? Das war ungefähr zu der Zeit, als man bei mir ADHS diagnostizierte. Mir wurden Medikamente verschrieben, die tatsächlich hilfreich waren, für meine Konzentration und um wichtige berufliche Entscheidungen zu treffen.

Aber der Psychiater fragte mich weder, wie viel ich schlief, wie gestresst ich mich fühlte oder ob ich viel oder wenig Sport betrieb. Er sammelte nicht genügend Informationen, um wissen zu können, ob die Symptome – meine Unfähigkeit, mich zu fokussieren, die Reizbarkeit, das übermäßig viele Reden, die Impulsivität und Vergesslichkeit – auf ein echtes ADHS zurückzuführen oder einfach nur die Folge von chronischem Stress und einer Dysregulation des Nervensystems waren. Ich begann mich zu fragen, ob das Medikament mir tatsächlich half, die ADHS-Symptome zu bewältigen, oder ob es lediglich meine Fähigkeit erhöhte, einen unhaltbar gewordenen Lebensstil zu führen. Ich denke, dass beides der Fall war.

Worin besteht der Unterschied zwischen echter ADHS und Symptomen von chronischem Stress, Trauma oder einer Dysregulation des Nervensystems? In der Tat können die Symptome gleich aussehen, aber sehr unterschiedliche Ursachen haben, was häufig zu Fehldiagnosen führt. Die bisherige Forschung hat gezeigt, dass ADHS eine starke erbliche Komponente hat und auch die Folge von schweren Kopfverletzungen, Frühgeburten oder pränataler Belastung durch Alkohol oder Nikotin sein kann. Das Einzige, was meines Wissens auf mich zutreffen könnte, wäre eine erbliche Komponente, aber selbst da bin ich mir nicht vollkommen sicher, weil es in meiner Ahnenreihe viel transgenerationales Trauma gibt.

Als ich immer mehr über mein Nervensystem in Bezug auf meine Ängste und Depressionen lernte, wollte ich wissen, welche Rolle es bei meinem ADHS spielte. Mit ärztlicher Unterstützung entschied ich mich, die ADHS-Medikamente komplett abzusetzen, und konzentrierte mich stattdessen darauf, mein Nervensystem zu regulieren und die Stressfaktoren in meinem Leben zu reduzieren. Nun nehme ich seit sieben Jahren keine Medikamente mehr gegen ADHS.

Ich bin zu dem Schluss gekommen, dass für mich beides zutrifft: Ich habe das, was wir als ADHS bezeichnen, *und* ich lebte zufällig einen unglaublich dysregulierten und unhaltbaren Lebensstil, als ich meine Diagnose erhielt. Trotz all der Maßnahmen, die ich ergriffen habe, um meinen vagalen Tonus zu verbessern und mein Nervensystem zu regulieren, sind meine Symptome nicht weg, aber sie sind beherrschbar. Und in mancher Hinsicht habe ich sogar begonnen, sie zu meinem Vorteil zu nutzen. Zum Glück verfüge ich über alternative Werkzeuge, über die ich Ihnen in diesem Buch vieles beibringen werde, und sie haben mich bei Dingen unterstützt, die eine tiefgehende Konzentration erfordern (wie das Schreiben dieses Buches).

Alles miteinander verbinden

Danke, dass Sie mit mir auf diese Reise durch den Körper mit dem Vagusnerv gekommen sind. Ich hoffe, Sie können nun erkennen, wie und warum dieser Nerv eine so zentrale Rolle für unser Wohlbefinden spielt – und wie er oft das Bindeglied zwischen scheinbar völlig unzusammenhängenden Symptomen ist. Eine schwache Funktion des Vagusnervs hat körperliche Auswirkungen und erhöht unser Risiko für Verdauungsprobleme, chronische Schmerzen, Autoimmun- und Herzkrankheiten. Sie wirkt sich auch auf die Psyche aus und erhöht das Risiko für und verstärkt die Symptome bei Angstzuständen, posttraumatischen Belastungsstörungen (PTBS), Aufmerksamkeitsdefizit-/Hyperaktivitätsstörungen (ADHS) und Depressionen.

Bei vielen Menschen werden psychische oder physische Erkrankungen isoliert diagnostiziert, ohne dass in Betracht gezogen wird, dass ihre Probleme auf eine Störung des autonomen Nervensystems zurückzuführen sein könnten. Ich habe die Erfahrung gemacht, dass die Unterstützung der Menschen bei der Regulation ihres Nervensystems, vor allem durch Nutzung der Heilkraft des Vagusnervs, dazu führt, dass viele ihrer Symptome weniger werden oder ganz verschwinden. Ja, natürlich können die Resultate sehr unterschiedlich sein. Ich bin aber optimistisch, dass Sie zu der Mehrheit jener Menschen gehören, die von einer besseren Kenntnis und Gesundheit ihres Vagusnervs profitieren können.

Nun ist es eine Sache, dies alles theoretisch zu verstehen; es ist aber eine völlig andere Sache, die allgemeinen Informationen über das Nervensystem auf Ihr eigenes Nervensystem zu übertragen. Im nächsten Kapitel zeige ich Ihnen, wie Sie Ihr Nervensystem näher kennenlernen können, damit es Ihnen den Zugang zu Ihrem persönlichen Heilungsweg ebnet.

KURZE ZUSAMMENFASSUNG

- Der Vagusnerv ist einer der wichtigsten Nerven im menschlichen Körper. Er verbindet nicht nur mehrere Organe miteinander, sondern ermöglicht auch zahlreiche lebenswichtige Körpervorgänge.
- Die verschiedenen Äste des Vagusnervs verlaufen vom Hirnstamm bis hinunter zum Dickdarm. Jeder Ast trägt zu lebenswichtigen sensorischen und motorischen Funktionen bei.
- Der Vagusnerv macht 75 bis 80 Prozent des parasympathischen Nervensystems aus und trägt dazu bei, die »Kampf-oder-Flucht«-Reaktion zu dämpfen und sich von stressigen Situationen zu erholen.
- Etwa 80 Prozent der Kommunikation zwischen Körper und Geist, die über unsere Vagusnerv-Schnellstraße stattfindet, ist afferent, das heißt, es werden Nachrichten vom Körper an das Gehirn übermittelt (Bottom-up).
- Ihr Vagusnerv leistet einen aktiven Beitrag für Ihr psychisches Wohlbefinden. Eine niedrige Herzratenvariabilität (die ein Maßstab für die Vagusfunktion ist) geht mit erhöhter emotionaler Empfindsamkeit, geringer emotionaler Regulationsfähigkeit und verminderter Stressresistenz einher. Eine verbesserte vagale Gesundheit wird mit dem Gegenteil in Verbindung gebracht.
- Der Vagusnerv ist ein wichtiger Baustein für das allgemeine Wohlbefinden. Er bietet einen der schnellsten Wege, unsere Physiologie zu optimieren und unsere Psyche positiv zu beeinflussen.

3

ERKUNDEN SIE IHR NERVENSYSTEM

Die Regulation des Nervensystems beginnt mit Bewusstheit. Je bewusster Sie sind, umso größer ist das Potenzial, sich wieder mit Ihrem Körper zu verbinden, Ihren Geist neu auszurichten und Ihr Leben wiederzugewinnen.

Es ist hilfreich zu verstehen, wie das Nervensystem und der Vagusnerv im Allgemeinen funktionieren, aber viel wichtiger ist es, zu erforschen und zu verstehen, wie einzigartig dies alles auf Sie zutrifft, und genau das wollen wir in diesem Kapitel zusammen erforschen.

In Kapitel 1 erhielten Sie einen Überblick über das autonome Nervensystem und seine verschiedenen Zustände oder Zonen. Kapitel 2 führte Sie auf eine Reise durch den Körper, um Ihnen die zentrale Bedeutung des Vagusnervs für das System und damit für Ihr allgemeines Wohlbefinden zu verdeutlichen. Der Vagusnerv ist eine wichtige Komponente Ihrer Physiologie, aber anstatt eine Denkweise zu entwickeln, die Ihren Vagusnerv optimieren will, um ihn zu heilen, möchte ich Ihnen helfen, Ihr Nervensystem als Ganzes besser zu verstehen, eine Beziehung zu ihm aufzubauen und die Kraft eines seiner stärksten Elemente für sich zu nutzen.

Das Ziel dieses Kapitels ist es, das umfangreiche Wissen, das Sie hier erhalten, für Sie persönlich nutzbar zu machen. Ich begleite Sie bei der Erforschung Ihrer neuronalen Zustände, und helfe Ihnen, Ihre aktuelle Ausgangssituation (die Grundlinie) einzuschätzen. Damit schaffen wir einen Rahmen für Ihre individuelle Anwendung der Werkzeuge, die Sie bald kennenlernen werden.

INTEROZEPTION – DIE INNERE SINNESWAHRNEHMUNG

Können Sie es spüren, wenn Ihr Magen knurrt? Wie Ihr Herz klopft? Ihre Augen schwer werden? Oder die Schmetterlinge im Bauch? All diese Empfindungen nehmen Sie in Ihrem Körper mithilfe eines wichtigen Sinnes wahr: der Interozeption.

Interozeption ist der Sinn, der es Ihnen möglich macht, innere Empfindungen und Signale des Körpers wahrzunehmen und zu verstehen. Das können ganz offensichtliche Dinge sein, wie Hunger, Durst, Erschöpfung oder Schmerzen, aber auch die subtileren Unterschiede, wie Sie es in Ihrem Körper fühlen, wenn Sie aufgeregt oder ängstlich, ruhig oder verschlossen sind. Interozeption ist so etwas wie Ihr sechster Sinn, der Informationen über Ihre innere Körperbefindlichkeit liefert, unabhängig von den traditionellen fünf Sinnen Sehen, Hören, Tasten, Schmecken und Riechen. Dieser innere Sinn ist ziemlich wichtig und hat einen enormen Einfluss auf viele Bereiche des Lebens, darunter die Selbstregulation, geistige und körperliche Gesundheit und die sozialen Beziehungen. Wie funktioniert die Interozeption also genau?

Dieser Sinn ist die ganze Zeit aktiv und überwacht Ihren gesamten Körper – Herz, Lunge, Magen, Blase, Muskeln, Haut, Augen und noch mehr – und sammelt dabei Informationen darüber, wie sich diese Teile Ihres Körpers *anfühlen*. Diese Informationen werden an das Gehirn weitergeleitet und lassen Sie somit erkennen, wie Sie sich fühlen oder was Sie brauchen. Fühlt sich beispielsweise Ihr Magen leer, voll, aufgebläht, glucksend oder sonst wie an? Ist Ihr Herzschlag langsam und gleichmäßig oder gehetzt? Ihr Gehirn nutzt all die Informationen darüber, wie sich Ihr Körper anfühlt und funktioniert, und gibt Ihnen Hinweise auf Ihre physiologischen Bedürfnisse und Gefühle: Sind Sie hungrig? Nervös? Müde? Traurig?

Auf der elementarsten Ebene hilft uns die Interozeption in jedem Moment die Frage zu beantworten: »Wie fühle ich mich?«, und ist damit ein wesentlicher Aspekt Ihrer Selbstwahrnehmung und Selbstregulation. Ein klares Bewusstsein für die Signale Ihres Körpers liefert wesentliche Rückmeldungen darüber, wie Sie sich fühlen und über Ihre momentane Lage – was Ihnen helfen kann, entsprechend zu reagieren.

Wenn zum Beispiel Ihr Magen knurrt, signalisiert dies, dass Sie hungrig sind, und es motiviert sie, etwas zu essen. Wenn Sie aber Knoten im Bauch spüren, kann es ein Hinweis darauf sein, dass Sie sich nervös oder ängstlich fühlen, und wird Sie dazu veranlassen, sich entweder Unterstützung zu suchen, sich selbst zu regulieren oder die jeweilige Situation zu verlassen. Die interozeptive Wahrnehmung dient als Motivation, sich selbst so zu regulieren, dass Sie sich in Ihrem Körper wohl und geborgen fühlen (vorausgesetzt, Sie verfügen über die nötigen Werkzeuge und Ressourcen, die ich Ihnen mit diesem Buch zu vermitteln hoffe).

EIN KURZER BLICK AUF IHRE INNENWAHRNEHMUNG:

- Wie verbunden fühlen Sie sich gerade mit Ihren Körpersignalen und inwieweit sind Sie sich darüber bewusst?
- Wie bewusst nehmen Sie physiologische Empfindungen von Hunger, Sattheit, Durst, Schmerz, Schlaf wahr?
- Pflegen Sie bestimmte Aktivitäten, die Ihnen ein Wohlgefühl und Regulation vermitteln?
- Vermeiden Sie Aktivitäten, bei denen Sie sich in der Regel fehlreguliert fühlen?
- Tragen Sie bei den folgenden Fragen ein Gefühl oder eine Empfindung ein (z. B. ruhig/ängstlich/hungrig/ärgerlich).
  - Wie fühlt sich Ihr Körper an, wenn er ruhig/ängstlich/ /hungrig/ärgerlich ist (oder irgendeine andere Emotion oder physiologische Empfindung anzeigt)?
  - Woran erkennen Sie, dass Sie sich .... fühlen?
  - Was macht Sie .... ?
  - Inwiefern fühlt sich Ihr Körper anders an, wenn Sie ein wenig .... oder sehr .... sind?
  - Sind Sie in der Lage, diese Empfindungen zu erkennen, während sie sich aufbauen, oder erst, wenn sie stark und intensiv geworden sind?
- Fiel es Ihnen leicht, diese Fragen zu beantworten, oder mussten Sie ein wenig nachdenken?

Wenn Sie auf die meisten der obigen Fragen eine klare Antwort hatten, ist Ihre Fähigkeit zur Interozeption offenbar feingestimmt. Haben Sie auf einige dieser Fragen mit »Nein« oder »Ich weiß nicht« geantwortet, sind Sie wahrscheinlich von Ihren Körpersignalen und deren Bedeutung etwas abgekoppelt. Keine Sorge, falls Letzteres zutrifft, Sie sind damit nicht allein! Die Schnelllebigkeit und Geschäftigkeit des Alltags halten uns meist im Kopf gefangen, und wir springen von einer Sache zur nächsten. Die Forschung hat eindeutig nachgewiesen, dass die Interozeption durch verschiedene Achtsamkeitsübungen und andere anregende Aktivitäten verbessert werden kann.

Interozeption zu kultivieren ist eine Übung, bei der Sie sich bewusst darauf einlassen, mit Ihrem Körper und Ihrem Nervensystem in Verbindung zu treten und zu kommunizieren – vermutlich ein triftiger Grund, weshalb Sie den Weg zu einem Buch wie diesem gefunden haben! Wenn Sie sich bewusst auf die Empfindungen in Ihrem Körper einstellen, verbessern Sie Ihre Innenwahrnehmung. Machen Sie dies oft, wird dies bald zu einem intuitiven Automatismus werden.

Was die Regulation des Nervensystems angeht, ist dies alles von entscheidender Bedeutung. Je nachdem, in welchem Zustand sich Ihr Nervensystem augenblicklich befindet, brauchen Sie unterschiedliche Verfahrensweisen zu seiner Regulation. In Kürze werde ich eine Landkarte *(Mapping)* Ihres Nervensystems mit Ihnen erstellen und untersuchen, wie Sie die drei primären Zustände des Nervensystems – Regulation, Aktivierung und Abschaltung – auf Ihre persönliche Art und Weise erleben. Mit dieser Übung bekommen Sie allmählich ein klareres Bild davon, wie Sie mit Ihrem Nervensystem effektiv zusammenarbeiten können.

KARTIERUNG DES NERVENSYSTEMS

Die Kartierung, oder das Mapping des Nervensystems, gewissermaßen das Erstellen seiner »Landkarte«, ist eine Methode, mit deren Hilfe Sie erforschen können, wie Sie die verschiedenen neuronalen Zustände auf Ihre ganz persönliche Weise erleben. Dadurch können Sie schneller erkennen, ob Sie sich in einem fehlregulierten Zustand befinden, und können dann Maßnahmen ergreifen, um sich in Richtung Regulation zu bewegen. Bei diesem Vorgang lernen Sie, in jedem der Zustände Ihre jeweiligen spezifischen Empfindungen, Gefühle, Gedanken und Verhaltensweisen zu identifizieren.

Es folgt eine kurze Rekapitulation der drei primären Zustände des Nervensystems mit einer Übersicht der verschiedenen Erfahrungen, die man bei jedem dieser Zustände machen kann.

REGULATION
(Ventral-vagal)

Dies ist Ihr regulierter Zustand der Sicherheit, Präsenz und Verbindung. Hier sind einige gängige Möglichkeiten beschrieben, wie Sie diesen Zustand erleben können:

EMPFINDUNGEN	GEFÜHLE	GEDANKEN	VERHALTENSWEISEN
Stabil	Ruhig	»Ich kann.«	Sie gehen in sich, bevor Sie Entscheidungen treffen
Entspannt	Verbunden	»Es ist genug Zeit.«	Verbinden sich mit sich selbst und anderen
Geerdet	Neugierig	»Ich bin fähig und dazu in der Lage.«	Handeln mit Absicht und Zielstrebigkeit
Präsent	Sicher	»Ich schaffe das.«	Erfreuen sich an Sexualität und Intimität
Fokussiert	Glücklich	»Alles ist in Ordnung.«	Sind neugierig und flexibel in der Kommunikation und anderen Situationen
Energetisiert, aber nicht überstimuliert	Präsent	»Ich genieße das.«	Pausieren und ruhen sich aus, wann Sie wollen oder wenn Sie es brauchen, ohne Schuldgefühl
Insgesamt fühlt sich der Körper einfach gut	Kreativ		
	Zufrieden		
	Begehrend		
	Offen		

AKTIVIERUNG
(Sympathikus)

Dies ist Ihr selbstverteidigender, übererregter Zustand *(Hyperarousal)* der Dysregulation, der häufig als Kampf-oder-Flucht-Reaktion bezeichnet wird. Ihr Nervensystem versetzt Sie in diesen Zustand, wenn es feststellt, dass eine Gefahr besteht und Sie eingreifen könnten, um der Gefahr zu entkommen oder sie zu stoppen. In diesem Zustand geht es also darum, aktiv zu werden - es ist ein Mobilisierungszustand. Im Folgenden finden Sie einige häufige Möglichkeiten, wie dieser Zustand von Ihnen erlebt werden kann.

EMPFINDUNGEN	GEFÜHLE	GEDANKEN	VERHALTENSWEISEN
Schneller Herzschlag	Besorgt	»Ich muss das jetzt machen.«	Schwierigkeit, zu entspannen oder langsamer zu werden
Flache Atmung	Verwirrt	»Es muss richtig gemacht werden, sonst …«	Kontrollzwang
Feuchte Handflächen	Verärgert	»Wenn ich langsamer mache, kollabiert alles.«	Überarbeitung
Enge in der Brust	Irritiert	»Sind die jetzt sauer auf mich?«	Keine Pausen
Muskelverspannung	Beunruhigt	»Dafür ist nicht genug Zeit!«	Immer auf Trab
Zusammenbeißen der Zähne	Angst	»Ich muss das in Ordnung bringen.«	Schlafprobleme
Überwachheit aller Sinne	Zorn	Ständiges Denken an Horrorszenarien	Zappeln, Nägelbeißen, ruheloses Auf-und-Ab-Gehen
Schütteln	Wut		Ständig rasende Gedanken, leichte Ablenkbarkeit
Tunnelblick	Panik		
Schwindelgefühl	Dringlichkeit		
Körperwärme	Kontrollverlust		
Zappelig	Zuviel		

ABSCHALTUNG
(Dorsal-vagal)

Dies ist Ihr selbstverteidigender, untererregter Zustand *(Hypoarousal)* der Dysregulation. Ihr Nervensystem versetzt Sie in diesen Zustand, wenn es feststellt, dass der Stress oder die Gefahr überwältigend ist und Sie dem nicht gewachsen sind oder nicht damit umgehen können. Dieser Zustand hilft Ihnen, Energie zu sparen und aus Ihrem Körper auszutreten, damit Sie den ständigen Schmerz des Geschehens nicht ertragen müssen. Es ist ein Zustand der Immobilisierung (Erstarrung) und des Abschaltens. Im Folgenden finden Sie einige häufige Arten, wie dieser Zustand für Sie erlebbar wird:

EMPFINDUNGEN	GEFÜHLE	GEDANKEN	VERHALTENSWEISEN
Empfindungslos	Apathisch	»Ich kann nicht.«	Sie isolieren sich, ziehen sich von Menschen oder Tätigkeiten zurück
Dissoziiert	Abgekoppelt	»Es ist völlig egal.«	Wollen im Bett bleiben
Distanziert	Deprimiert	»Ich spiele keine Rolle.«	Probleme, zu reden oder Augenkontakt herzustellen
Leer	Gefühllos	»Es wird sich sowieso nichts ändern.«	Körper hat keine Lust, sich zu bewegen
Schwer	Unbeteiligt	»Das ist alles zu schwierig.«	Flacher Gesichtsausdruck oder ausdruckslose Stimme
Kalt	Dissoziiert	»Ich will nur noch schlafen, damit es weggeht.«	Probleme, mich zu fokussieren
Energielos	Hoffnungslos	»Ich bin ganz allein.«	
Benebelt	Hilflos	»Ich bin unsichtbar und keiner liebt mich.«	
Langsam und flach atmend	Abgeschaltet		
Erschöpfung	Ohnmächtig		
	Einsam		

Jeder Zustand des Nervensystems weist allgemeine Merkmale auf, die universell sind. Ein umfassendes Verstehen der einzelnen Zustände ebnet Ihnen lediglich den Weg zur Erstellung von einem persönlichen Mapping Ihres Nervensystems. Anhand dessen können Sie die persönliche, einzigartige Art und Weise erforschen, wie sich Ihr Empfinden, Fühlen, Denken und Verhalten in jedem dieser Zustände manifestiert.

Kartieren Sie *Ihr* Nervensystem

Was ich Ihnen hier gerade mitgeteilt habe, war eine bloße Übersicht der drei Zustände. Der nächste Schritt besteht darin, dass Sie für sich eine ganz persönliche Zuordnung im Rahmen *Ihres* Nervensystems durchführen. Nehmen Sie sich die Zeit, das Bewusstsein dafür zu entwickeln, denn es wird Ihre Interozeption fördern und eine effektivere Regulation ermöglichen. Unser Ziel besteht darin, in jedem Augenblick in der Lage zu sein, die grundlegenden Fragen zur Regulation Ihres Nervensystems eindeutig zu beantworten:

1. In welchem Zustand des Nervensystems befinde ich mich gerade?
2. Wie weiß ich, dass ich in diesem Zustand bin?
3. Will ich etwas daran ändern? Und wenn ja, was?

Um eine Zustandstabelle Ihres einzigartigen Nervensystems zu kreieren, machen Sie sich eine ähnliche Liste wie die auf den Seiten 56 und 57. Und dann nehmen Sie sich die Zeit, jeden einzelnen dieser Zustandsbereiche durchzugehen und festzuhalten, wie Sie die vier Kategorien selbst beurteilen, indem Sie die folgenden Fragen beantworten:

- **Empfindungen:** Wie fühlt es sich im Körper an, wenn ich in diesem Zustand bin? Welche spezifische Farbe, Temperatur oder Beschaffenheit hat dieser Zustand?
- **Gefühle:** Welche Gefühle tauchen auf, wenn ich in diesem Zustand bin?
- **Gedanken:** Welche Gedanken habe ich, wenn ich in diesem Zustand bin? Wie würde ich diese Sätze beenden: »Die Welt ist …« oder: »Ich bin …«
- **Verhaltensweisen:** Welche Dinge tue oder unterlasse ich in diesem Zustand? Wie wirkt es sich auf mein Schlaf- und Essverhalten, auf den Einsatz von Substanzen/Technologie aus?

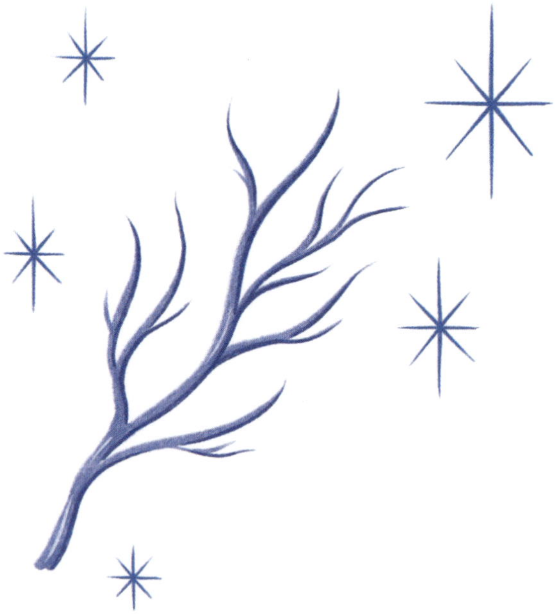

Tragen Sie nun in Ihrer Tabelle ein, was Sie bereits herausgefunden haben – in dem Wissen, dass es bald klarer und detaillierter werden wird. Sobald Sie anfangen, in Echtzeit bewusster auf Ihr Nervensystem zu achten, werden Ihnen in sämtlichen Bereichen subtile Veränderungen und Verschiebungen auffallen. Wenn Sie etwas Neues entdecken, tragen Sie es am besten gleich in Ihr Profil ein. Das wird Ihnen helfen, die Zustände klarer zu definieren beziehungsweise schneller zu erkennen, wann sich eine Fehlregulation anbahnt, sodass Sie diese schneller korrigieren können. Diese Achtsamkeit ist sehr wichtig, wenn Sie anfangen, verschiedene Werkzeuge zur Regulation des Nervensystems auszuprobieren und damit zu experimentieren, denn für die verschiedenen Zustände Ihres Nervensystems gibt es unterschiedlich wirkende Instrumente. Was Ihnen hilft, sich weniger ängstlich zu fühlen, ist wahrscheinlich etwas anderes als das, was Ihnen hilft, sich weniger wütend oder deprimiert zu fühlen. Und jedes Mal, wenn Sie ein neues Werkzeug verwenden, ist es hilfreich, einen Prozess von Bewertung, Einsatz des Werkzeugs und danach erneuter Bewertung anzuwenden. Stellen Sie zuerst fest, wie Sie sich fühlen, dann wenden Sie das Werkzeug an und überprüfen anschließend, ob Ihre Gefühle sich verändert haben. So lernen Sie, welche Hilfsmittel für Sie am wirksamsten sind.

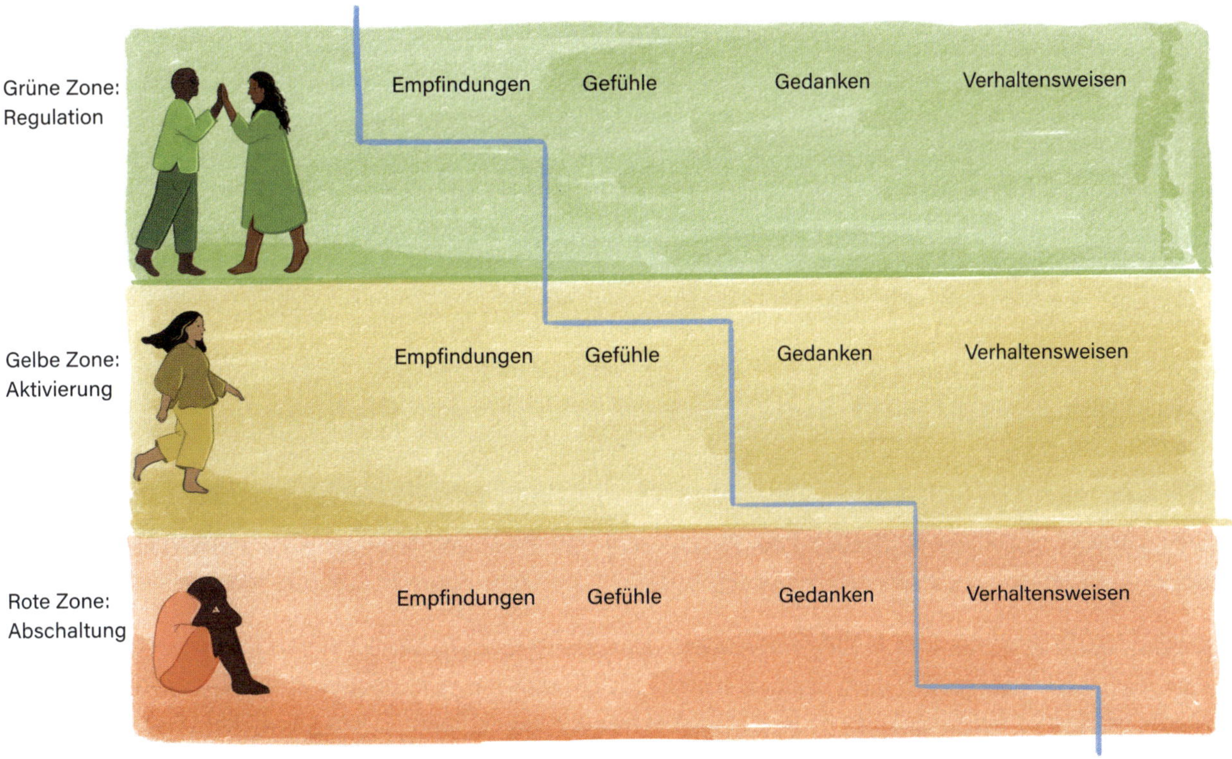

BESTIMMEN SIE IHREN GRUNDZUSTAND

Neben der Kartierung und sich mit dem Erleben der einzelnen Zustände des Nervensystems vertraut zu machen, ist es hilfreich, innezuhalten und herauszufinden, wo Sie sich am häufigsten wiederfinden. Dies nenne ich Ihren aktuellen Grundzustand oder Basiszustand.

Sind Sie normalerweise eher aktiviert, nervös und abwehrend?

Geht es Ihnen wie meiner Klientin Michelle (siehe Seite 26), die sich oft abwehrend und ängstlich fühlte? Reagieren Sie häufig zu schnell instinktiv, anstatt besonnen zu agieren? Ertappen Sie sich dabei, dass Sie zu viel nachdenken oder sich gegen das Schlimmste wappnen? Drehen Sie manchmal schon bei Lappalien durch? (Sie erkennen zwar, dass Sie überreagieren, können es aber scheinbar nicht vermeiden.) Fällt es Ihnen schwer, stillzusitzen? Haben Sie ständig das Gefühl, dass Ihr Herz galoppiert? Haben Sie eine endlose To-do-Liste mit zig dringenden Dingen? Pressen Sie die Zähne fest zusammen oder verspannen Sie sich an anderen Körperstellen? Fühlen sich Ihre Gefühle riesig und schwer kontrollierbar an? All das könnten Anzeichen sein, dass Sie die meiste Zeit in der »gelben Zone« verbringen (mit aktiviertem Sympathikus, siehe Seite 57).

Sind Sie abgeschaltet, deprimiert und schlapp?

Einer meiner Klienten erklärte mir, er sei am Tiefpunkt angelangt, habe sich dort aber irgendwie eingenistet. Er wollte natürlich nicht dort bleiben, aber dieses Tief war ihm so vertraut geworden und hatte ihm so viel Energie und Motivation geraubt, dass es sich nicht zu lohnen schien, sich den Weg nach oben zu bahnen. Fühlen Sie sich dermaßen überfordert, dass Sie sich abkapseln? Haben Sie das Gefühl, dass Sie etwas tun wollen, aber Sie sind wie erstarrt und können es nicht? Machen Ihnen Dinge, die Sie früher genossen haben, keinen Spaß mehr? Würden Sie sich am liebsten im Bett verkriechen und gar nichts mehr tun? Fragen Sie sich oft: »Wozu das alles?« Das können Anzeichen sein, dass Sie in der dorsal-vagalen Abschaltung verharren, in der »roten Zone« (siehe Seite 57).

Sind Sie reguliert, zufrieden und geerdet?

Das möchten Sie vermutlich als Ihren Standardzustand kultivieren. Sie fühlen sich ruhig, präsent und sicher. Selbst wenn die Dinge nicht so laufen, wie Sie es sich wünschen, fühlen Sie sich fähig, die Situation zu meistern. In diesem Zustand sind Sie in der Lage, spielerisch, neugierig, kooperativ und kreativ zu sein. Sie gehen mit den Menschen in Ihrem Umfeld eine authentische Verbindung ein und haben das Gefühl, eine Lebensaufgabe zu haben. All dies können Anzeichen dafür sein, dass Sie sich in einem Zustand der parasympathischen Regulation befinden, in der »grünen Zone« (siehe Seite 56).

Welcher Zustand des Nervensystems ist Ihnen am besten vertraut? Denken Sie daran, dies aus reiner Neugier zu erforschen und nichts zu beurteilen. Es gibt weder die richtige noch die falsche Ausgangslage. Sie sammeln Informationen, damit Sie einen klaren Weg einschlagen können, wenn Sie etwas ändern möchten. Zu verstehen, wo Sie stehen, ist hilfreich, um zu bestimmen, welche Arten von Werkzeugen und Praktiken Ihnen eine optimale Regulation ermöglichen.

AUF DEM WEG ZUM »JA, KLAR!«

Wenn meine Klienten ihr Nervensystem und ihre Symptome besser verstehen wollen, lade ich sie ein, über den aktuellen Zustand ihres Nervensystems im Sinne dieser Gleichung nachzudenken:

Aktueller Zustand Ihres Nervensystems

=

Vergangene gelebte Erfahrung

+

Aktuelle Lebensumstände

-

Bewältigungskompetenzen/Ressourcen

Dies kann sich auf einen bestimmten Moment beziehen oder auf Ihre allgemeine Ausgangslage. Ich habe die Erfahrung gemacht, dass das Aufstellen einer solchen Gleichung die Beurteilung stark vereinfacht. Denken Sie daran, dass Ihr Nervensystem immer auf die einzige Art und Weise für Sie arbeitet, die ihm aufgrund Ihrer biologischen Verschaltung und Ihrer bisherigen Lebenserfahrungen vertraut ist. Wenn Sie sich Zeit nehmen, um innezuhalten und einen Schritt zurückzutreten, werden Sie feststellen, dass alle Ihre Symptome aus der Sicht des Nervensystems einen Sinn ergeben.

Werfen wir einen kurzen Blick auf einige Gespräche, die ich kürzlich mit Klienten geführt habe und in denen diese den neuen Rahmen nutzen konnten, um bestimmte Situationen anders zu sehen.

Anmerkung: Zum Schutz ihrer Privatsphäre habe ich die Namen meiner Klienten geändert.

Häuslichen Stress in den Griff bekommen

Jane ist Hausfrau und Mutter von drei Kindern. Sie kam frustriert in unsere Sitzung, weil sie sich ständig über ihre Kinder ärgert, sie oft anschreit und sich insgesamt wie eine schlechte Mutter fühlt. Gemeinsam begannen wir, die einzelnen Teile dieser Gleichung zusammenzutragen, um ihr zu helfen, alles aus der Sicht des Nervensystems zu verstehen.

In ihrer Kindheit hat die Mutter oft geschrien, und der Vater war weder bei den Kindern noch bei der Hausarbeit eine Hilfe. Obwohl sie mit einem Mann verheiratet ist, der bereit ist, ihr zu helfen, fällt es ihr schwer, um Unterstützung zu bitten. Tagsüber hat sie kaum eine Pause; es ist einfach eine einzige Kette von Ereignissen. Sie fühlt sich überreizt und nicht respektiert, wenn die Kinder nicht auf sie hören, und das führt oft dazu, dass sie herumschreit. Sie hasst es, wenn sie schreit. Tatsache ist, dass es zwar oft funktioniert und die Kinder zum Zuhören bringt, sie sich jedoch schuldig fühlt und damit aufhören will.

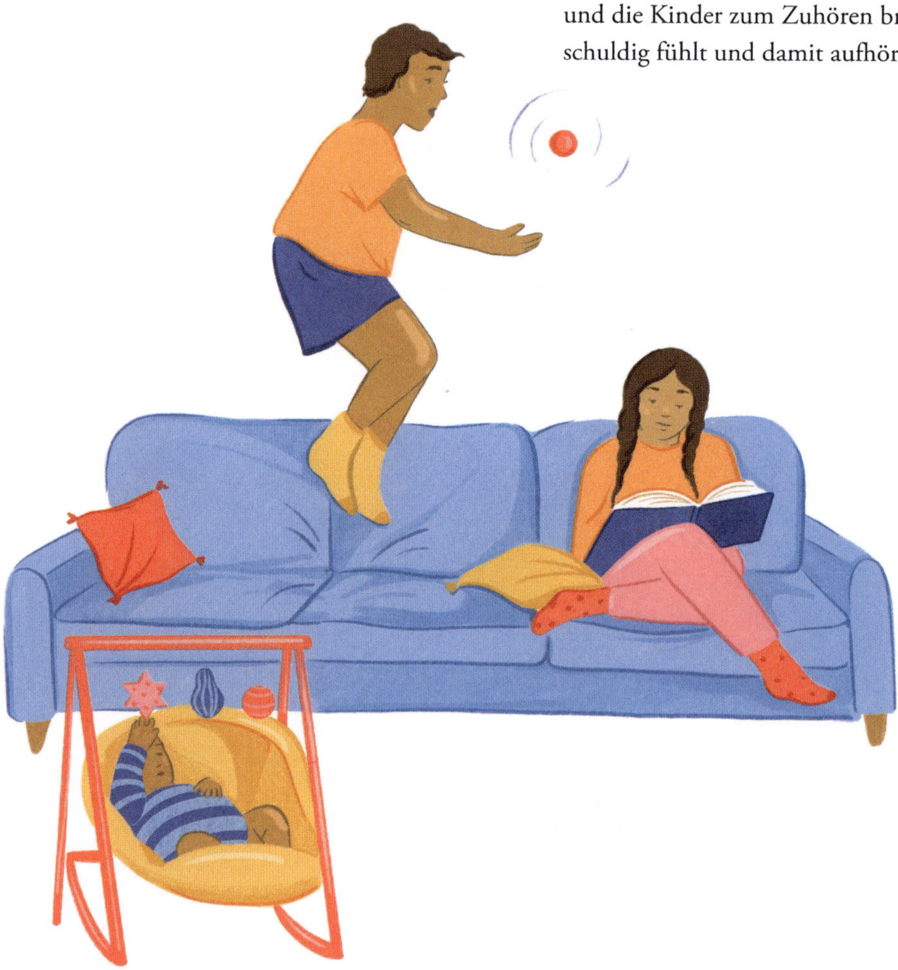

VERGANGENE GELEBTE ERFAHRUNG:

Mutter, die geschrien hat, Vater, der nicht für die Mutter da war oder sie nicht unterstützen wollte; sie fühlte sich als Kind nicht gehört

+

Aktuelle Lebensumstände: Drei altersentsprechend chaotische und grenzverletzende Kinder; Reizüberflutung; sie glaubt, dass sie sich keine Auszeiten nehmen oder um Unterstützung bitten kann

–

Bewältigungsstrategien/Ressourcen: Draußen zu sitzen hilft ihr, aber sie tut es nur selten und konnte keine anderen Hilfsmittel nennen, um sich weniger gestresst zu fühlen

=

Aktueller Zustand ihres Nervensystems:
aktiviert, wodurch sie schnell aufbrausend und ängstlich wird.

Nachdem wir diese Gleichung des Nervensystems durchgesprochen hatten, atmete sie merklich tief durch und sagte: »Ich habe es kapiert. Ich bin überreizt und fühle mich nicht unterstützt (auch wenn es gar nicht so ist), aber das führt dazu, dass ich wirklich sehr aufgebracht bin; und natürlich schreie ich dann herum. Ich habe einfach nicht das Gefühl, dass mir jemand zuhört. Auch als Kind hatte ich nicht oft das Gefühl, dass man mir zuhörte. Und das Schreien wurde mir ja vorgelebt. Mein Kopf hat jede Menge Beweise dafür, dass es bei meinen Kindern funktioniert, obwohl die Logik mir sagt, dass es nicht das Einzige ist, was funktionieren könnte. Ich komme einfach nicht an den Punkt, zu glauben, ich hätte eine andere Möglichkeit. Mein Nervensystem weiß einfach, dass es nicht mehr kann; meine Kinder müssen zuhören oder ich sterbe – also schreie ich.«

Wenn man sich das ansieht, macht es Sinn, sie macht Sinn, ihre Gefühle machen Sinn, ihre Handlungen *machen alle Sinn*. Es ist nur manchmal schwer, das zu erkennen, wenn man mittendrin steckt. Man weiß es eigentlich besser, aber trotzdem ist man nicht imstande, es besser zu machen, wenn man sich gerade im Überlebensmodus befindet. Tatsächlich kennt ihr Nervensystem nicht den Unterschied zwischen dem Stress, den lärmende Kinder erzeugen, und der Gefahr eines Tigerangriffs. Es weiß nur: Jetzt müsste sie kämpfen, fliehen oder abschalten, wenn sie diese Bedrohung überleben will! Schreien ist die einzige Möglichkeit, die sie kennt, um die Bedrohung zu minimieren (ihre Kinder dazu zu bringen, mit dem Streiten und Schreien aufzuhören und aufzuräumen usw.). Und so tut sie das natürlich. – *Ja klar!*

.Verstehen, warum man sich im Arbeitsumfeld lieber zurückhält

Meine Klientin Julia erzählte, dass sie in Arbeitssitzungen, wenn ein Kollege sich gegen die Aussagen ihres Chefs wehrte, Dinge dachte wie: »Oh nein, die werden Ärger bekommen, die sollten sich nicht wehren und so etwas sagen.« Und dann beobachtete sie, wie der Betreffende keinen Ärger bekam, und wenn doch, dann blieb er bei seinen Einwänden.

Schließlich wurde sie neidisch auf die Fähigkeit des Kollegen, seine Meinung zu sagen und selbstbewusst aufzutreten, während sie selbst oft den Mund hielt, wenn es um Feedback ging, und sich einfach mit Dingen abfand, mit denen sie nicht einverstanden war. Nach einigem Coaching war sie in der Lage, es in einer ähnlichen Gleichung darzustellen:

VERGANGENE GELEBTE ERFAHRUNG:

Ihre Mutter hatte ihr beigebracht, dass Selbstaufopferung das einzig Richtige sei und dass ihre Bedürfnisse hinter denen ihrer Mitmenschen zurückstehen müssten. Sie besuchte eine katholische Privatschule, wo die Lehrer oft jene beschämten und bestraften, die ihre Meinung sagten.

+

Aktuelle Lebensumstände: In einem von Männern dominierten Umfeld wird sie häufig übergangen, wehrt sich nicht und fordert nicht, was sie will.

–

Bewältigungsstrategien/Ressourcen: Auf der Heimfahrt weint sie häufig oder schiebt alles weg.

=

Aktueller Zustand ihres Nervensystems:
Fast immer ängstlich und schnell bereit, abzuschalten; ständig an der Grenze zwischen dem gelben und dem roten Bereich.

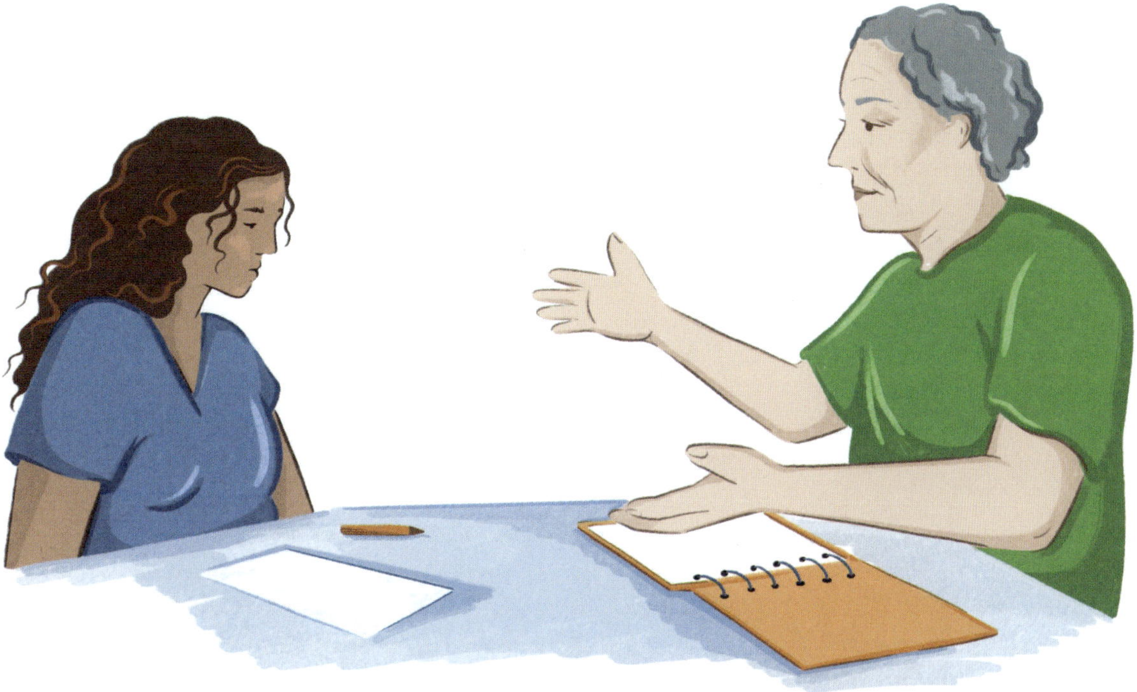

Als ich Julia fragte, warum sie glaube, dass sie im Gegensatz zu dem Kollegen, der sich zu Wort meldet und den Konflikt nicht scheut, den Mund hält, war ihre erste Antwort: »Ich bin eben ein Schwächling.« Nachdem ich die Gleichung mit ihr durchgesprochen hatte, war war ihr klar geworden, dass der Grund, warum ihr Kollege so leicht reden konnte und sie nicht, damit zu tun hatte, dass ihre Gleichungen so verschieden aussahen. Seine Erfahrungen sahen anders aus als ihre.

Vielleicht hatte er einen Debattierkurs besucht, wo Konflikte oder das Präsentieren konträrer Ideen nicht nur geübt, sondern gefördert wurden. Vielleicht hat man ihn dafür gelobt, der Lauteste im Raum zu sein, oder er hatte es zu Hause schwer und musste lernen, der Größte und Lauteste zu sein, um sich behaupten oder schützen zu können. Möglicherweise hatte er aber auch sehr an sich gearbeitet, um seine Redescheu zu überwinden, und konnte nun das Wort ergreifen, wann immer es ihm wichtig erschien. Außerdem war er ein Mann in einem von Männern dominierten Umfeld, was eine völlig andere Erfahrung darstellt, als die einzige Frau im Raum zu sein. Die Gleichungsdetails sind nur wichtig, um zu verstehen, dass die Art und Weise, wie wir in einem bestimmten Moment in der Welt auftreten, aufgrund solcher Gegebenheiten *immer Sinn macht*. So änderte sich Julias Narrativ plötzlich von: »Mit mir stimmt etwas nicht« zu: »Ja, klar, das macht Sinn«.

Ja, klar! Natürlich wehrt sie sich nicht und meldet sich nicht zu Wort. Es fühlt sich für ihr Nervensystem nicht sicher an. Ja, klar! schottete sie sich ab, wenn sie sich kritisiert fühlte, denn auf diese Weise vermied sie den ständigen emotionalen Schmerz, zu Hause und in der Schule kritisiert zu werden. *Ja, klar!* hält sie sich für das Problem, oder nicht für gut genug, weil sie mit diesen Botschaften aufwuchs.

Die Kraft des »Ja, klar!«

»Ja, klar!« ist zu einem der stärksten Mantras in der Arbeit mit meinen Klienten geworden. »Ja, klar!« – das bedeutet einen inneren Wandel von: »Mit mir stimmt etwas nicht!« zu: »Ich hab‘s kapiert, das macht Sinn! Was jetzt?« Es kann dazu führen, dass man nicht mehr glaubt, Heilung nötig zu haben, weil man gebrochen ist, sondern sich Heilung wünscht, weil man etwas anderes für sich selbst und für sein Leben möchte. Das alte Programm, wie man in bestimmten Situationen auftrat und agierte, entspricht nicht mehr dem, was man wirklich braucht, um sich sicher zu fühlen, und auch nicht dem, wie man sich eigentlich fühlen möchte.

Diese Umdeutung und das neue Verständnis entwickeln sich, wenn Sie sich die Zeit nehmen, ein Gewahrsein für Ihr Nervensystem zu entwickeln, und zwar nicht nur allgemein, sondern auch in Bezug darauf, welch einzigartige Rolle es in Ihrem Leben spielt. Dieser Wandel Ihres Verstehens bietet einen starken Rahmen dafür, warum Sie sich so verhalten, fühlen oder handeln, wie Sie es tun – weil Sie einfach darauf programmiert wurden, sich in derartigen Situationen so zu verhalten, zu fühlen oder zu agieren.

Es ist eine gewaltige Veränderung, nicht mehr zu denken: »Ich bin gebrochen, ich bin ätzend, so ist es nun mal«, sondern: »Oh, es macht absolut Sinn, dass ich so fühle oder reagiere, wie ich es tue – *und* ich würde es trotzdem gerne ändern.« Anders ausgedrückt: *Sie sind eine größere Version des Kindes, das sich eine Unmenge kreativer Dinge einfallen lassen musste, um sich gesehen, gehört und geborgen zu fühlen und seine Bedürfnisse erfüllt zu bekommen.*

Alle Ihre Symptome, *Sie,* als ganzes Wesen, das alles macht Sinn, wenn Sie es durch die Nervensystemlinse betrachten. Im Innehalten und Erforschen Ihres einzigartigen Nervensystems und Ihrer aktuellen Ausgangslage können Sie inmitten Ihrer Lebenswelt nun darangehen, durch Selbstfürsorge, Mitgefühl und Neugier anstelle von Selbstkritik und Scham Ihre Heilung zu finden.

Wie ich bereits zu Beginn dieses Kapitels erwähnte, geht es hier nicht ums »Optimieren« *(Hacking)* Ihres Nervus vagus, sondern darum, insgesamt eine Beziehung zum Nervensystem aufzubauen und die wichtige Rolle zu verstehen, die Ihr Vagusnerv für die Gesundheit des ganzen Systems spielt.

Vielen Dank, dass Sie in diesem Kapitel mit mir einen Schritt zurückgetreten sind, um das größere Bild zu sehen und die Rolle zu erkunden, die Ihr Nervensystem dabei spielt. Im nächsten Kapitel wollen wir uns den Vagusnerv noch einmal genauer unter die Lupe nehmen, um Ihre aktuelle Ausgangslage einzuschätzen, bevor wir uns den konkreten Werkzeugen und Praktiken zuwenden, die Ihnen helfen werden, Ihr einzigartiges Nervensystem zu regulieren und die Heilkraft Ihres Vagusnervs für sich zu nutzen.

KURZE ZUSAMMENFASSUNG

- Die Interozeption ist der Sinn, der Sie befähigt, die inneren Empfindungen und Signale des Körpers wahrzunehmen und zu verstehen. Das Kultivieren der Interozeption trägt wesentlich zur Regulation des Nervensystems bei.
- Mit jedem Zustand des Nervensystems geht eine einzigartige Reihe von Empfindungen, Gefühlen, Gedanken und Verhaltensweisen einher. Die Erstellung einer für Sie einzigartigen Landkarte (Mapping) Ihres Nervensystems befähigt Sie, den Zustand zu erkennen, in dem Sie sich befinden. Da für die einzelnen Zustände unterschiedliche Instrumente optimal geeignet sind, gibt es eine gute Grundlage zur Gesamtregulation.
- Drei grundlegende Fragen zur Regulation des Nervensystems sollten Sie jederzeit beantworten können:

1. In welchem Zustand des Nervensystems befinde ich mich im Augenblick?
2. Woher weiß ich, dass ich mich in diesem Zustand befinde?
3. Möchte ich etwas tun, um das zu ändern? Wenn ja, was?

- Ehe Sie versuchen, irgendetwas »in Ordnung zu bringen« oder zu reparieren, sollten Sie als Erstes Neugierde, Verständnis und Mitgefühl für Ihre Ausgangssituation mitbringen und herausfinden, weshalb Sie so fühlen, denken und handeln, wie Sie es tun. Dies auf der Grundlage Ihrer vergangenen gelebten Erfahrungen, Ihrer derzeitigen Lebensumstände und der Instrumente zur Regulation, die Ihnen bereits oder noch nicht zur Verfügung stehen. Ändern Sie das Narrativ von: »Mit mir stimmt etwas nicht, was ich in Ordnung bringen muss« in: »Oh ja, klar, das macht Sinn. Was möchte ich also stattdessen?« – ein wichtiger Schritt in dieser Heilarbeit.
- Ihr Zugang zur Heilkraft des Vagusnervs beginnt damit, dass Sie die Funktionsweise des Nervensystems insgesamt verstehen lernen, sowie die Rolle, die er für Ihr allgemeines geistiges und körperliches Wohlbefinden spielt.

4

MESSUNG DES VAGALEN TONUS

Es ist einfacher, Dinge sinnvoll zu steuern, die wir messen können. Schauen wir uns also an, wie der vagale Tonus gemessen wird.

Der vagale Tonus ist ein Gradmesser für die Aktivität und Funktion des Vagusnervs. Er ist von mehreren Faktoren abhängig, die wir in diesem Kapitel erörtern werden. Ein hoher vagaler Tonus ist eine gute Sache und beschreibt einen Zustand, in dem der Vagusnerv aktiv ist und richtig funktioniert. Er sendet Signale an die Organe und verschiedenen Systeme des Körpers in einer Weise, die das Gleichgewicht und allgemeine Wohlbefinden fördert. Dies korreliert mit verbesserter Gefühlsregulation, stabiler Energie, höherer Stresstoleranz, guter Verdauung und erhöhter geistiger und körperlicher Gesundheit. Ein niedriger vagaler Tonus beschreibt hingegen einen Zustand, in dem der Vagusnerv nicht aktiv ist oder nicht richtig funktioniert, das heißt, er sendet keine effektiven und effizienten Signale an den Körper, was zu einer Vielzahl von Symptomen und Erkrankungen führen kann. Vielleicht bemerken Sie dann Dinge wie unzureichende Stressbewältigung, erhöhte Reaktivität, Hormonschwankungen, Verdauungsprobleme, Angstzustände, Depressionen und andere negative Symptome der mentalen und physischen Gesundheit.

Es ist wichtig zu erwähnen, dass ein hoher oder niedriger vagaler Tonus eine relative Größe ist, die von Mensch zu Mensch variiert. Entscheidend ist die Anpassungsfähigkeit des vagalen Tonus, wodurch er unabhängig von Ihrer momentanen Situation verbessert werden kann und einen tiefgreifenden Einfluss auf Ihre geistige und körperliche Gesundheit hat.

HOHER UND NIEDRIGER VAGALER TONUS

Um den vagalen Tonus zu verstehen, stellen Sie sich den Vagusnerv wie einen Muskel vor. Ein Muskel mit *niedrigerem Tonus* ist schwächer und weniger funktionsfähig als ein Muskel mit *höherem Tonus,* den wir deshalb als stärker und leistungsfähiger einschätzen. Der Vergleich hinkt, aber Sie haben eine Vorstellung davon. Und so wie wir viel über den Muskeltonus gelernt haben, haben wir auch viel darüber gelernt, was die Folge eines niedrigen oder hohen vagalen Tonus sein kann.

Der vagale Tonus spielt eine entscheidende Rolle für unser Wohlbefinden. Wie Sie bereits wissen, gibt es bestimmte Dinge, die mit einem niedrigen oder hohen vagalen Tonus korrelieren. Mit der tabellarischen Gegenüberstellung auf der nächsten Seite verknüpfe ich drei Hoffnungen:

- Zunächst hoffe ich, dass Sie sich schnell mit einer der Spalten mehr identifizieren als mit der anderen. Wenn Ihnen in der Spalte »niedriger vagaler Tonus« vieles bekannt vorkommt, lassen Sie jede Bewertung weg. Im Moment spielt das keine Rolle; zunächst sind es nur Informationen, und Sie werden entscheiden, was Sie damit anfangen wollen.
- Zweitens hoffe ich, dass ein bejahendes Nicken zu vielen Symptomen in einer der Spalten Ihnen hilft, Gemeinsamkeiten zwischen einigen scheinbar nicht zusammenhängenden Symptomen zu erkennen und zu verstehen, mit denen Sie vielleicht kämpfen.
- Und drittens hoffe ich, das Erkennen der geistigen und körperlichen Vorteile eines höheren vagalen Tonus möge Ihnen als mitfühlende, forschungsgestützte Aufforderung dienen, die Verbesserung des vagalen Tonus für Ihr allgemeines Wohlbefinden ernst zu nehmen. Ich weiß, dass es bei mir so war.

Seit ich mich darauf konzentriere, meinen Vagusnerv besser zu verstehen, um Dinge zu minimieren, die den Tonus herabsetzen, und bewusst Praktiken in mein Leben einzubauen, die den vagalen Tonus erhöhen, hat sich mein Wohlbefinden insgesamt verbessert. Ich bin Mutter, Ehefrau, Coach, Geschäftsinhaberin, Autorin, Podcast-Moderatorin und ein lebendiger Mensch mit allem, was dazugehört. Ich bin heute stressresistenter, kann schneller Entscheidungen treffen, und mein Immunsystem hat sich verbessert. Alle Faktoren auf der rechten Seite haben es mir ermöglicht, mein tägliches Leben zu bewältigen und alles unter einen Hut zu bringen – und meistens macht es mir sogar Spaß. Ich kann meine Emotionen besser steuern, erhole mich schneller von stressigen Situationen, habe mehr Energie, und meine Verdauungsprobleme haben sich geklärt. Ich habe eine gesunde physiologische Basis, die insgesamt meine Stressreaktion derart reduziert, dass es mich auf dem Weg tiefgehender Traumaheilung sehr unterstützt.

Um es eindeutig zu sagen: Die Verbesserung des vagalen Tonus ist nicht das Patentrezept für die Lösung aller Lebensprobleme. Mein persönlicher Heilungsweg und die Arbeit, die ich mit meinen Klienten mache, ist integrativ, facettenreich und umfasst viele verschiedene Heilungsmodalitäten. Grundlage und Zentrum aller Methoden ist aber das Nervensystem, und der vagale Tonus spielt für dessen Gesamtfunktion eine zentrale Rolle. Wir wollen als Erstes einen Blick darauf werfen, was manchmal schieflaufen oder einen niedrigen vagalen Tonus verursachen kann.

	Niedriger vagaler Tonus kann eine Rolle spielen bei …	Hoher vagaler Tonus kann führen zu …
Herzratenvariabilität (HRV)	niedriger HRV, die ein Indikator ist für geringere Herz-Kreislauf-Gesundheit (z. B. Bluthochdruck) und Dysregulation des Nervensystems	höherer HRV, die ein Indikator ist für ein gesundes Herz-Kreislauf-System und ein resilientes (belastbares) Nervensystem
Emotionale Steuerung	Angstzuständen, Depressionen und emotionaler Reaktivität, aufgrund der verminderten Fähigkeit, sich nach stressigen Ereignissen effizient zu regenerieren	verbesserter Gefühlsregulation und Stresstoleranz, was mehr Wohlbefinden und reduziertes Risiko von Stimmungsstörungen, wie Angstzuständen und Depression, nach sich ziehen kann
Kognitive Funktion	kognitiven Beeinträchtigungen, Gedächtnisverlust oder Konzentrationsschwierigkeiten	Steigerung der Gedächtnisleistung, Aufmerksamkeit und Entscheidungsfindung
Energieniveau	Müdigkeit und Abgeschlagenheit während des Tages	nachhaltigerem und besser prognostizierbarem Energieniveau
Entzündungen	erhöhter Entzündungsneigung im ganzen Körper, die das Risiko chronischer Krankheiten erhöhen kann	geringerer Entzündungsneigung im ganzen Körper, wodurch das Risiko chronischer Krankheiten vermindert werden kann
Verdauungsfunktion	Verdauungsproblemen, wie Verstopfung, Durchfall oder Reflux; Nahrungsmittelunverträglichkeiten	besserer Verdauung und Darmgesundheit
Atmungsfunktion	schwerer, schneller oder flacher Atmung	verbesserter Atmungsfunktion, die das Risiko von Atemwegsinfektionen reduziert und die Atmungseffizienz optimiert

URSACHEN FÜR NIEDRIGEN VAGALEN TONUS

Ein niedriger vagaler Tonus kann durch eine Vielzahl von Faktoren verursacht werden, von denen einige der häufigsten in diesem Abschnitt beschrieben werden.

Chronischer Stress und Trauma

Diese sind bei Weitem der häufigste Grund für einen niedrigen vagalen Tonus. Länger andauernder Stress oder traumatische Erlebnisse können zur Überaktivierung des sympathischen Nervensystems führen, was den Vagusnerv hemmen kann. Wenn Sie eine (reale oder vermeintliche) Bedrohung erleben, verändert sich Ihre Physiologie. Normalerweise geraten Sie in einen Kampf-oder-Flucht-Zustand, in dem Ihr Herz schneller schlägt und Sie schneller und flacher atmen – eine Reaktion des sympathischen Nervensystems, die Ihnen hilft, eine bedrohliche Situation zu bekämpfen oder zu fliehen. Manchmal können Sie sogar in einen Zustand von Erstarrung oder Unbeweglichkeit geraten, was wiederum dazu führt, dass Sie flach atmen oder sogar den Atem anhalten. Alle diese Zustände werden durch den Vagusnerv ausgelöst. In der Natur lässt sich häufig beobachten, dass Tiere, sobald sie wieder in Sicherheit sind und die Bedrohung vorbei ist, die Stressreaktion durch Schütteln oder Atmen irgendwie abbauen, um ihren Grundzustand wiederherzustellen. Menschen verharren jedoch infolge von chronischem Stress oder Traumata oft über längere Zeit in diesem chronischen Kampf-, Flucht- oder Erstarrungszustand. Dieser nicht verarbeitete Stress kann zu körperlichen Verspannungen, Atemeinschränkungen, Haltungsproblemen, ineffizienten Bewegungsmustern und hohen Stresshormonspiegeln führen, die sich negativ auf die Vagusnervfunktion auswirken und die Stressresistenz im Laufe der Zeit weiter herabsetzen können.

Kindheitserfahrungen

Zu negativen Kindheitserfahrungen können Faktoren wie Krankheiten, Verletzungen oder sogar der Stresspegel der Mutter zählen, als Sie noch im Mutterleib waren. Es gibt Untersuchungen, wonach mütterlicher Stress, insbesondere im zweiten Schwangerschaftsdrittel, die physiologische Entwicklung des vegetativen Nervensystems beim Fötus beeinflussen und den vagalen Tonus des Kindes herabsetzen kann. Der vagale Tonus ist allerdings keine starre Größe. Es besteht also kein Anlass für Mütter, dies als unabänderliche Veranlagung zu betrachten: Weder für Mütter, die nun Schuldgefühle wegen des erlebten Stresses haben, noch für Mütter, die wissen, dass die eigene Mutter während ihrer Schwangerschaft Schweres durchgemacht hat. Dies sind nur neutrale Informationen, die in Ihrem Fall eventuell zutreffen können.

Chronische Entzündungen

Chronische Entzündung bezieht sich oft auf anhaltende, niedriggradige Entzündungsvorgänge im Körper, die mit einem niedrigen vagalen Tonus einhergehen. Infolge eines verminderten vagalen Tonus werden entzündungsfördernde Zellen produziert, welche die Sympathikus-Aktivität und die Ausschüttung von Stresshormonen erhöhen. Ursachen für chronische Entzündungen können nicht-abklingende Infektionen sein, der häufige Verzehr von entzündungsfördernden Nahrungsmitteln, Stress sowie Autoimmunerkrankungen. Es gilt aber zu bedenken, dass der Grund für anhaltende Entzündungen nicht immer bekannt ist.

Medizinische Erkrankungen und körperliche Verletzungen

Es gibt vielfältige Korrelationen zwischen bestimmten Erkrankungen und einem niedrigen vagalen Tonus, doch lässt sich schwer herausfinden, was wodurch verursacht wurde: Hat die Erkrankung den vagalen Tonus vermindert oder hat der niedrige Tonus zur Erkrankung beigetragen? Vieles weist darauf hin, dass Diabetes, Virusinfekte, Sklerodermie und Unterleibsoperationen den Vagusnerv beeinträchtigen können. Auch körperliche Traumen oder Verletzungen an Kopf, Hals, Wirbelsäule und Brust können ihn schädigen.

Lebensstilfaktoren

Viele Lebensstilfaktoren werden mit einer Senkung des vagalen Tonus in Verbindung gebracht. Sehen wir uns ein paar von den bestätigten Faktoren an:

- **Schlaf:** Konstant schlechter Schlaf korreliert mit einem niedrigen vagalen Tonus. Eine Erhöhung des vagalen Tonus kann die Schlafqualität erheblich verbessern.
- **Körperliche Aktivität:** Eine geringe körperliche Aktivität korreliert mit niedrigem vagalem Tonus, während eine Steigerung der körperlichen Aktivität den vagalen Tonus deutlich verbessern kann.
- **Ernährung:** Der Vagusnerv spielt eine enorme Rolle bei der Verdauung. Es überrascht daher nicht, dass unser Essen den vagalen Tonus beeinflussen kann. Stark entzündungsfördernde Nahrungsmittel, wie Zuckerzusätze, gehärtete Öle oder raffinierte Kohlenhydrate, können Aspekte der Signalübertragung des Vagusnervs beeinträchtigen und den vagalen Tonus senken.
- **Körperhaltung:** Eine schlechte Körperhaltung kann die Durchblutung des Nervs beeinträchtigen und nicht nur den Vagusnerv, sondern auch verschiedene, von ihm innervierte Organe zusammenpressen, was seine nervale Aktivität vermindert.
- **Stress:** Dies muss noch einmal betont werden, weil ich glaube, dass er bei den meisten Menschen die Hauptursache für einen niedrigen vagalen Tonus ist. Wenn wir über Stress nachdenken, kann es hilfreich sein, verschiedene Kategorien von Stressoren zu untersuchen: Denken Sie auch an Ihren Umweltstress (Unordnung, Schwermetalle, Schimmel, Sicherheit) ebenso wie Beziehungsstress und Arbeitsstress.

Substanzen und Vagusnerv

Hier nenne ich einige Substanzen, die nach aktuellen Forschungsergebnissen den vagalen Tonus herabsetzen können:

- Botox
- Antibiotika
- Alkohol
- Cannabis
- Schwermetalle

Doch ungeachtet der Ursache – ob es sich um Umstände im Mutterleib, ein Kindheitstrauma oder aktuelle Stressoren im Leben handelt – sind Sie nicht in einer Sackgasse!

Der vagale Tonus ist flexibel und anpassungsfähig. Wie bereits erwähnt, können Sie, unabhängig vom Ausgangszustand, Ihren Muskeltonus mit bewusster Anstrengung und Konsequenz verbessern. Und dasselbe gilt auch für den vagalen Tonus. Egal, wie hoch er derzeit ist oder was der Grund dafür sein mag: Es gibt konkrete, wissenschaftlich belegte Wege, den vagalen Tonus zu verbessern, und das wird sich positiv auf Ihr allgemeines Wohlbefinden auswirken.

WIE SIE IHREN VAGALEN TONUS BESTIMMEN KÖNNEN

Der vagale Tonus wird nicht in einem einzigen Testvorgang ermittelt. Man bestimmt ihn anhand einer ganzen Palette unterschiedlicher Tests im Hinblick auf die verschiedenen Funktionen des Vagusnervs, um ein Gesamtbild von der vagalen Funktion zu erhalten. Am häufigsten von allen Tests wird HRV, die Herzratenvariabilität, gemessen, auf die wir hier in Kürze näher eingehen werden. Sie liefert die präziseste Momentaufnahme Ihres vagalen Tonus. In Arztpraxen können Sie offizielle Tests durchführen lassen, aber ich möchte mich hier auf ein paar Dinge fokussieren, mit denen Sie zu Hause Ihren vagalen Tonus selbst beurteilen können. Ich lade auch immer meine Klienten ein, die Einschätzung ihres vagalen Tonus selbst vorzunehmen. Sie erfolgt nach drei Kategorien: Symptomgruppen, manueller Einschätzung und gerätegestützter Messung.

Symptomgruppen (Cluster)

Ein schwacher vagaler Tonus kann ein gemeinsamer Faktor sein für einige scheinbar nicht zusammenhängende Symptome (siehe Seite 13). Diese können, je nach zugrunde liegender Ursache, sehr verschieden sein, doch gibt es hier ein paar typische Symptomhäufungen, die mit einem schwachen Tonus einhergehen:

- Magen-Darm-Probleme: Reizdarmsyndrom, Durchfall, Verstopfung, Blähungen, Nahrungsintoleranzen, Reflux
- Schlechter Schlaf, Schlaflosigkeit und andere Schlafprobleme, Müdigkeit, Kopfschmerzen
- Chronische Schmerzen, Muskelverspannungen
- Autoimmunprobleme, chronische Erkrankungen
- Sexuelle Funktionsstörungen
- Angstzustände, emotionale Reaktivität, Gefühl ständiger Überforderung
- Depressionen, Rückzug, Müdigkeit, fehlende Motivation
- Herz-Kreislauf-Probleme wie hoher Blutdruck oder Tachykardie (Herzrasen)
- Atemprobleme, überwiegend Mundatmung, Atemnot, schnelles oder flaches Atmen

Ein niedriger vagaler Tonus ist vermutlich nicht die alleinige Ursache für manche dieser Beschwerden, aber in jedem Fall spielt der Vagusnerv eine Rolle. Man könnte fragen: »Was kommt zuerst, die Henne oder das Ei?« Hat Ihr Stress kurze, flache Atemmuster hervorgerufen, die sich negativ auf den vagalen Tonus auswirkten? Oder hat Ihr schwacher vagaler Tonus die Atmung in einer Weise beeinflusst, dass es Ihr Nervensystem zusätzlich belastete? Hat sich der niedrige vagale Tonus auf Ihre sexuelle Dysfunktion ausgewirkt, was zu Spannungen in Ihrer Beziehung führte? Oder haben die Spannungen in Ihrer Beziehung sexuelle Funktionsstörungen und Stress verursacht, sodass der vagale Tonus darunter gelitten haben könnte?

Ich will Sie hier daran erinnern, tief durchzuatmen und nicht zu versuchen, diese Dinge herauszukitzeln, denn sie sind vielleicht gar nicht wichtig. Diese Symptome stehen fast alle in Wechselbeziehung zum vagalen Tonus, wodurch eine Verbesserung des vagalen Tonus auch die Symptome positiv beeinflusst.

Der vagale Tonus ist ein Indikator für die Effizienz der Kommunikation des Vagusnervs. Ein schwacher oder unzureichender Tonus beeinträchtigt die Interozeption und kann eine Reihe von negativen Symptomen verursachen. Die Beurteilung der Symptom-Cluster gibt Aufschluss über den aktuellen vagalen Tonus und kann Sie einer Heilung Ihres Vagusnervs und Verbesserung Ihrer geistigen und körperlichen Gesundheit einen Schritt näherbringen.

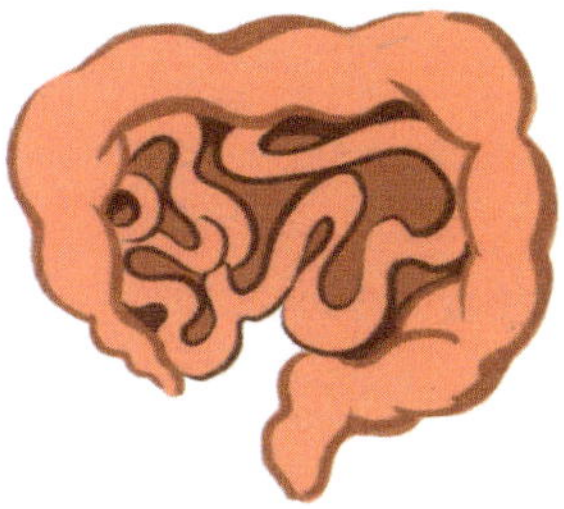

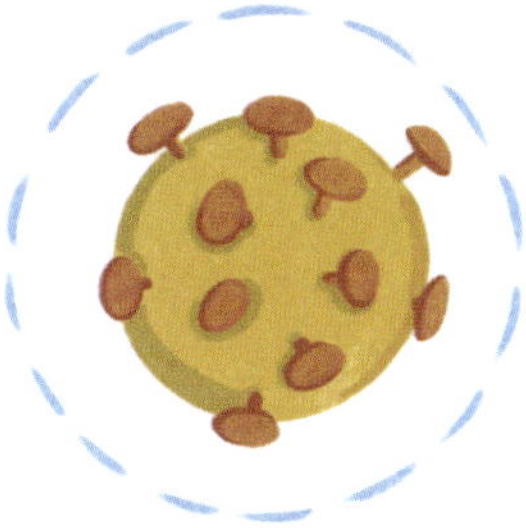
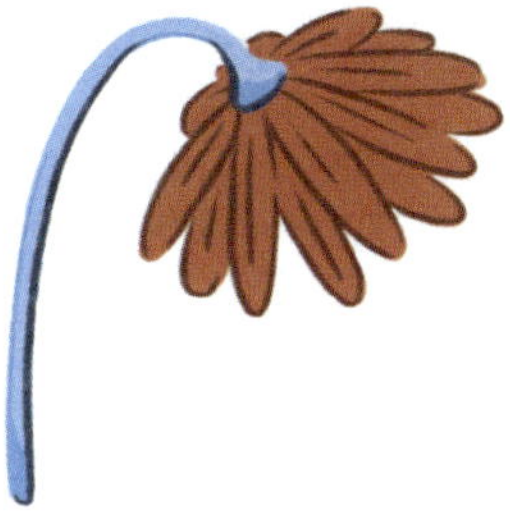
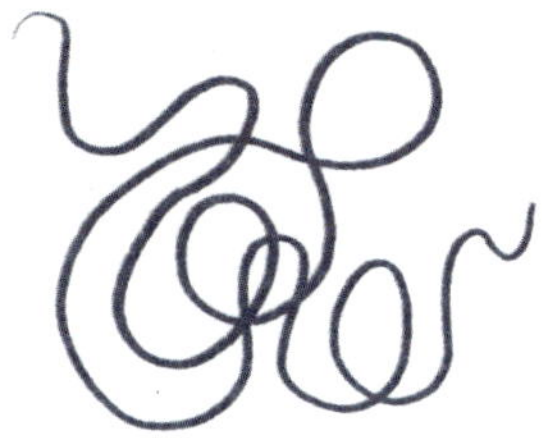
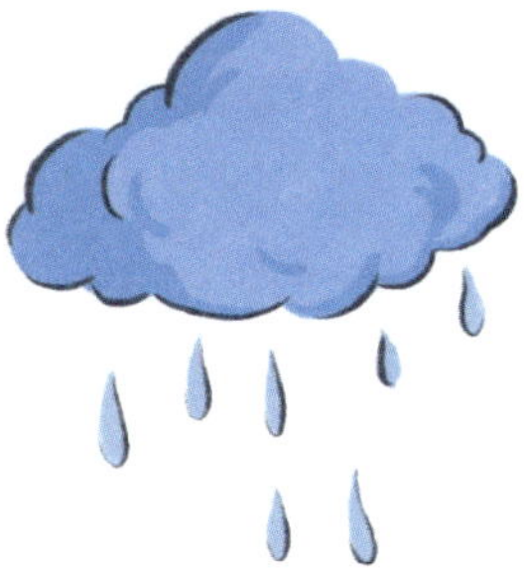

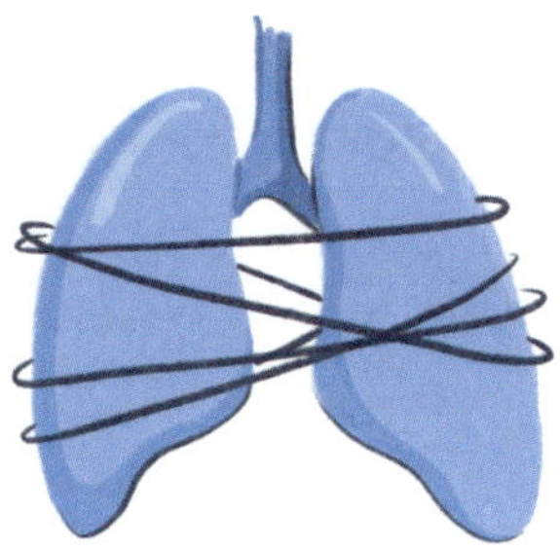

Fazit: Die Verbesserung Ihres vagalen Tonus führt zu einer allgemeinen Verbesserung des geistigen und körperlichen Wohlbefindens; außerdem wird eine gezielte Änderung von Lebensstil, Gewohnheiten und Stressbewältigung sich positiv auf Ihren vagalen Tonus auswirken – Schritt für Schritt, Tag für Tag. Im Moment bemühen wir uns nur um eine Momentaufnahme Ihres aktuellen vagalen Tonus.

Manuelle Beurteilung

Zu den manuellen Beurteilungen gehören das Beobachten Ihrer Atemmuster, Testen des pharyngealen Vagusastes und die Messung der Darmpassagezeit Ihrer Nahrung.

Atembeobachtung

In Kapitel 2 erörterten wir die Physiologie des Atems: Beim Einatmen dehnt sich die Lunge aus, das Zwerchfell flacht ab, und der Herzschlag beschleunigt sich. Beim Ausatmen entleert sich die Lunge, das Zwerchfell wölbt sich wieder und der Herzschlag wird langsamer. Ein funktioneller, optimaler Atemzug besteht darin, durch die Nase einzuatmen, die Luft nach unten in Richtung Bauch zu bringen und durch die Nase auszuatmen. Dieser volle Atemzug aktiviert den Vagusnerv.

Die Forschung hat nachgewiesen, dass Millionen von Erwachsenen falsch atmen, vermutlich wegen chronischem Stress und schlechter Körperhaltung und weil sie einen Großteil des Tages am Schreibtisch sitzen. Beobachten Sie Ihren Atem, um festzustellen, ob Sie eine der folgenden Funktionsstörungen haben:

1. **Mundatmung** (tagsüber und nachts zu ermitteln)
   Durch die Mundatmung wird der Vagusnerv nicht ausreichend stimuliert; es stehen weniger Wiederholungen für den Aufbau eines starken vagalen Tonus zur Verfügung. Mundatmung ist ein sympathisches Stresssignal an das Nervensystem.

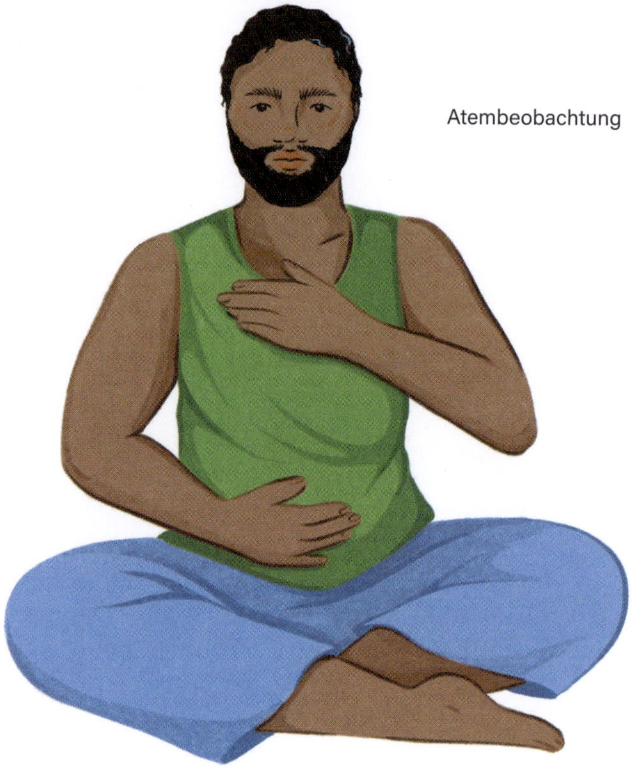

Atembeobachtung

   Zur Beurteilung bei Tag achten Sie einfach darauf, wie Sie tagsüber atmen, und notieren Sie, wie oft Sie nasal oder durch den Mund atmen. Einige häufige Anzeichen dafür, dass Sie nachts mit offenem Mund schlafen, sind Sabbern, Schnarchen oder eine verstopfte Nase.

2. **Flache Atmung**
   Zur Beurteilung beobachten Sie Ihre Einatmung. Heben sich Brustkorb oder Schultern anstelle des Bauches? Wenn ja, atmen Sie vermutlich zu flach. Sie können dies auch feststellen, wenn Sie sich auf den Rücken legen, auf eine harte Unterlage, und Ihre Hände um die unteren Rippen legen. Sie sollten spüren, wie sich die unteren Rippen beim Einatmen mühelos ausdehnen und beim Ausatmen langsam zusammenfallen. Bleiben die Rippen unbeweglich, ist Ihr Atem zu flach.

3. **Schnelle Atmung**
   Um Ihre Atemfrequenz zu ermitteln, setzen Sie sich auf einen Stuhl und entspannen Sie sich. Zählen Sie, wie viele natürliche Atemzüge Sie in einer Minute machen, und notieren Sie die Zahl. Eine normale Atemfrequenz für einen Erwachsenen in Ruhe liegt bei zwölf bis achtzehn Atemzügen pro Minute. Liegt Ihre Zahl darüber, zeigt es schnelleres Atmen an.

4. **Schwierigkeiten beim Atmen**
   Die Atmung sollte mühelos, ohne Anstrengung und in regelmäßigem Rhythmus erfolgen. Achten Sie darauf, ob pfeifende Atemgeräusche oder andere Atembeschwerden auftreten.

Beachten Sie, dass richtige Körperhaltung und Atmung eng zusammenhängen. Wenn Sie bereits wissen, dass Ihre Körperhaltung schlecht ist, liegt vermutlich auch eine Atmungsstörung vor. Diese Einschätzungen können immer nur halbwegs objektiv sein, denn sobald Sie auf die Atmung achten, weicht diese schon ein wenig von der Norm ab. Sie sollten aber auf die Anzeichen einer gestörten Atmung achten, weil es auf einen niedrigen vagalen Tonus hinweisen könnte.

Testen des Vagus-Rachenastes

Einer der Äste des ventralen Vagusnervs ist der pharyngeale oder Rachen-Ast. Dieser Test beurteilt die Bewegung eines vom Rachenast innervierten Muskels, nämlich des Gaumensegelhebers. Sein Zustand dient auch als guter Indikator für die Funktion anderer Äste des ventralen Vagusnervs.

Für diesen Test benötigen Sie vielleicht einen Partner. Und so wird er durchgeführt:

- Sie brauchen einen Partner (oder einen Spiegel, falls kein Partner da ist) und eine Taschenlampe.
- Betrachten Sie in Ihrem Mund die hintere Seite des Rachens, dort, wo das Gaumenzäpfchen in der Mitte nach unten hängt. Drücken Sie die Zunge mit einem Gegenstand etwas nach unten, um das Gaumenzäpfchen und den weichen Gaumen darüber besser sehen zu können.
- Machen Sie Laute wie: »Ah, ah, ah«.
- Während Sie die Laute machen, sollte der Partner auf das Zäpfchen schauen, um zu sehen, ob es sich dabei zur einen oder anderen Seite neigt oder in der Mitte symmetrisch nach oben geht.

Bewegt sich das Gaumenzäpfchen auf eine Seite, ist das ein Hinweis auf eine Störung des ventralen Vagusnervs. Bewegt es sich symmetrisch nach oben, sind Sie in einem besser regulierten Zustand, mit einem höheren Tonus. Symmetrisches Anheben sollte bei insgesamt höherem Tonus möglich sein.

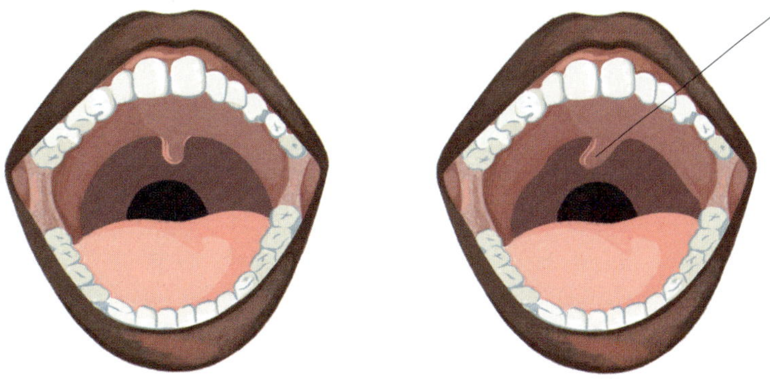

Darmpassagezeit von Sesamsamen

Nach ihrer Passage durch den Darm sehen Sesamsamen noch genauso aus wie vor dem Eintritt. Daher kann man sie zur Bestimmung der Darmmotilität verwenden. Dabei wird ermittelt, wie lange es dauert, bis eine kleine Menge Sesamsamen den Verdauungstrakt passiert hat. Für diesen Test brauchen Sie einen Teelöffel Sesamsamen, eine Tasse Wasser und eine Uhr. Führen Sie diese vier Schritte aus:

1. Mischen Sie einen Teelöffel Sesamsamen in einem Glas Wasser mit Zimmertemperatur.
2. Trinken Sie alles.
3. Notieren Sie sich die aktuelle Zeit.
4. Abwarten und beobachten.

Natürlich wartet man jetzt auf den Stuhlgang, der die Samen enthält. Die ideale Darmpassagezeit liegt bei zwischen zwölf und vierundzwanzig Stunden. Dauert die Passage länger als zwei Tage, kann dies auf einen Rückstau im Verdauungstrakt hinweisen, mit erhöhtem Risiko von Hormonstörungen, Divertikulose, Dickdarmkrebs und Candida. Eine Passagezeit von weniger als zehn Stunden könnte eine geringe Nährstoffaufnahme bedeuten, was zu Nährstoffmangel oder Immunschwäche führen kann. Da der Vagusnerv so wichtig für die Verdauung ist, können Abweichungen von der idealen Passagezeit Funktionsstörungen anzeigen.

Geräte-unterstützte Messungen

Hierfür brauchen Sie eine Smartwatch, einen Fitnesstracker oder ein anderes Gerät, das präzise Messungen ermöglicht. Ich erwähne hier die am Körper getragenen Messgeräte *(Wearables),* da sie heute immer häufiger Verwendung finden und die Investition sich in meinen Augen lohnt, wenn Sie ernsthaft interessiert sind, Ihren vagalen Tonus zu optimieren – und sei es nur zum Messen der Herzratenvariabilität (HRV). Dies ist die derzeit beste Methode zur Bestimmung des vagalen Tonus. Mein Gerät liefert noch zwei weitere wichtige Werte: Atemfrequenz und Schlafqualität. Im Anhang finden Sie unter Quellen (Seite 150) einige Beispiele zur Ermittlung dieser Messwerte..

Herzratenvariabilität (HRV)

Wie bereits erwähnt, misst die HRV die Zeitabweichungen (in Millisekunden) zwischen Ihren Herzschlägen, die vom Vagusnerv gesteuert werden. Der HRV-Wert gibt Aufschluss, wie Ihr Körper die Balance hält zwischen den beiden Hauptzweigen des vegetativen Nervensystems – der Sympathikus-Aktivierung und der Parasympathikus-Entspannung. Ein hoher HRV-Wert geht mit einem höheren vagalen Tonus, verstärkter parasympathischer Aktivierung, verbesserter Stressresistenz und generell besserem körperlichem Wohlbefinden einher, ein niedriger HRV-Wert mit niedrigem vagalem Tonus, verstärkter Aktivierung des Sympathikus, mit Stress, Krankheit und mehr.

Viele Wearables messen den HRV-Wert automatisch, tagsüber und insbesondere im Schlaf. Das ist derzeit

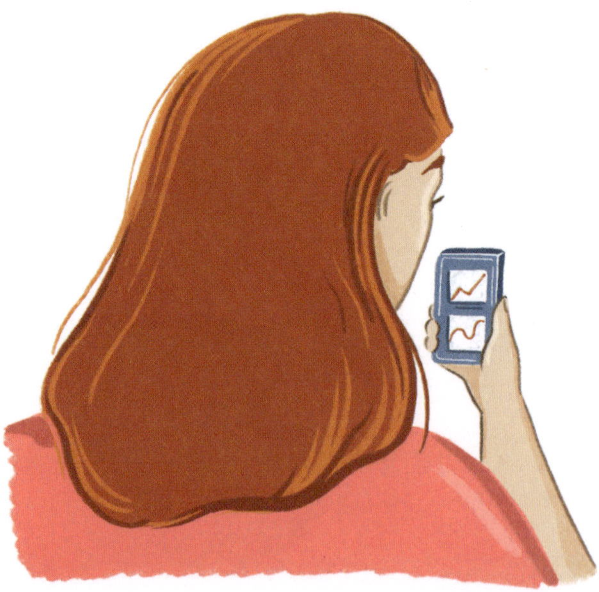

die genaueste und objektivste Methode, mit der wir eine Momentaufnahme des gesamten vagalen Tonus und seiner Veränderungen im Zeitverlauf erhalten können.

Atemfrequenz

Mit der Atemfrequenz wird die durchschnittliche Anzahl von Atemzügen pro Minute gemessen. Die *Wearable*-Geräte messen diese nachts im Schlaf, wenn der Körper sich in seinem stabilsten Zustand befindet. Das Tracking wendet die sogenannte Respiratorische Sinusarrhythmie (RSA) an, welche die Herzfrequenzveränderungen beim Atmen misst: Bei der Einatmung erhöht sich die Herzfrequenz, bei der Ausatmung verlangsamt sie sich. Die Atemfrequenz eines gesunden Erwachsenen liegt im Durchschnitt bei zwölf bis achtzehn Atemzügen pro Minute. Ihre durchschnittliche Atemfrequenz sollte von Nacht zu Nacht nur um einen oder zwei Atemzüge pro Minute variieren. Jede Abweichung von mehr als zwei Atemzügen pro Minute ist ein Zeichen, auf das Sie achten sollten.

Wenn mir mein Gerät mitteilt, dass die Atem- oder Herzfrequenz in einer Nacht über dem Durchschnitt lag, bedeutet es normalerweise, dass mein Körper gestresst ist, was sich in der Regel auf eine von zwei Ursachen zurückführen lässt: Entweder habe ich mir das neueste Virus aus der Schule über mein Kind eingefangen, oder meine Stressbelastung ist höher als normal. Diese Hinweise sind sehr hilfreich, um für den nächsten Tag Zeiten für meine Entspannung einzuplanen, zusätzliche Belastungen zu streichen und mitfühlender mit mir umzugehen, wenn ich mich gereizt oder aggressiv fühle.

Dieses Datensammeln ist nur dann wirklich hilfreich, wenn Sie bereit sind, eine konkrete Verhaltensänderung bei sich durchzuführen. Wenn Sie Ihre durchschnittliche Atemfrequenz oder anderer Messwerte kennen, kann es Ihnen helfen, sich auf Veränderungen einzustellen. Durch Beobachtung dieser Muster erhalten Sie in Echtzeit aussagekräftige Informationen darüber, wie Sie Ihr Wohlbefinden besser unterstützen können.

Schlafqualität

Der Schlaf ist einer der Lebensstilfaktoren, die sich am stärksten auf Ihr geistiges und körperliches Wohlbefinden auswirken. Verschlechtert sich die Qualität Ihres Schlafs, so leidet darunter Ihre geistige und körperliche Gesundheit. Bessert sich die Schlafqualität, so bessert sich fast alles andere – Ihr allgemeiner vagaler Tonus macht da keine Ausnahme. Ausreichender Schlaf ist für das reibungslose Funktionieren des Vagusnervs entscheidend. In der Praxis sehe ich sehr häufig Korrelationen zwischen einem schwachen vagalen Tonus und mangelnder Schlafqualität (und umgekehrt).

Die meisten tragbaren Geräte verwenden stabile Messwerte während der Nacht zur Bewertung der Schlafqualität, in der Regel durch Tracking von:

- **Gesamtschlaf:** wie viel Zeit Sie geschlafen haben
- **Schlafeffizienz:** wie lange Sie geschlafen haben im Verhältnis zu der Zeit, die Sie im Bett waren
- **Latenzzeit:** wie schnell Sie eingeschlafen sind
- **Schlafzyklus:** wie viel Zeit Sie in jeder der vier Schlafphasen (Wachsein, leichter Schlaf, REM-Schlaf, Tiefschlaf) verbracht haben
- **Timing:** wann Sie tatsächlich einschlafen und wann Sie aufwachen (und ob dies Ihrem natürlichen zirkadianen Körperrhythmus entspricht)

Auch hier liegt die Stärke dieser Informationen nicht in der bloßen Beobachtung von Veränderungen im Laufe der Zeit, sondern wie die Informationen im Alltag eingesetzt werden, um hilfreiche Verhaltensänderungen anzuzeigen und Sie zu motivieren.

DIE AUSWAHL IHRER MESSGRÖSSEN

Ich habe eine Reihe von Möglichkeiten zur Beurteilung des vagalen Tonus genannt. Sie müssen sie keineswegs alle anwenden. Sie können jede, alle oder keine der oben genannten Methoden anwenden (das heißt, Sie können auch einfach darauf vertrauen, dass Sie die Anwendung einiger der in den nächsten Kapiteln besprochenen Praktiken unterstützen wird!). Denken Sie daran, dass Stress eine große Rolle spielt, wenn Sie sich auf den Heilungsweg Ihres Vagusnervs begeben. Überfordern Sie sich *nicht* mit dem Gedanken, alles richtig einschätzen und verfolgen zu müssen, um eine hilfreiche Momentaufnahme zu erhalten – das ist nicht nötig. Manche Leute lassen sich durch Kennzahlen und Tracking am besten motivieren, und das ist auch gut so. Andere brauchen vielleicht etwas anderes, und auch das ist perfekt. Es folgt nun eine kurze Übersicht als Entscheidungshilfe für die Wahl Ihrer Methoden.

Hier finden Sie alles, was ich persönlich tracke und was ich normalerweise meine Klienten verfolgen lasse:

1. **Symptomgruppen:** Meine Klienten prüfen dies durch Selbstbeobachtung, Rücksprache mit mir und anhand eines monatlichen Fragebogens zur Symptomerfassung.
2. **Atembeobachtung:** Die Klienten tun dies selbst, aber auch in einer gemeinsamen Sitzung mit mir, wobei ich ihre Ausgangsbasis und jede Veränderung verfolge. Für viele meiner Klienten fühlt es sich zu Beginn unserer Zusammenarbeit schwierig oder einschränkend an, tief durchzuatmen, aber mit der Zeit und etwas Übung wird es leichter. Manchmal stellen sie bei sich Mund- oder Flachatmung fest. Dann helfe ich ihnen, die optimale Atmung einzuüben und die Veränderungen zu beobachten.
3. **Geräte-unterstützte Messgrößen:** Das sind meine persönlich bevorzugten Beurteilungsmethoden, denn sie fühlen sich am einfachsten und objektivsten an. Es ist aber definitiv etwas, das ich für Klienten überwache, die schon ein Gerät haben oder sich eines zulegen wollen. In erster Linie beobachte ich die auf den Seiten 78 und 79 beschriebenen Messwerte.

Wenn Klienten speziell mit der Symptomgruppe Magen-Darm Probleme haben, können sie den Darmpassagetest mit Sesamsamen durchführen. Was ermittelt wird, ist individuell verschieden und ändert sich oft während der gemeinsamen Arbeit, wenn bestimmte Messgrößen in den Fokus rücken. Ich habe auch Klienten, die sich mit einer formalen Auswertung überfordert fühlen – kein Problem! Wir behalten einfach während der Umstellung von Nervensystem und Lebensstil die allgemeinen Trends und allmählich eintretenden Veränderungen im Auge.

Beachten Sie bitte: Sie sollten etwaige Veränderungen nur mit der eigenen Ausgangslage, aber nicht mit Daten anderer Leute vergleichen.

Ich lade Sie ein, dieses Kapitel noch einmal kurz durchzulesen und ein oder zwei Beurteilungsmethoden auszuwählen, die sich hilfreich und nicht belastend anfühlen. Doch egal, ob Sie Ihren vagalen Tonus exakt bestimmen oder nicht, Sie finden auf den nächsten Seiten wissenschaftlich belegte Vorschläge, Ihren Vagusnerv zu aktivieren. Bei konsequenter Durchführung werden Sie Ihren vagalen Tonus verbessern.

Sobald Sie wissen, wo Sie loslegen wollen, sind Sie bereit für die nächsten Schritte zur Heilung.

KURZE ZUSAMMENFASSUNG

- Der vagale Tonus ist ein Maß für die Aktivität und Funktion des Vagusnervs.
- Ein hoher vagaler Tonus ist eine gute Sache und betrifft einen Zustand, in dem der Vagusnerv aktiv ist und richtig funktioniert: Er sendet Signale an die Organe und Systeme des Körpers in einer Art und Weise, die das Gleichgewicht und allgemeine Wohlbefinden fördert.
- Ein niedriger vagaler Tonus betrifft einen Zustand, in dem der Vagusnerv inaktiv ist oder nicht richtig arbeitet. Er sendet keine effektiven und effizienten Signale an den Körper, was eine Vielzahl von Symptomen und Erkrankungen hervorrufen kann.
- Chronischer Stress, Traumata, Erkrankungen und Faktoren des Lebensstils können insgesamt zu einem niedrigen vagalen Tonus beitragen.
- Der vagale Tonus lässt sich auf unterschiedliche Weise ermitteln. Am eindeutigsten und objektivsten ist die Messung der Herzratenvariabilität (HRV). Wie auch immer Sie Ihre Bewertung vornehmen, denken Sie daran, dass die Messungen nur für Sie gelten. Es ist nicht hilfreich, diese Daten mit denen anderer Menschen zu vergleichen; verfolgen Sie einfach Ihre Veränderungen im Laufe der Zeit.

5

HEILUNG DES VAGUSNERVS

Heilung muss sich nicht vage oder unklar anfühlen. Ein strategischer, individueller Heilungsrahmen ist der Schlüssel zur Regulation des Nervensystems.

Die gute Nachricht ist, dass Sie die Heilung Ihres Vagusnervs mit dem Lesen der vorherigen Kapitel begonnen haben. Durch Theorie, Vermittlung und Verstehen der Funktionsweise dieses Systems bekommen Sie einen neuen Blick, mit dem Sie sich in der Welt und in Ihrem Leben orientieren können. Der größere Kontext vermittelt Ihnen ein tieferes und hoffentlich mitfühlenderes Verständnis Ihres Verhaltens und der Rolle, die das Nervensystem in Ihrem Alltag spielt. Es hilft, die umfangreiche pädagogische und inhaltliche Grundlage in den vorherigen Kapiteln zu verstehen, ehe Sie eine der Verhaltensänderungen versuchen. Sie sollten wissen, dass Eile ein Zeichen dafür wäre, dass Sie sich noch im Überlebensmodus befinden, im dysregulierten Zustand. Ihr Nervensystem ist aber nicht so flexibel oder zur Heilung bereit, solange es sich in diesem Zustand befindet.

Während wir uns gemeinsam die Zeit genommen haben, Ihr Nervensystem und die Rolle des Vagusnervs besser zu verstehen, hoffe ich, dass Sie ein bisschen langsamer geworden sind und dadurch Raum dafür geschaffen haben, dass diese Arbeit in dem Tempo, das für Ihren Körper richtig ist, erfolgen kann. Die Verbesserung des vagalen Tonus und die Regulation des Nervensystems brauchen Zeit und Wiederholung. Wenn Sie von heute auf morgen Ergebnisse erwarten, werden diese nicht eintreten. Ich sage das nicht, um Sie zu entmutigen, sondern um Sie auf die nüchterne, konkrete Aufgabe des Heilens vorzubereiten. Es braucht Zeit und Beständigkeit, und ich hoffe, dass Sie nun – vor diesem Hintergrund und mit dem bereits erworbenen Wissen – bereits ein gesundes Gleichgewicht fühlen zwischen Erdung, Geduld und Ihrer Bereitschaft, die notwendigen Schritte zu Ihrer Heilung vorzunehmen.

HINWEIS: Ein höherer vagaler Tonus steht in Verbindung mit: niedrigerem Blutdruck, verbesserter Blutzuckerregulation, besserer Verdauung, gesteigerter Immunfunktion, besserer Laune, weniger Angstgefühlen, geringerem Risiko von Schlaganfällen und Herz-Kreislauf-Erkrankungen, einer erhöhten Fähigkeit, sich von Stress schneller zu erholen, größerer Stressresistenz, besserem Schlaf und stark positiven Gefühlsreaktionen. Das Kultivieren eines höheren vagalen Tonus verbessert die allgemeine Funktion des Nervensystems und stärkt Ihre Fähigkeit, mit den täglichen Stressfaktoren in Ihrem Leben umzugehen, ohne sich zu überfordern – und dabei insgesamt Ihr geistiges und körperliches Wohlbefinden zu steigern.

DER HEILUNGSPROZESS

Einmal kam eine Klientin in die Sitzung und teilte mir mit, sie würde den Begriff des »Heilens« als Belastung empfinden. Sie stellte Fragen wie: Was bedeutet Heilung eigentlich? Wie könnte sie aussehen? Wo fange ich überhaupt an? Woher weiß ich, ob sie funktioniert? Und so weiter …

Ich habe ihr meine aus vier Phasen bestehende neurowissenschaftliche, Trauma-informierte Heilungsformel dargelegt. Ich möchte das Gleiche für Sie tun, um eine Rahmenstruktur zu schaffen, in der diese Fragen beantwortet werden können.

Heilung verläuft nie vollkommen linear, aber wenn sich Ihr Weg manchmal beschwerlich oder unwirksam anfühlt, läuft er wahrscheinlich nicht in der richtigen Reihenfolge ab. Die vier Phasen skizzieren einen Grundablauf für die Heilung auf eine Weise, die Ihr Geist-Körper-System unterstützt, anstatt es zu belasten.

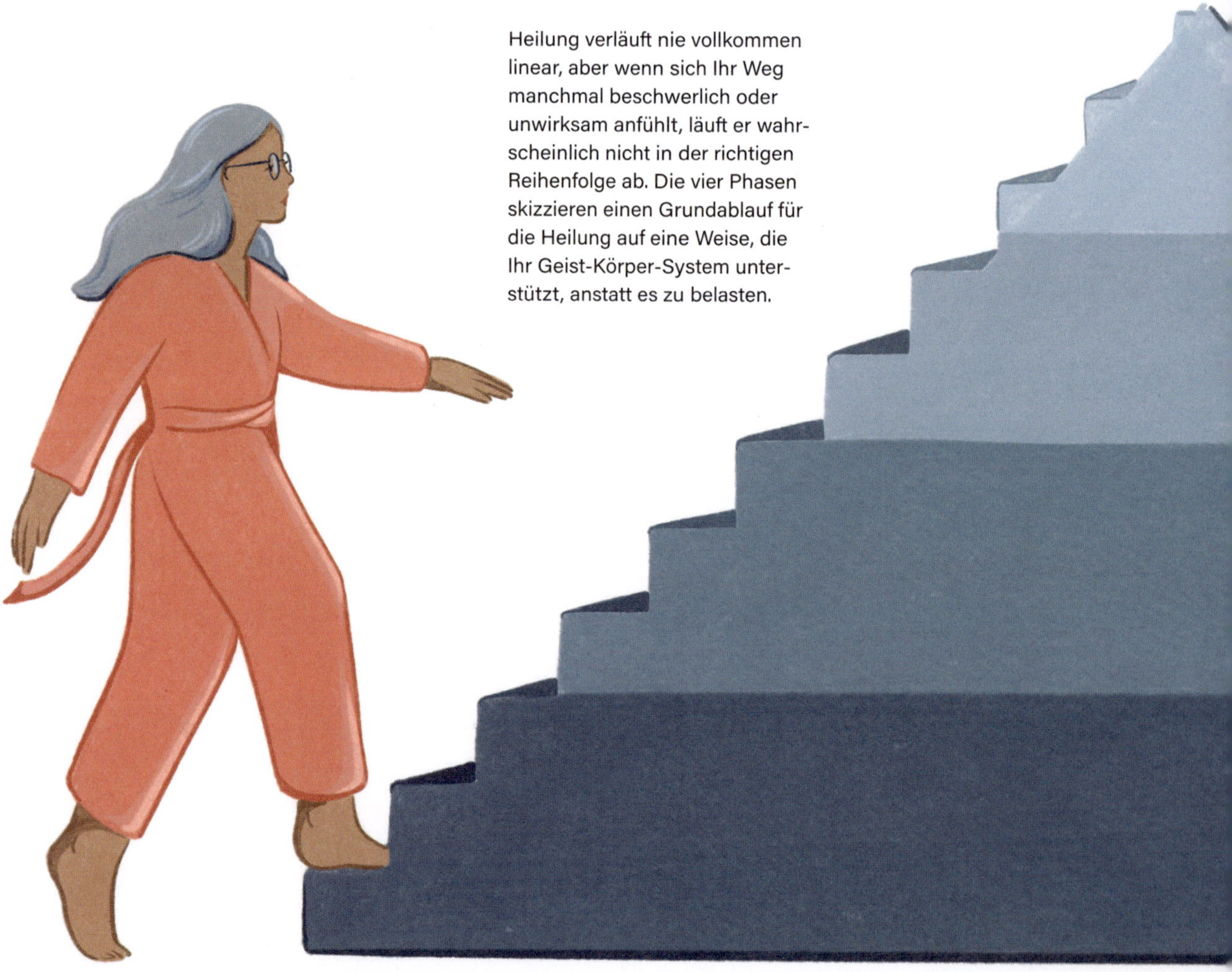

Phase 1: Wissen und Bewusstsein

Sie haben diesen Bereich bereits weiter vorn kennengelernt. Die Kenntnis von Theorie und Wissenschaft des Nervensystems ist ebenso wie das über die Rolle, die Ihr Vagusnerv bei dem Ganzen spielt, für diese Arbeit unerlässlich. Wenn Sie nicht verstehen, wie Ihr System funktioniert, können Sie an seiner Heilung nicht effektiv mitwirken. Die Komponente der Bewusstheit ist dann wichtig, wenn das Gelernte mithilfe der »Landkarte« des Nervensystems und der Symptombeurteilung auf Ihre individuelle, einzigartige Erfahrung abzustimmen ist.

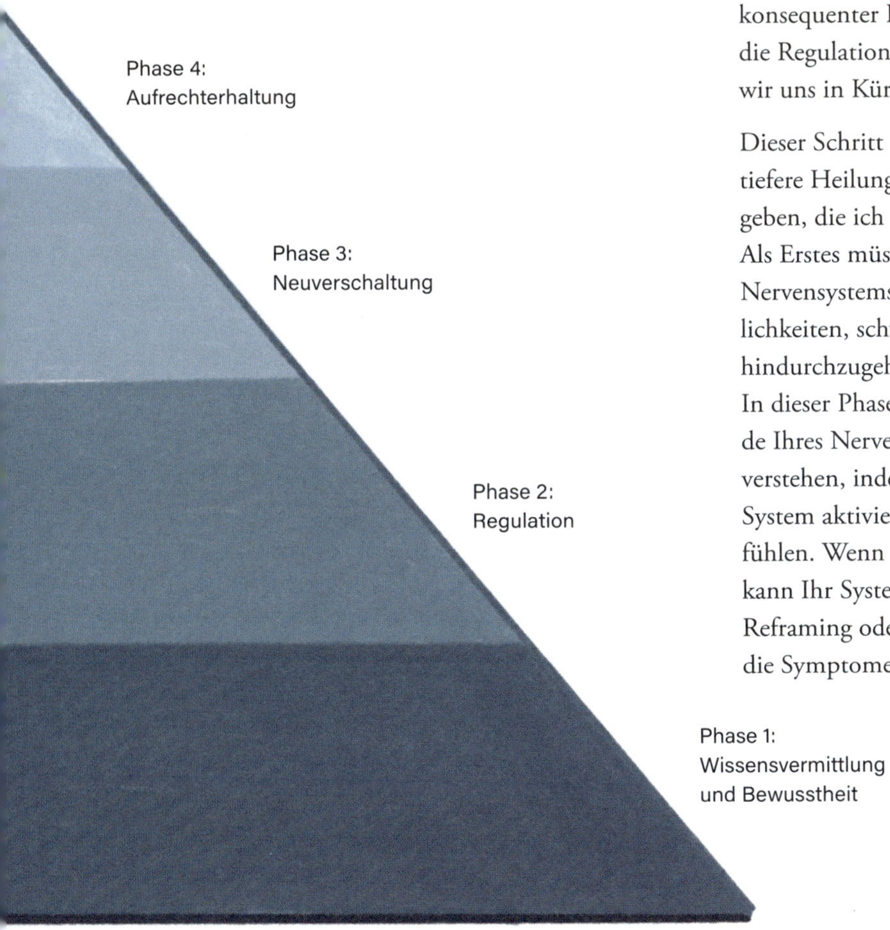

Phase 2: Regulation

In dieser Phase erlernen Sie zunehmend die Sprache Ihres Nervensystems. Sie werden besser darin, zu erkennen, wann Sie dysreguliert sind, und beginnen damit, reaktive und proaktive Werkzeuge und Praktiken einzusetzen, die Ihnen helfen, sich mehr geerdet und reguliert zu fühlen. Mit der Zeit und etwas Übung finden Sie auch heraus, welche Instrumente und Strategien für Sie in bestimmten Situationen am besten geeignet sind. In dieser Phase geht es darum, durch Versuch und Irrtum herauszufinden, was für Sie funktioniert. Dann bauen Sie auf dem auf, was bei konsequenter Praxis funktioniert, indem Sie tagtäglich die Regulationsübungen wiederholen. Damit werden wir uns in Kürze näher befassen.

Dieser Schritt ist entscheidend, bevor Sie sich in eine tiefere Heilungs- oder Umstrukturierungsarbeit begeben, die ich »Phase der Neuverschaltung« nenne. Als Erstes müssen Sie die Regulationsfähigkeit Ihres Nervensystems stärken und lernen, durch Unannehmlichkeiten, schwierige Emotionen und sogar Traumata hindurchzugehen, ohne völlig überwältigt zu werden. In dieser Phase lernen Sie, die Nuancen der Zustände Ihres Nervensystems zu regulieren und besser zu verstehen, indem Sie herausfinden, welche Dinge Ihr System aktivieren bzw. was Ihnen hilft, sich sicher zu fühlen. Wenn Sie diese Arbeit nicht als Erstes machen, kann Ihr System überfordert sein, wenn Sie kognitives Reframing oder Traumaheilungsarbeit angehen, was die Symptome verschlimmern könnte.

Phase 3: Neuverschaltung

Die ersten beiden Phasen schaffen in Ihrem Körper die Voraussetzungen für tiefergehende Heilungsarbeit und vermindern die Einwirkung weiterer Stressfaktoren, die ins System eindringen und dort festgehalten werden können. Sobald Ihre Ausgangsbasis besser reguliert ist und Sie über die nötigen Strategien verfügen, um die Verbindung und Regulation aufrechtzuerhalten, werden Sie bereit für die tiefergehende Arbeit. Jetzt können Gedankenarbeit, Gesprächstherapie, Meditation, Hypnotherapie und »Teile-Arbeit« (im Idealfall parallel mit somatischer Arbeit) ins Spiel kommen. Das sind alles Heilverfahren, die häufig mit dem bewussten Geist arbeiten, um das Denken, die Verhaltensweisen und Traumareaktionen neu zu strukturieren. Nach meiner Einschätzung kann es jedoch mehr schaden als nützen, sich vorzeitig in die verletzlichen Details dieser Arbeit zu vertiefen, bevor eine ausreichend stabile Grundlage für die Regulation geschaffen wurde.

Phase 4: Aufrechterhaltung

Diese Phase bezeichne ich oft als »Erhaltungsmodus«. Hier machen Sie mit jenen Praktiken weiter, die Ihnen Unterstützung geben, und variieren sie hier und da ein wenig, um Ihr neues Grundniveau aufrechtzuerhalten. Es ist jedoch zu beachten, dass niemand für immer hier verweilt. Es tauchen unweigerlich neue Auslöser auf oder das Leben liefert Ihnen eine neue Situation, die Ihre momentanen Fähigkeiten übersteigt, sodass Sie diese Phasen von Neuem durchlaufen, um dann jedes Mal festzustellen, dass Sie nach der vorausgegangenen Heilungsarbeit nun mit ein bisschen mehr Leichtigkeit und Vertrauen fortfahren.

Diese Anordnung und Abfolge sind wichtig. Wenn Sie sich jedoch zu schnell auf »Stimulationspraktiken für den Vagusnerv« oder diverse »Hacks« zur Regulation des Nervensystems stürzen, ohne zu verstehen, wie diese Systeme überhaupt funktionieren und welche Rolle sie bei Ängsten, Depressionen, chronischen Schmerzen oder anderen Problemen spielen, dann fehlt Ihnen der nötige Kontext, um diese Praktiken bewusst integrieren zu können. Beispielsweise erzählte mir eine Klientin, dass sie einige Jahre zuvor einen Therapeuten hatte, der vieles von dem tat, was sie auch mit mir jetzt in den Sitzungen machte – Arbeit zur Regulation des Nervensystems, somatische Übungen, Atemarbeit usw. Doch wenn sie nach Hause ging, fühlte sie sich immer noch dysreguliert. Sie wusste nicht, wie sie die Übungen allein durchführen sollte. Während der gemeinsamen Arbeit wurde ihr klar, dass sie – so hilfreich die Übungen in der Sitzung auch waren – ohne Hintergrundwissen und das Bewusstsein, welche Auswirkung sie insgesamt auf ihr System hatten, völlig davon abhängig war, dass ihr bei der Regulation jemand half.

Ich glaube, die meisten machen den Fehler, dass sie gleich mit der Neuverschaltung beginnen wollen, mit Maßnahmen wie Gesprächs- oder Hypnotherapie, *Biohacking* (Selbstoptimierung), ja sogar mit synthetischen oder pflanzlichen Psychedelika. Das kann für manche Menschen, oder an einem bestimmten Punkt des Heilungsweges, eine erstaunliche Wirkung haben. Wenn aber Ihr Nervensystem für eine so große Veränderung noch gar nicht bereit ist, wird es bestenfalls unwirksam sein, schlimmstenfalls kann es nach hinten losgehen (indem es noch mehr Abschaltung oder Fragmentierung verursacht). Ich würde nicht behaupten, dass dies immer der Fall sei, kann aber mit Sicherheit sagen, dass es bei sehr vielen Menschen der Fall ist, weil ich es in meiner Praxis ständig sehe. Ich habe mit zahlreichen Menschen gearbeitet, die jahrelang an herkömmlicher

Gesprächstherapie teilnahmen, ohne dass sich ihre Ängste oder Depressionen gebessert haben. In einigen Fällen wurden die Symptome sogar verstärkt. Solange wir nicht die Fähigkeit erworben haben, präsent und reguliert zu bleiben, kann unser Nervensystem nicht zwischen Nacherzählen einer Traumaerfahrung und tatsächlichem Wiedererleben unterscheiden. Das Gleiche habe ich auch bei Klienten beobachtet, die an Meditations- oder psychedelischen Pflanzenmedizin-Retreats teilgenommen haben. Sogar eine Tiefengewebsmassage kann das gespeicherte Trauma in den Faszien und im Gewebe wecken und dazu führen, dass jemand noch tiefer in eine Erstarrungsreaktion verfällt.

Die Sache ist die: Über Ihr Trauma zu sprechen oder zu versuchen, es über andere Kanäle zu verarbeiten, ist dysregulierend. Es führt kein Weg daran vorbei: Solange Sie nicht imstande sind, eine zusätzliche Störung zu bewältigen oder eine Fehlsteuerung in Ihrem System aufzuspüren – auch wenn Sie schon ein Gefühl der Sicherheit und Regulation bei sich selbst herstellen können –, verstärken Sie damit nur die Dysfunktion und das Festhängen im Überlebensmodus. Bevor Sie sich der tiefergehenden Neuverschaltung zuwenden, müssen Sie erst die Voraussetzungen dafür entwickeln, und das erfordert Wissen, Bewusstheit, Regulation des Nervensystems und Tonisierung des Vagus.

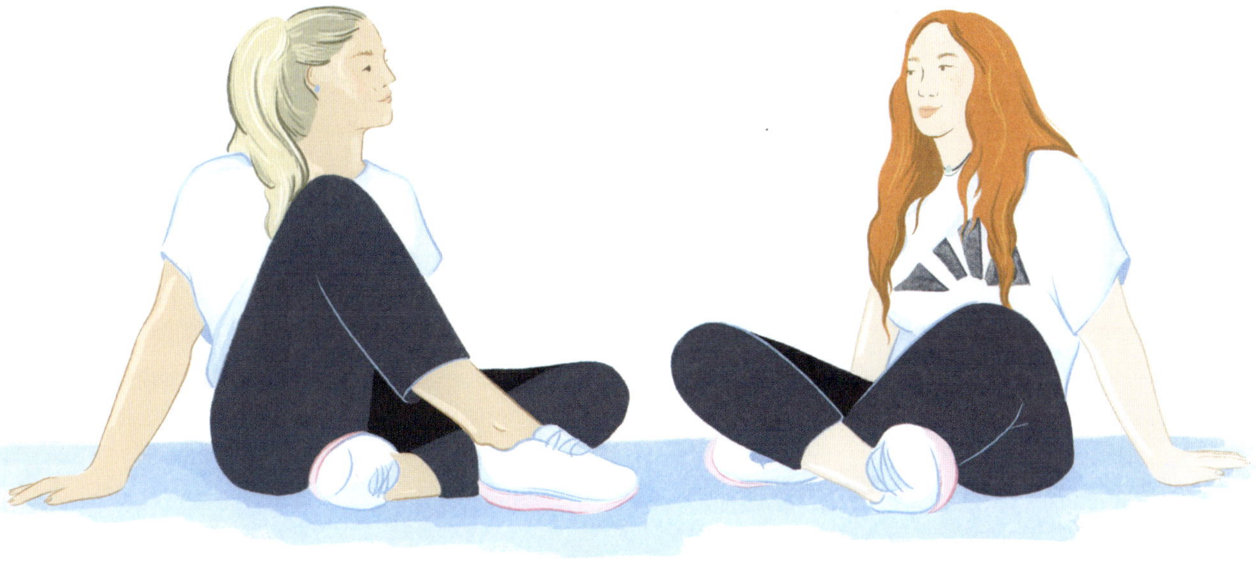

HEILUNG UND DIE WICHTIGKEIT REGELMÄSSIGER WIEDERHOLUNGEN

Die Verbesserung des vagalen Tonus ist ein allmählicher Prozess, der regelmäßige Übung und Änderungen des Lebensstils erfordert. Es geht um ein Gleichgewicht zwischen der Minimierung von Faktoren, die den vagalen Tonus senken, und der Intensivierung von Praktiken und Gewohnheiten, die den Vagusnerv aktivieren und den vagalen Tonus erhöhen. Um die oft überwältigenden Begriffe von »Heilung« und »Nervensystemregulation« abzuschwächen, hier eine weitere Heilungsgleichung:

Verbesserung des vagalen Tonus = Regulierende Wiederholungen (Reps) x Zeit

Es ist recht einfach: Genauso wie Sie Ihren Muskeltonus verbessern, indem Sie im Laufe der Zeit immer mehr »Reps« (Wiederholungen) einer Kraftübung absolvieren, verbessert sich der vagale Tonus, wenn Sie im Laufe der Zeit stetige Wiederholungen von bewussten Praktiken und Änderungen des Lebensstils anhäufen. Auf diese Weise wird Ihr Vagusnerv mobilisiert und Ihr Nervensystem reguliert.

Eines der unglaublichsten Dinge, die sich in den letzten zehn Forschungsjahren bestätigten, ist die Plastizität unseres Nervensystems: Es bleibt wandlungsfähig und passt sich fortwährend unseren Gedanken, Handlungen und Umweltbedingungen an. Wenn Sie Ihr Nervensystem fehlregulieren können, dann sind Sie auch imstande, es zu regulieren. Wir wissen heute, dass das Nervensystem Heilung anstrebt; es *will* regulieren. Das kann es nur, wenn Überleben nicht vorrangig ist (Stressoren/Umweltfaktoren); es braucht dafür Konsequenz und beständiges Üben (Reps x Zeit).

Lassen Sie uns mal eben zurückspulen und davon reden, wie sich das Nervensystem ursprünglich entwickelte. Bei Ihrer Geburt ist das vegetative Nervensystem (VNS) nur teilweise entwickelt, aber bereits fähig, die lebenserhaltenden Grundfunktionen von Herzschlag, Atmung und Verdauung zu steuern. Komplexere Funktionen, wie die Regulation von Emotionen und Stressreaktionen, werden in den ersten Lebensjahren und danach weiterentwickelt und brauchen Unterstützung, um sich richtig zu entfalten.

Das heranreifende System ist besonders anfällig für ungünstige Umwelt-, Erfahrungs- und Sozialfaktoren. Säuglinge sind in hohem Maße auf einen Erwachsenen angewiesen, mit dem sie Ko-Regulation und Verbundenheit erleben können. Wenn das Baby weint, greift ein Elternteil oder eine Betreuungsperson ein, um es zu trösten, seine Bedürfnisse zu erfüllen und ihm zu helfen, die Stressreaktion zu überwinden. So lernt das Baby Tag für Tag, immer wieder, dass es nicht allein ist und dass seine Bedürfnisse erfüllt werden.

Wenn ein Kind diese Ko-Regulation erlebt – wenn seine Bedürfnisse erfüllt werden, wenn es sich geliebt fühlt und man ihm zuhört, wenn ihm Grenzen gesetzt werden und es sich in Sicherheit ausdrücken kann, und die vielen anderen Dinge, die so ein kleines Wesen eben braucht –, dann entwickelt es die Fähigkeit zur Selbstregulation: Es wird dann in der Lage sein, eine Stressreaktion aus eigener Kraft zu überwinden.

Für die unzähligen Menschen, denen dies als Kind nicht zuteilwurde, ist dies etwas, das sie als Erwachsene weiter lernen müssen. Auch beim beim Erwachsenen vollzieht sich in ganz ähnlicher Weise die Heilung des Vagusnervs und Neuverschaltung des Nervensystems.

Was die Heilung verlangsamt

Ich habe schon erwähnt, wie sich aktuelle Stressfaktoren oder Ihr Umfeld auf diese Arbeit auswirken. Lassen Sie uns noch einmal den Vergleich mit der Verbesserung des Muskeltonus hernehmen. Der Erfolg des Krafttrainings wird geringer sein, wenn Sie verletzt oder schlecht ausgeruht sind oder zu wenig essen – unter diesen Bedingungen kann sich der intensive Muskelaufbau sogar negativ auswirken. Wenn Ihr derzeitiges Umfeld oder Ihre Lebenssituationen toxisch und ständig dysregulierend wirken, müssen Sie die Arbeit langsamer angehen und Schritte erwägen, wie die Stressoren minimiert oder ein der Heilung förderliches Umfeld geschaffen werden könnten. Die nötigen Schritte werden individuell verschieden sein, und es könnte hilfreich sein, professionelle Unterstützung zu suchen.

Darüber hinaus kann sich die Heilung verzögern, wenn man versucht, zu früh zu viel zu tun. Zur Erläuterung möchte ich noch einmal auf die Muskeln eingehen. Wenn Sie beim Gewichtheben zu früh zu viel heben, bevor Sie verstehen, wie die Übung für Ihren Körper richtig auszuführen ist, und bevor Sie ein Grundniveau an Kraft und Stabilität erreicht haben, erhöht sich das Risiko von Verletzungen. Ebenso bewirkt der Versuch, von heute auf morgen zu viel zu verändern, eine höhere Stressbelastung, wodurch das Nervensystem veranlasst wird, auf Überlebensmodus zu schalten. Paradoxerweise beschleunigt sich die Heilung am meisten, wenn man langsamer wird, die Dringlichkeit weglässt und regulierende Praktiken und Änderungen des Lebensstils einführt.

MEIN HEILUNGSWEG

Ich erinnere mich, dass sich meine Heilungsreise anfangs wie ein tausendteiliges Puzzle anfühlte, dessen Karton ich verloren hatte. Sie wissen schon, diese Schachtel mit dem Bild auf der Vorderseite, das Ihnen zeigt, wie das fertige Puzzle aussieht. Ohne dieses Bild hatte ich das Gefühl, dass die Teile überall verstreut waren und ich nicht wusste, wo ich anfangen sollte. Viel zu lange fühlte ich mich frustriert, festgefahren und verwirrt. Eine Zeit lang habe ich mir nicht eingestanden, wie schlimm meine Ängste waren. Oft habe ich es mit: »So bin ich nun einmal« abgetan. Dann schlug das chronische Überfunktionieren schließlich in eine Depression um, die ich nicht mehr ignorieren konnte. Ich wusste, dass sich etwas ändern musste. Ich musste etwas tun, aber was?

Ich begann mit Selbsthilfe, redete schließlich mit meinem Arzt, ging zur Therapie, machte Sport, meditierte, nahm meine Medikamente und vieles mehr. Ich habe alles Mögliche ausprobiert, ohne mich jemals so zu fühlen oder so zu heilen, wie ich es mir wünschte. Es fühlte sich an, als würde man Spaghetti an eine Wand werfen, um zu sehen, was hängen bleibt. Ich wollte nicht bloß wissen, warum ich mich quälte, sondern ich wollte konkrete Werkzeuge haben, um mich besser zu fühlen. Ich wollte nicht bloß meine Symptome lindern, sondern die Ursachen an der Wurzel packen. Ich lechzte nach einer Strategie. Ich brauchte einen Rahmen, ein Grundgerüst, das mir half, meine Heilung zu organisieren. Zu verstehen, wie das Nervensystem funktioniert und welche Rolle der Vagusnerv spielt, ermöglichte es mir schließlich, meine Heilung auf wirklich kraftvolle, konkrete Weise durch strategisches Vorgehen zu unterstützen. So wie ich als persönliche Trainerin und Sportlerin gelernt hatte, dass es strategische Wege gibt, den Körper zu stärken und zu heilen, begann ich zu erkennen, dass es auch forschungsgestützte, strategische Wege gab, um meine psychisch-mentalen Probleme zu heilen. Der Rahmen, den ich dafür entwickelte, ist nun der Prozess, mit dem ich meine Klienten tagtäglich unterstütze.

STRATEGISCHE HEILUNG

Bevor ich meine Vollzeitpraxis für mentales Gesundheitscoaching eröffnete, verbrachte ich fast ein Jahrzehnt als persönliche Trainerin und Wellness-Expertin (daher all die Vergleiche aus dem Krafttraining). Ich kreierte konsequent und strategisch spezielle Workout-Programme auf der Prämisse der Ziele meiner Klienten, ihres aktuellen Fitnessniveaus und Lebensstils. Dabei berücksichtigte ich ihre persönlichen Einschränkungen und die verfügbaren Ressourcen. Diese Pläne waren strategisch und gleichzeitig flexibel. Danach haben wir die Dinge angepasst und verändert, aufgrund unserer Beobachtungen, inwieweit etwas aus irgendeinem Grund funktionierte oder nicht funktionierte, während der Klient seine Fortschritte machte. Genau das gleiche Vorgehen wende ich nun auch auf das Angst- und Depressions-Coaching an, das ich anbiete. Auch wenn es viele universelle Ansätze zur Verbesserung der körperlichen Fitness und der psychisch-mentalen Gesundheit gibt, besteht immer ein Bedarf an individueller Gestaltung und Anpassung an die persönlichen Gegebenheiten.

Ich glaube an das strategische Heilen und die Erstellung eines gezielten Aktionsplans, um die angestrebten Ziele zu erreichen. Gleichzeitig bin ich Minimalistin in puncto Heilung. Mein Ziel für meine Klienten, sowohl im Fitnessstudio als auch in meiner jetzigen Praxis für psychomentale Gesundheit, war es schon immer, dass sie so wenig wie möglich tun müssen, um da hinzukommen, wo sie sein wollen. Ich unterstütze meine Klienten beim Finden der für sie wirksamsten Werkzeuge und Praktiken, und möchte das Gleiche hier auch für Sie tun. Sie werden die forschungsgestützten Praktiken zur generellen Regulation des Nervensystems bei sich anwenden und genau beobachten, wie sich jede Praxis auf einzigartige Weise bei Ihnen auswirkt.

So wie ein umfassendes Fitnessprogramm verschiedene Trainingskategorien einschließt – wie Kraft, Kardio, Core, Flexibilität und Stabilität – beinhaltet ein strategisches, umfassendes Trainingsprogramm für das Nervensystem ebenfalls verschiedene Übungskategorien. Für den Anfang habe ich diese in zwei Hauptkategorien vereinfacht dargelegt: in proaktive und reaktive Werkzeuge. Werfen wir also einen Blick auf beide.

PROAKTIVE UND REAKTIVE HEILUNGSWERKZEUGE

In meiner Coaching-Praxis helfen wir den Klienten, zwei sehr unterschiedliche »Werkzeugkisten« für sich zu erstellen: eine für proaktive Werkzeuge und eine andere für reaktive Werkzeuge. Allzu oft wird bei der Unterstützung oder den Botschaften, die man auf einem Heilungsweg erhält, eine dieser Kategorien gegenüber der anderen überbetont. Sie brauchen aber beides.

Zu den proaktiven Praktiken gehören *konsequente Gewohnheiten und Lebensstilroutinen* zur Verbesserung des vagalen Tonus und zur Schaffung eines Lebens, das für ein reguliertes Nervensystems besser geeignet ist.

Dies beinhaltet Schritte, die Sie proaktiv unternehmen, um die Wahrscheinlichkeit der Dysregulation oder des Auftretens Ihrer Symptome zu verringern. Dazu gehören Dinge wie Schlafqualität, Bewegung, Stressbewältigung und vagotonisierende Übungen (Übungen, die den vagalen Tonus stärken). In diese Kategorie fallen letztlich auch die vertiefte kognitive Arbeit und Traumaheilung, um Muster für die Zukunft neu zu verschalten. Dies ist eine Antwort auf Aussagen wie:

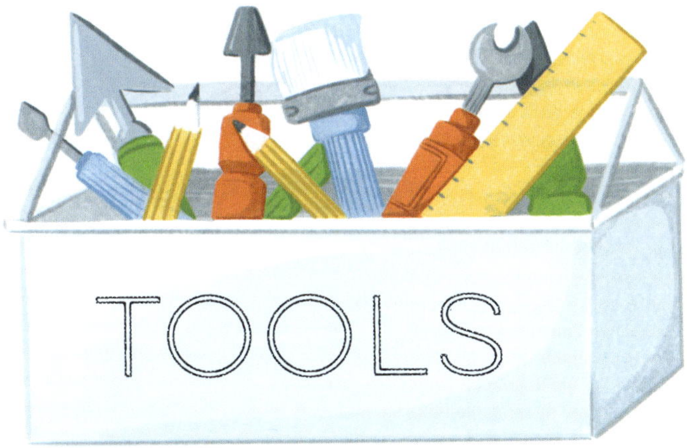

»Ich wünsche mir, dass ich generell besser reguliert bin. Ich möchte einen langfristigen Aktionsplan für die Heilung.«

Demgegenüber sind die reaktiven Praktiken *sofortige Regulationsübungen,* die Ihnen helfen, die Spirale von Aktivierung oder Abschaltung spontan umzukehren. Dafür gibt es unzählige Möglichkeiten, aber typischerweise konzentrieren sich diese Übungen darauf, Sie über die Sinne oder durch spezielle, den Vagus aktivierende Praktiken im gegenwärtigen Augenblick wieder mit Ihrem Körper und Ihrer Umgebung zu verbinden. Die Werkzeuge liefern eine Antwort auf Botschaften wie: »Ich bin schon dort – aktiviert, getriggert, oder sogar schon abgeschaltet! Was jetzt?«

Proaktive Heilungswerkzeuge

Bei den proaktiven Heilungsmethoden gibt es neun forschungsgestützte Kategorien, die insgesamt zu verbesserter Regulation und einem höheren vagalen Tonus beitragen. Ich setze sie gerne in meiner Coaching-Praxis als orientierende Richtlinien ein. Sie finden sie auf den nächsten Seiten, zusammen mit kurzen Beschreibungen und einigen forschungsunterstützten Richtlinien, die ich meinen Klienten mitgebe (unter Berücksichtigung ihrer individuellen Bedürfnisse, Fähigkeiten und zur Verfügung stehender Ressourcen).

	Proaktive Routine	Überblick und Richtlinien
1	**Schlaf**	Schlaf ist der wichtigste Faktor für unsere geistige und körperliche Gesundheit, und der Vagusnerv spielt eine wichtige Rolle bei der Regulation des Schlafs. Setzen Sie sich das Ziel, in 80 Prozent der Nächte Ihres Lebens ausreichend lang und tief zu schlafen. In der Forschung wird die Qualität des Schlafs häufig mit durchschnittlich acht Stunden pro Nacht und einem gleichmäßigen Zeitplan (wann Sie zu Bett gehen und wann Sie aufwachen) definiert. Im Idealfall wachen Sie ohne Wecker auf und fühlen sich ausgeruht.
2	**Bewegung**	Bewegung und Sport wirken sich positiv auf den Vagusnerv aus, und Forschungsergebnisse machen deutlich, dass die gesündeste Version Ihres Gehirns in einem Körper in Bewegung lebt. Es gibt viele Nuancen und persönliche Anpassungen, wenn es um eine Bewegungsroutine geht, aber einige allgemeine Richtlinien besagen, dass man mehr als 150 Minuten körperliche Aktivität pro Woche anstreben sollte, aber auch ein kurzer täglicher Spaziergang macht einen Unterschied.
3	**Atmung**	Atmen ist eine wichtige Möglichkeit, den Vagusnerv zu beeinflussen. Langsames, tiefes Atmen stimuliert die Aktivität des Vagusnervs, fördert die Entspannung und reduziert die Stressreaktion. Die Atmung hat einen starken proaktiven und reaktiven Einfluss auf unser Wohlbefinden. Unternehmen Sie proaktive Schritte in Richtung eines funktionellen Atemmusters ähnlich der Zwerchfellatmung, mit Ein- und Ausatmung durch die Nase.
4	**Vagotonisierende Übungen**	So wie es spezifische Übungen gibt, um den Bizeps oder die Bauchmuskeln zu aktivieren, gibt es auch spezifische Übungen oder Praktiken, um den Vagusnerv zu aktivieren. Diese können reaktiv im Augenblick zur Regulation oder proaktiv zur Verbesserung des vagalen Tonus eingesetzt werden. Im nächsten Kapitel finden Sie ab Seite 104 Beispiele und Anleitungen für viele Übungen zur Vagusaktivierung.
5	**Darmgesundheit**	Darm und Vagusnerv sind eng miteinander verbunden, was bedeutet, dass eine schlechte Darmgesundheit zu Entzündungen und Immunstörungen führen kann, die sich negativ auf die Aktivität des Vagusnervs auswirken. Allgemeine Richtlinien für einen gesunden Darm: abwechslungsreiche und gesunde Ernährung mit Vollwertkost, Einnahme von Probiotika oder Verzehr von fermentierten Lebensmitteln, Stressbewältigung, besserer Schlaf, möglichst Vermeidung von Antibiotika und Minimierung oder Verzicht auf Zuckerzusatz, Pflanzenöle und Transfette, weil sie Entzündungen im Darm verursachen. Die Verbesserung der Darmgesundheit kann ein sehr individueller Prozess sein, und oft lohnt es sich, mit einem Darmspezialisten zu sprechen.

	Proaktive Routine	Überblick und Richtlinien
6	**Visuelle Therapie**	Das visuelle System ist ein starker Hebel, um Ihren mentalen und physischen Zustand zu verändern. Sehen ist der wichtigste Sinn, den wir nutzen, um uns in der Welt zurechtzufinden und zu überleben. Es gibt interessante Wechselwirkungen zwischen dem, wie man sieht, und dem, wie man sich innerlich fühlt. Stress verändert unsere Sehweise; durch bewusstes Verändern Ihrer Sehweise können Sie die Stressreaktion verringern (oder erhöhen). Stress löst eine Art Tunnelblick in uns aus. Konvergenz, also das Zusammenführen der Augen, um etwas aus der Nähe zu betrachten (wie Ihr Handy), aktiviert das sympathische Nervensystem. Betrachtung aus der Ferne, Scannen mit den Augen oder bewusste Konzentration auf peripheres Sehen verringert die Stressreaktion des Körpers. Insgesamt zielt die visuelle Therapie darauf ab, die Sehfunktion zu verbessern und die Verbindung zwischen Augen und Gehirn zu stärken. Es gibt nur wenige Untersuchungen zu den spezifischen Auswirkungen der visuellen Therapie auf den Vagusnerv, doch gibt es Hinweise, dass sie sich durch ihre Auswirkung auf Stress und Entspannung auf die vagale Aktivität positiv auswirkt. Das folgende Kapitel enthält ab Seite 112 Übungen zur visuellen Therapie. Meine Erfahrung hat gezeigt, dass ein ausgewogenes Verhältnis zwischen dem Betrachten von Bildschirmen aus nächster Nähe und dem Betrachten aus der Ferne durch ein Fenster oder beim Spazierengehen sich insgesamt sehr positiv auswirkt.
7	**Gemeinschaft**	Der parasympathische Zustand kann Sozialkontakt aktivieren und dadurch auch aktiviert werden. Forschungen zeigen, dass gute soziale Kontakte uns vor Trauma, Depressionen und anderen psychischen Problemen schützen können. Gesunde soziale Beziehungen schalten den Parasympathikus ein und regen den Vagusnerv an. Mit einem hohen vagalen Tonus sind Sie besser in der Lage, auf andere zu reagieren, ihnen zuzuhören und sich mit ihnen zu beschäftigen. Haben Sie das Gefühl, dass Sie hochwertige soziale Kontakte erleben? Sind Sie in der Lage, Beziehungen oder Interaktionen zu begrenzen, die sich anstrengend oder dysregulierend anfühlen? Ziel ist es, Menschen zu finden und mit ihnen Zeit zu verbringen, bei denen Sie sich sicher und unterstützt fühlen. Dies bewusst zu kultivieren, wirkt sich positiv auf den vagalen Tonus aus.
8	**Umstrukturierung:** **Denkweise und Traumaheilung**	Traumata bewirken eine Fehlsteuerung des autonomen Nervensystems, verminderte Vagusaktivität und überbeschützende Denkmuster. Durch die Veränderung problematischer Denkmuster und die Auflösung im Körper gespeicherter Traumata können Hypervigilanz und Stress reduziert sowie Gefühlsregulation und Immunfunktion verbessert werden. Die Zusammenarbeit mit einem Traumaexperten ist oft der beste Weg für diese Arbeit.
9	**Umfeld und** **Stressbewältigung**	Die Forschung macht deutlich, dass das Umfeld und die Stressoren eines jeden Menschen den Zustand seines Nervensystems erheblich beeinflussen. Zur Umwelt gehören Dinge wie Luftverschmutzung oder Lärm, Unordnung und ein toxisches soziales Umfeld, die allesamt die Stressreaktion des Körpers erhöhen. Wenn Sie Ihre allgemeine Stressbelastung in den Griff bekommen und darauf achten, sich eine weniger stressige Umgebung zu schaffen oder Zeit darin zu verbringen, wird es sich positiv auf den vagalen Tonus auswirken.

Denken Sie daran: Das Ziel besteht nicht darin, Ihr Leben von heute auf morgen umzukrempeln; vielmehr empfehle ich Ihnen, sich auf eine oder vielleicht zwei dieser Gewohnheiten zu fokussieren. Und seien Sie sich bewusst, dass Sie oft Unterstützung benötigen werden, um nachhaltige Verhaltensänderungen zu erzielen (ein wesentlicher Teil meiner Arbeit mit meinen Klienten).

Ein guter Anfang wäre es, zu entscheiden, welche dieser Kategorien sich am leichtesten verändern ließe oder welche für Sie die größten Auswirkungen hätte, und dort anzusetzen. Wenn Sie eine kleine Veränderung vornehmen und diese oft genug wiederholen, wird sie zu Ihrer neuen Basisgewohnheit. Fügen Sie dann entweder eine weitere kleine Änderung im selben Bereich hinzu oder wechseln Sie zu einer neuen Gewohnheit, um wenigstens ein bisschen etwas zu verändern. Das Ziel besteht darin, klein anzufangen und die verbesserte Gewohnheit so oft zu wiederholen, bis sie zu Ihrer neuen Grundeinstellung wird.

Hier sind ein paar Leitfragen, um herauszufinden, womit Sie anfangen könnten:

- »Welche dieser Gewohnheiten macht für mich den größten Unterschied?« Ich frage meine Klienten oft: »Was ist die wichtigste proaktive Maßnahme, mit der Sie für Ihr Wohlbefinden sorgen können? Welche Maßnahme bringt für Sie das größte Plus, wenn Sie sie konsequent und achtsam durchführen? Und welche regelmäßig praktizierte Maßnahme lässt kaum noch Raum für einen schlimmsten Tag?«
- Nehmen wir an, für Sie ist es der Schlaf. Fragen Sie sich also, wie Ihre derzeitigen Gewohnheiten in Bezug auf Schlaf aussehen? Was hindert Sie daran, genügend hochwertigen Schlaf zu bekommen? Was wäre ein kleiner Schritt, den Sie tun könnten, um dies zu verbessern?
- Nehmen wir an, Sie stellen fest, dass Sie vor dem Schlafengehen noch ein Weilchen auf Ihrem Handy scrollen. Vielleicht könnten Sie anfangen, Ihr Telefon auf der Kommode statt auf dem Nachttisch einzustöpseln; so würden Sie es nicht ins Bett mitnehmen. Oder Sie könnten sich für zehn Minuten vor dem Schlafengehen den Wecker stellen, der Sie daran erinnert, das Handy wegzulegen und sich die Zähne putzen zu gehen.

Wenn sich zehn Minuten zu schwierig anfühlen, beginnen Sie mit fünf. Wenn es mit dem Wecker nicht funktioniert, wählen Sie eine Zeit am Tag zum Löschen der Apps, die am verlockendsten sind. Ziel Ihrer Verhaltensänderung ist es, klein anzufangen und klare Anhaltspunkte für neues Verhalten zu geben. Sie sollten es sich so leicht wie möglich machen, um das zu tun, was Sie wirklich tun wollen (Ihr Handy früher ausschalten), und könnten Hindernisse einbauen, die es Ihnen erschweren, Dinge zu tun, die Sie nicht tun möchten (scrollen bis spätnachts).

Beim Coaching helfe ich meinen Klienten, ihre Verhaltensänderung so weit zurückzunehmen, bis sie sich lächerlich klein anfühlt. Zum Beispiel hatte eine Klientin morgens Angstprobleme und wollte eine Morgenroutine einführen. Sie wollte dreißig Minuten früher aufwachen, um zu meditieren und spazieren zu gehen, bevor sie sich für die Arbeit fertig machte. Dieses Ziel hatte sie sich schon vor mehr als einem Monat gesetzt, es aber nur einmal umgesetzt. Es klingt zwar gut, dieses Ziel zu haben, von null Morgenroutine zu einem dreißigminütigen, mehrstufigen Prozess am Morgen überzugehen, aber das Scheitern ist dabei geradezu vorprogrammiert.

Der nächste Teil des Gesprächs verlief folgendermaßen:

Ich: Was wäre der kleinste Schritt, den Sie auf dem Weg zu dieser idealen Morgenroutine tun können?

Klientin: Ich könnte zehn Minuten lang meditieren.

Ich: Noch kleiner.

Klientin: Vielleicht meditiere ich nur fünf Minuten.

Ich: Können Sie den Schritt noch kleiner machen?

Klientin: Alles, was noch kürzer wäre, fühlt sich an, als würde es gar nichts bringen.

Ich: Welchen Unterschied könnte es machen, wenn Sie beim Aufwachen nur drei tiefe Atemzüge machen?

Klientin: Ich denke, das wäre schon etwas – zumindest mehr, als ich jetzt mache.

Ich: Glauben Sie, dass Sie es schaffen, morgen Früh vor dem Aufstehen drei tiefe Atemzüge zu machen?

Klientin: Das fühlt sich leicht an; ich bin mir sicher, dass ich das schaffen kann.

Ich: Großartig, dann fangen wir also damit an.

BINGO.

Die Realität sieht so aus: Diese Klientin hatte in den letzten Monaten mehrfach beschlossen, eine bewusste, achtsamere Morgenroutine einzuführen, aber jedes Mal hielt sie diese Praxis nur ein bis zwei Tage durch. Nach zwei Wochen mit: »Ich muss ja bloß drei Mal tief durchatmen; alles darüber hinaus ist ein Bonus«, kombinierte sie das Morgenprogramm immer wieder neu. Schließlich schaffte sie es fast immer, automatisch aufzuwachen und sich bewusst in eine regulierende zehn- bis zwanzigminütige Morgenroutine gleiten zu lassen. Die Ängste ließen nach, und der Tag nahm einen viel besseren Anfang. Die Entwicklung in eine nützlichere, besser regulierende Richtung beginnt also mit einer kleinen Übung, die Sie ständig optimieren.

Ich sage es noch einmal: Sie müssen lächerlich klein anfangen. Sie müssen sich für eine Version des neuen Wunschverhaltens entscheiden, die Sie selbst an Ihren schlimmsten Tagen, wenn Sie zu gar nichts Lust haben, denken lässt: »Ach, es sind ja nur drei Atemzüge« oder: »Ich muss ja nichts anderes tun, als drei Mal zu atmen – nicht mehr, wenn ich das nicht möchte.«

Gewohnheiten zu ändern ist schwer. In meiner Praxis höre ich oft Sätze wie: »Ich weiß genau, was ich tun sollte, um mich besser zu fühlen, aber ich kann mich nicht dazu aufraffen.« Und dann nimmt man an, es läge an mangelnder Motivation oder Willenskraft. Also ich glaube das nicht. Man tut das, wozu man in der Lage ist, und ist darauf programmiert, das zu tun, was man immer schon getan hat, vor allem im Stress. In Wahrheit führen aber positive Veränderungen im Leben zu positiven Veränderungen im Gehirn, und die positiven Veränderungen im Gehirn unterstützen uns wiederum dabei, mehr positive Veränderungen im Leben vorzunehmen. (Im Abschnitt »Buchempfehlungen« auf Seite 148 finden Sie einige Bücher zum Thema, wie man neue Gewohnheiten schafft, die ich prima finde.)

Ihr Nervensystem zu regulieren und Ihren Vagusnerv zu heilen bedeutet, dass Sie Ihr Leben zumindest in einer gewissen Weise ändern müssen. Und wie ich schon sagte, können diese Veränderungen schwierig sein und erfordern häufig Unterstützung und zusätzliche Kapazitäten. Was oft die Möglichkeit schafft, größere Veränderungen im Leben vorzunehmen, ist die Fähigkeit, in Echtzeit die Stressreaktion des Körpers zurückzudrängen. Ich helfe meinen Klienten dabei, die reaktiven Werkzeuge zur sofortigen Stressbewältigung zu erkennen, mit denen sie sich regulierter fühlen und die Kontrolle behalten.

Reaktive Heilungswerkzeuge

Reaktive Heilungswerkzeuge sind eine augenblickliche Unterstützung, um der Stressreaktion des Körpers in Echtzeit gegenzusteuern, den Vagusnerv zu aktivieren und das Nervensystem zu regulieren. Wenn der Klient ein Gewahrsein für sein Nervensystem erlangt hat und erkennen kann, in welchem Zustand er sich gerade befindet, ist das Identifizieren einiger reaktiver Regulationsübungen eines unserer nächsten gemeinsamen Anliegen, bevor wir überhaupt darangehen, Gewohnheiten proaktiv verändern zu wollen.

Sobald Sie gelernt haben, Dysregulation unmittelbar zu erkennen, und über Werkzeuge verfügen, von denen Sie überzeugt sind, dass sie Ihnen helfen, sich sofort geerdeter zu fühlen, ist das unglaublich ermutigend. Sie werden auch feststellen, dass durch das gehäufte Wiederholen dieser Regulation mehr Kapazität für die übrige Heilungsarbeit entsteht.

An folgende Dinge sollten Sie denken, wenn Sie Ihre Werkzeugkiste für reaktive Heilung zusammenstellen:

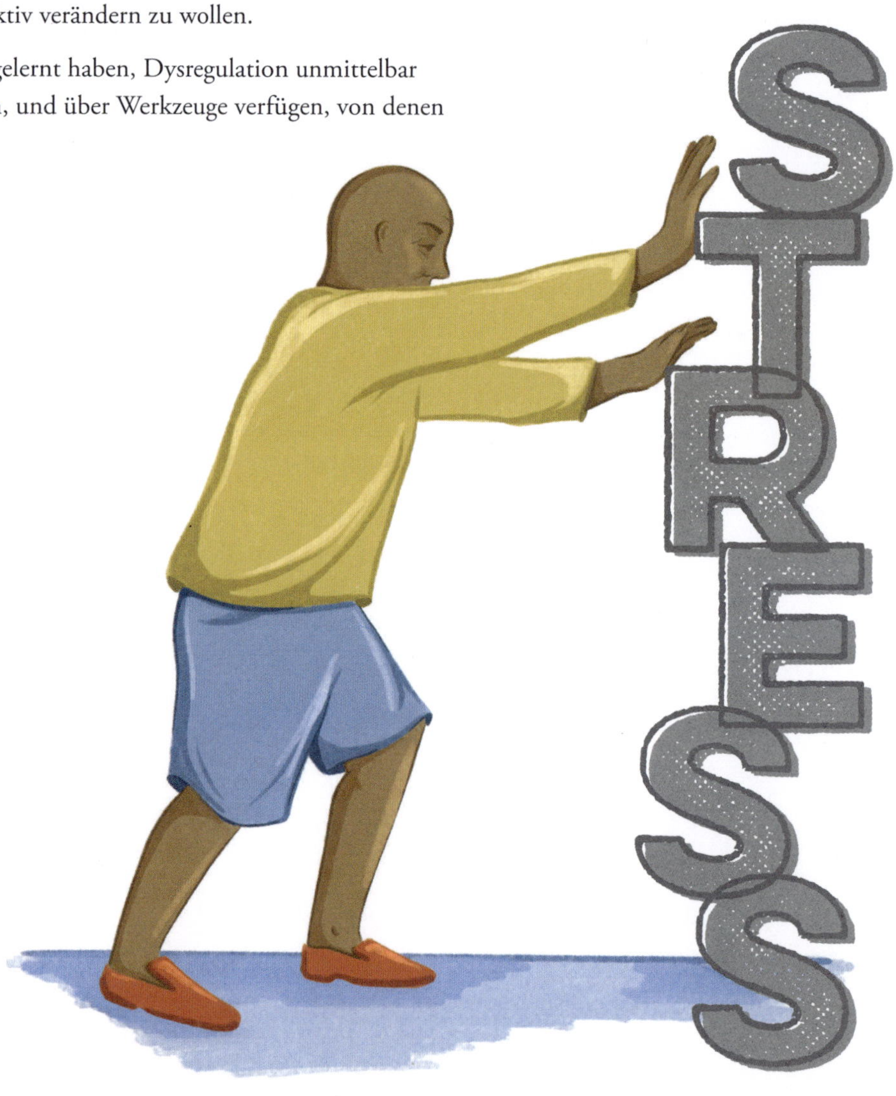

- Manche Werkzeuge oder Übungen können allgemein regulierend wirken, während andere je nach dem Zustand des Nervensystems, in dem Sie sich gerade befinden, nützlich sind. Überspringen Sie nicht die Phase der Bewusstwerdung, in der Sie erkennen lernen, ob Sie sich in einem Aktivierungs- oder Abschaltzustand befinden, denn das Bewusstsein darüber gibt Ihnen Hinweise, welche reaktiven Werkzeuge Sie als erste anwenden wollen.
- Beständigkeit ist der Schlüssel! Um Ihr Nervensystem zu regulieren, sind konsequente neuronale Übungen nötig (also Maßnahmen, die Ihr System in Richtung Regulation steuern). Auch hier gilt, wie bei den Wiederholungen im Fitnessstudio: Anzahl der Muskel-Reps über einen längeren Zeitraum = Muskeltraining. Anzahl der Regulations-Reps über einen längeren Zeitraum = Vagus-Tonisierung.
- Mit reaktiven Werkzeugen sollte man auch proaktiv üben. Wenn Sie diese regulierenden Ressourcen erst anwenden, wenn Sie in Not sind, wird ihr Einsatz schwierig sein, weil Sie es nicht geübt haben. Ohne konsequente Übung werden Sie Ihr Nervensystem nicht in Form bringen. Der Schlüssel liegt darin, jene Werkzeuge oder Praktiken zu erkennen, die Sie bereits einsetzen und die Ihnen helfen, sich besser zu regulieren.
- Planen Sie ein, reaktive Werkzeuge über den Tag verteilt einzubauen. Für manche kann das drei Mal täglich bedeuten, für andere vielleicht zehn Mal am Tag. Es sollte sich beabsichtigt, aber nicht überwältigend anfühlen.
- Das Ziel beim Regulieren ist nicht, direkt in den grünen Bereich zu springen und sich vollkommen ruhig und geerdet zu fühlen. Ziel ist es, vielleicht nur einen winzigen Schritt in Richtung Regulation zu gehen. Wenn Sie von Stufe 8 der sympathischen Aktivierung zu Stufe 7 gelangen, ist das großartig! Mehr Regulation kann durch Wiederholung der Übung oder Kombination mit anderen erreicht werden.
- Um herauszufinden, welche Regulationspraktiken sich am besten für Sie eignen, bedarf es bewusster Erkundung und altmodischen Herumprobierens.

Beim reaktiven Regulieren müssen Sie Ihr System dort abholen, wo es sich gerade befindet (Aktivierung oder Abschaltung) und dann langsam in Richtung Regulation bewegen.

Reaktive Regulation bei Aktivierung

Sie fühlen sich ängstlich und wissen, das bedeutet, dass Sie im Zustand der Sympathikus-Aktivierung sind. Vielleicht denken Sie: »Okay, ich sollte jetzt zur Ruhe kommen, also werde ich tief einatmen oder ein bisschen meditieren, um mehr Stille hineinzubringen.« Sie dürfen aber nicht vergessen, dass Ihre Physiologie in diesem Zustand so verändert wird, dass sie nach Mobilisierung verlangt. Wenn Sie nun sofort in die Stille springen, könnte das Ihr Nervensystem noch mehr aktivieren, anstatt es zu beruhigen.

Das ist der Grund, warum so viele Menschen Dinge wie Meditation oder Atemarbeit als etwas abtun, das »bei ihnen nicht funktioniert«. Es könnte sich jedoch vielmehr so verhalten, dass sie dies zur falschen Zeit anwenden. Stattdessen muss man oft sein Nervensystem *zuerst in Bewegung* bringen, damit sich die aktivierte Energie entladen und den Körper verlassen kann. Das könnte so aussehen, dass Sie den ganzen Körper kurz schütteln, einen Spaziergang machen oder mehrmals die Fäuste ballen und wieder öffnen. Sie erkennen, dass eine Übung hilfreich ist, wenn Sie sich danach ruhiger und weniger gehetzt fühlen, Spannungen loslassen oder tiefer atmen können – auch wenn es nur eine subtile Veränderung ist. Betrachten Sie diesen Zustand als »Oben«, und Ihr Ziel ist, sich herunterzuregulieren.

Reaktive Regulation bei Abschaltung

Sie fühlen sich deprimiert, vielleicht sogar etwas abgekoppelt oder dissoziiert. Sie wissen, dass dies bedeutet, dass Sie sich in einem Zustand der dorsal-vagalen Abschaltung befinden. Die Gedanken, die Sie hier oft denken, klingen wie: »Ich kann nichts tun« oder »Es ist doch egal.« Aber stellen Sie sich einmal vor, Sie würden stattdessen denken: »Nun gut, das Ziel ist, irgendwie in die Gänge zu kommen, also werde ich versuchen, zu trainieren.« Denken Sie daran, dass sich in diesem Zustand Ihre Physiologie so verändert, dass eine Immobilisierung begünstigt wird. Daher kann ein aktiviertes Training zwar hilfreich sein, um den Gang zu wechseln, aber es ist wahrscheinlich zu viel und zu schnell. Das ist der Grund, warum der allgemeine Rat »Bewegung ist gut gegen Depressionen« sehr kontraproduktiv sein kann, weil Sie (a) vermutlich nicht in der Lage sind, aus einem Gefühl von Niedergeschlagenheit in einen Bootcamp-Kurs zu springen, und weil es (b) viel zu früh für Ihr System sein könnte, selbst wenn Sie Ihren Weg dorthin mit Willenskraft erzwingen könnten (was ich nicht empfehle). Wenn Sie sich im Zustand der roten Zone befinden, sollten Sie nicht versuchen, direkt in den ventral-vagal regulierten Zustand zu gelangen, so toll das auch sein mag. Stattdessen möchten Sie kleine Mengen mobilisierender Energie in Ihren Körper strömen lassen, um sich ein wenig mehr »hier«, also verbunden zu fühlen. Stellen Sie sich einen Bären vor, der langsam aus dem Winterschlaf erwacht. Das könnte so aussehen, dass Sie sich von der Couch auf die Veranda bewegen, sich die Hände reiben, um wieder ins Körperbewusstsein zu kommen, oder in die Küche gehen, um ein Glas kaltes Wasser zu trinken.

Sie werden merken, dass eine Übung Ihnen hilft, wenn Sie anfangen, sich mehr in Ihrem Körper zu fühlen, sich Ihrer Umgebung bewusst zu werden, fähiger und leistungsfähiger zu sein oder ein bisschen mehr Energie zu haben. Stellen Sie sich das wie einen »Down«-Zustand vor, und das Ziel ist, sich Schritt für Schritt hochzuregulieren.

Sie sind in der Lage, den Vagusnerv zu heilen und Ihr Nervensystem durch scheinbar kleine Schritte neu zu gestalten. Jedes Mal, wenn Sie eine proaktive oder reaktive regulierende Ressource nutzen, zeigen Sie Ihrem System, dass Sie ein bisschen sicherer sind, als es voraussetzt. Sie aktivieren Ihren Vagusnerv und zapfen Ihren parasympathischen Zustand an. Wenn Sie dies konsequent tun, verbessert sich der vagale Tonus, und Ihr Nervensystem wird besser reguliert.

Das nächste Kapitel bietet Ihnen eine Fülle von angeleiteten Übungen, die Sie ausprobieren und mit denen Sie experimentieren können.

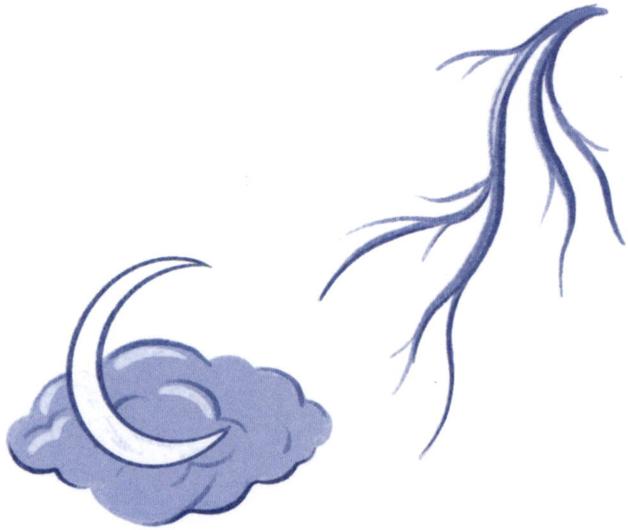

KURZE ZUSAMMENFASSUNG

- Heilung = Wiederholte Regulationen x Zeit
- Die Verbesserung des vagalen Tonus ist ein schrittweiser Vorgang, der regelmäßiges Üben und Veränderungen Ihres Lebensstils erfordert.
- Es ist möglich, und meiner Ansicht nach wesentlich, sich für strategisches Heilen zu entscheiden. Dazu muss man verstehen, wie der Vagusnerv funktioniert und wie man mit der Physiologie arbeiten kann, um die Heilung zu regulieren und voranzutreiben.
- Zu den proaktiven Regulationspraktiken zählen: der Schlaf, Bewegung, Atmung, vagotonisierende Übungen, Darmgesundheit, visuelle Therapie, Gemeinschaft, Umstrukturierung sowie Umwelt- und Stressbewältigung. Sie schließen auch mit ein, jene reaktiven Regulationsübungen, die sich als hilfreich erwiesen haben, proaktiv einzusetzen, um Ihr System damit vertraut zu machen, damit sie in Zeiten von hohem Stress für Sie verfügbar sind.
- Reaktive Regulationspraktiken sind die Echtzeit-Werkzeuge, die Ihnen helfen, von einem Zustand der Dysregulation zur Regulation überzugehen. Dabei müssen Sie Ihr Nervensystem zunächst dort abholen, wo es sich befindet, und dann allmählich Werkzeuge oder Praktiken einbauen, die Sie in Richtung Regulation bringen.

6

SOMATISCHE UND VAGALE TONISIERUNGSÜBUNGEN

Ein starker vagaler Tonus wird in der gleichen Weise aufgebaut wie starke Muskeln. Scheinbar kleine, aber konsequente Wiederholungen im Zeitverlauf machen den Unterschied aus.

Denken Sie beim Lesen dieses Kapitels daran, dass es nicht das eine magische Werkzeug oder den einen Trick gibt, sondern viele verschiedene Praktiken der somatischen und vagalen Tonisierung, die bei konsequenter Anwendung über Tage, Monate oder sogar Jahre hinweg enorme Heilungswirkungen erzielen können. Mit ein bisschen Experimentieren werden Sie herausfinden, welche Werkzeuge am besten für Sie geeignet sind. Dieses Kapitel ist wie eine Bibliothek angeleiteter Übungen, auf die Sie immer wieder zurückgreifen können.

In diesem Kapitel finden Sie eine Mischung aus somatischen und vagalen Tonisierungsübungen. Beide zielen darauf ab, das Nervensystem zu regulieren und auf diese Weise zu einem besseren vagalen Tonus beizutragen. Ich möchte kurz auf den Unterschied zwischen diesen Übungskategorien hinweisen, damit Sie diese Begriffe besser einordnen können, wenn Sie anderswo davon hören. Somatische Praktiken umfassen ein breiteres Spektrum von Techniken, die darauf abzielen, die Verbindung zwischen Geist und Körper zu fördern, körperliche Spannungen zu lösen und Traumata zu heilen. Vagale Tonisierungsübungen sollen gezielt den Vagusnerv ansprechen, um die Entspannungsreaktion des Körpers zu aktivieren und das allgemeine Wohlbefinden zu fördern.

Auch bei diesen Instrumenten handelt es sich um eine Mischung aus proaktiven und reaktiven Werkzeugen (siehe Seite 91). Viele von ihnen können in beide Richtungen eingesetzt werden: als Hilfsmittel zur proaktiven Verbesserung des vagalen Tonus oder als reaktive Sofortmaßnahmen, um die Spirale der Aktivierung oder Abschaltung umzukehren. Denken Sie daran, dass auch reaktive Werkzeuge nicht ausschließlich in Notfällen eingesetzt werden sollten. Sie müssen proaktiv und in kleineren Stressmomenten eingeübt werden, damit sie zur vertrauten und natürlichen Praxis werden, die in größeren Momenten der Dysregulation eingesetzt werden kann.

Auf den folgenden Seiten finden Sie eine Gebrauchsanleitung für verschiedene Übungen, die ich in drei Gruppen unterteilt habe: vagale Tonisierungsübungen, Werkzeuge für die Aktivierung und Werkzeuge für die Abschaltung.

Einige der Übungen in diesem Kapitel sind spezifisch für die Aktivierung des Vagusnervs, andere sind allgemeinere somatische, das Nervensystem regulierende Übungen. Immer wenn wir unser Nervensystem in Richtung Regulation bewegen, verbessern wir den vagalen Tonus.

VORBEREITUNG AUF DIE PRAXIS

Bevor es ans praktische Üben geht, möchte ich Ihnen einen Rahmen geben, in dem Sie die Effektivität jeder dieser Übungen für sich selbst bewerten können. Das Ziel ist nicht, sie alle anzuwenden, sondern die für Sie lohnendsten Übungen zu identifizieren.

Bei vielen der grundlegenden Lebensstil-Maßnahmen besteht das Ziel darin, die Praktiken proaktiv, konsequent und nachhaltig ins tägliche Leben zu integrieren. Das Mittel zur Beurteilung ist einfach die Beobachtung der zunehmenden Kapazität und der Veränderungen im Laufe der Zeit.

Wenn es darum geht, Praktiken *reaktiv* für Zustände wie Kampf, Flucht, Erstarrung oder Abschaltung einzusetzen, gibt es einen einfachen Weg, sich auf sie einzustimmen, sie zu überprüfen und ihre Wirksamkeit zu bewerten. Denken Sie daran, dass verschiedene Werkzeuge für verschiedene Zustände funktionieren und dass verschiedene Werkzeuge für verschiedene Menschen mehr oder weniger effektiv sind, je nach den einzigartigen Bedürfnissen ihres Nervensystems. Wenn Sie neue Praktiken probieren, folgen Sie diesen Schritten:

1. **Wählen Sie eine Basisbewertung:** Stimmen Sie sich ein und stellen Sie Ihren Grundzustand *(Baseline)* und die Empfindungsintensität fest. Als erste Übung in diesem Kapitel ist eine angeleitete Basisbewertung vorgesehen. Zusätzlich zu dieser subjektiven Geist-Körper-Einschätzung (mit Anleitung) lasse ich meine Klienten häufig eine objektivere Bewertung vornehmen, indem ich sie den Bewegungsumfang oder die physische Spannung ihres Körpers bei Dehnungen beobachten lasse. Wenn eine Maßnahme zu verbesserter Regulation beigetragen hat, zeigt sich oft bei erneuter Testung derselben Dehnung, dass die Muskelspannung geringer und der Bewegungsumfang größer geworden ist. Eine Basisbewertung ist daher eine Art Einstimmung, die jederzeit eine Bewertung des inneren Zustands und/oder der körperlichen Spannung ermöglicht.
2. **Fügen Sie eine regulierende Übung hinzu:** Wählen Sie eine Übung und führen Sie diese aus. Beachten Sie, dass die Art und Weise, wie Sie eine Übung ausführen, verschiedene Ergebnisse bringen kann. Viele Übungen lassen sich flexibel gestalten, was Häufigkeit, Dauer und Intensität betrifft.
3. **Neubewertung:** Wiederholen Sie Ihre Einschätzung des Grundzustands und/oder die Bewertung der Körperspannung und notieren Sie Veränderungen.

Wenn Sie aktiviert sind, ein Werkzeug einsetzen und sich dann selbst nur ein bisschen ausgeglichener oder ruhiger fühlen, hat es funktioniert. Oder wenn Sie abgeschaltet sind, ein Werkzeug einsetzen und sich dann selbst nur ein bisschen verbundener oder energiegeladener fühlen, hat es funktioniert.

Wenn Sie bei einer Übung verminderte Spannung oder einen erweiterten Bewegungsumfang bemerken (die Spannung beim Kopfdrehen wird weniger oder Sie können Ihre Zehen besser erreichen), dann hat diese Übung dazu beigetragen, Ihr System zu entspannen.

Weitere Anzeichen, dass eine Übung Ihr Nervensystem wieder in Gang bringt: Sie gähnen oder seufzen bei der Übung oder kurz danach, die Atmung ist vertieft, Sie spüren, wie Ihr Magen-Darm-Trakt wieder arbeitet (mit Magenglucksen, Blähungen, Aufstoßen), oder Sie fühlen sich einfach ruhiger und präsenter.

BASISBEWERTUNG

Dies ist eine Übung, die Ihnen hilft, Ihre Innenwahrnehmung (Interozeption) zu aktivieren und eine Ausgangslage für den aktuellen Zustand Ihres Nervensystems zu ermitteln. Wenn Sie mit neuen Regulationsmethoden experimentieren, ist es wichtig, einen kurzen Test zu machen, bevor Sie das Werkzeug einsetzen, damit Sie eine Ausgangsbasis haben, die Ihnen hilft, die Effektivität des Werkzeugs besser einzuschätzen. Mit der Zeit wird dieser Soforttest schneller und automatischer ablaufen, aber wie bei den meisten Dingen, die wir noch nie gemacht haben, müssen wir damit bewusst und mit ein wenig Anleitung beginnen.

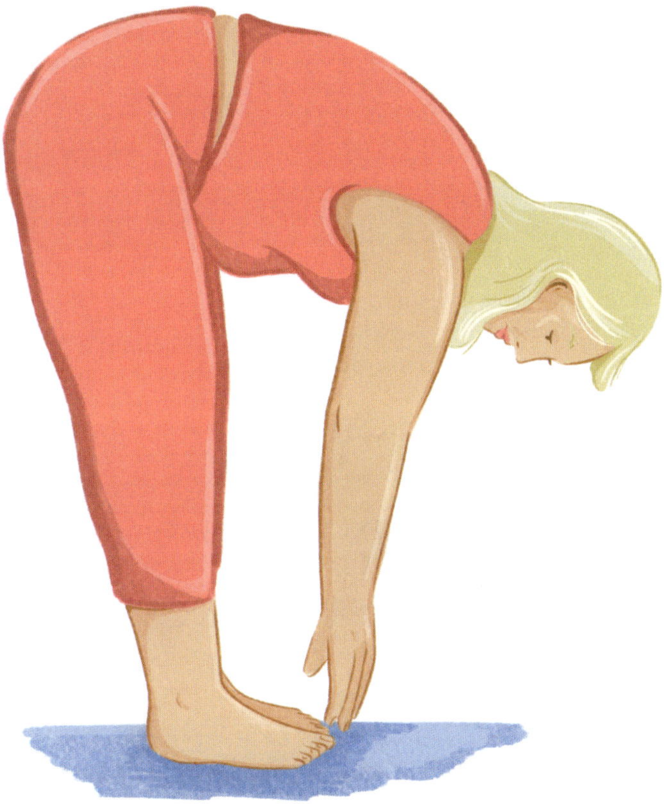

Für diese Grundbewertung führen Sie zunächst eine schnelle objektive Beweglichkeitsprüfung durch und nehmen Sie sich dann etwas Zeit für die subjektive Basisbewertung, bei der Sie versuchen, Ihren aktuellen Geistes- und Körperzustand zu ermitteln. Geben Sie sich selbst eine Note auf einer Skala von 1 bis 10.

- **Mobilitätsbewertung:** Drehen oder neigen Sie den Kopf von rechts nach links oder beugen Sie sich im Stehen nach vorne, um sich nach den Zehen zu strecken. Achten Sie auf Einschränkungen des Bewegungsumfangs oder Muskelverspannungen und stellen Sie fest, ob es sich auf einer Seite des Körpers anders anfühlt als auf der anderen.
- **Zustandsbewertung:** Halten Sie einen Moment inne und nehmen Sie Ihren mentalen Zustand und die Körperempfindungen wahr. Fühlen Sie sich eher abgeschaltet, aktiviert oder reguliert? Sie können dies auch auf einer Skala von 1 bis 10 bewerten. Nach welcher Zone/welchem Zustand fühlt es sich im Kopf und im Körper an?

1. Rote Zone = abgeschaltet, taub, abgekoppelt, flach
2. Gelbe Zone = aktiviert, beschäftigt, Gedanken bzw. Herz rasen, Stillsitzen fällt schwer
3. Grüne Zone = reguliert, präsent, ruhig

DENKEN SIE DARAN:

Es gibt weder richtig noch falsch: Sie stimmen sich ein, um zu sehen, wo Sie stehen, und um einschätzen zu können, welche Veränderungen Ihre regulierenden Maßnahmen bringen.

1. Stimmen Sie sich auf Ihren Körper und Geist ein. Wenn es sich sicher und hilfreich anfühlt, schließen Sie die Augen.

2. Nun lenken Sie die Aufmerksamkeit auf Ihren Geist. Wie fühlt es sich an, in diesem Moment im Kopf zu sein? Rasen die Gedanken, springen sie von einer Sache zur nächsten? Fällt es Ihnen schwer, sich zu konzentrieren? Wenn ja, dann sind Sie vermutlich in der gelben Zone. Wenn Sie gedanklich anwesend und aufmerksam sind, dann bewegen Sie sich mental in der grünen Zone. Erleben Sie Ihre Gedanken als distanziert, taub oder flach, dann sind Sie in der roten Zone.

3. Wie fühlt es sich gerade in Ihrem Körper an? Vielleicht spüren Sie, wie Ihr Herz rast; fällt es Ihnen schwer, still zu sitzen? Wenn ja, dann sind Sie vermutlich gerade in der gelben Zone. Fühlen Sie sich verbunden, voller Energie, aber geerdet und im Körper präsent, dann sind Sie eher in der grünen Zone unterwegs. Und falls es Ihnen schwerfällt, Ihren Körper überhaupt zu spüren, dann sind Sie vermutlich in der roten Zone.

4. Behalten Sie dies im Sinn und wiederholen Sie diese Bewusstseinsübung (zusammen mit der Einschätzung Ihrer Beweglichkeit), nachdem Sie eine regulierende Übung durchgeführt haben. Dann können Sie sehen, ob Sie eine Veränderung Ihrer Gefühle feststellen. Manche Veränderungen können sehr subtil sein, aber je öfter Sie sich einstimmen, umso deutlicher werden Ihnen die kleinen Veränderungen auffallen.

VAGOTONISIERENDE ÜBUNGEN

Die Übungen und Techniken in diesem Abschnitt stimulieren den Vagusnerv und verbessern den vagalen Tonus. Sie sind am effektivsten zur Verbesserung des vagalen Tonus, wenn sie konsequent in unser Alltagsleben eingebaut werden, aber sie können auch als reaktive Werkzeuge in Momenten der Fehlregulation eingesetzt werden, um den parasympathischen Zustand bei Ihnen zu aktivieren.

Denken Sie daran, besonders auf Übungen zu achten, die ein Seufzen, Schlucken, Gähnen, eine Regung im Magen-Darm-Trakt oder eine allgemeine Beruhigung des Körpers bewirken. All das kann auf einen aktivierten Vagusnerv hinweisen. Achten Sie auf sonstige Veränderungen der Körperempfindungen, der Atmung und der Körperspannung.

Es gibt fünf Kategorien von vagotonisierenden Praktiken:

1. Atemübungen
2. Massagetechniken
3. Augenübungen
4. Andere Praktiken
5. Therapeuten- und gerätegestützte Techniken

Atemübungen

Bewusstes Atmen in einer bestimmten Art und Weise ist einer der schnellsten Hebel, die Sie bedienen können, um Ihren geistigen und körperlichen Zustand zu verändern. Diese Praktiken können in dem Format einer Atemsitzung durchgeführt werden, bei der Sie sich 5 bis 10 Minuten Zeit nehmen, um eine dieser Techniken bewusst zu üben. Sie können auch jede dieser Atemübungen über den Tag verteilt für eine einfache Serie von drei Atemzügen eine Minute lang – oder wie es für Sie passt – integrieren. Die Anleitungen sind so geschrieben, als wären Sie Teil einer formalen Atempraxis, aber die meisten dieser Übungen können Sie auch im Sitzen am Schreibtisch, beim Fernsehen oder bei jeder anderen Tätigkeit praktizieren, um funktionell zweckmäßige Atemmuster zu fördern und den vagalen Tonus auf diese Weise zu verbessern.

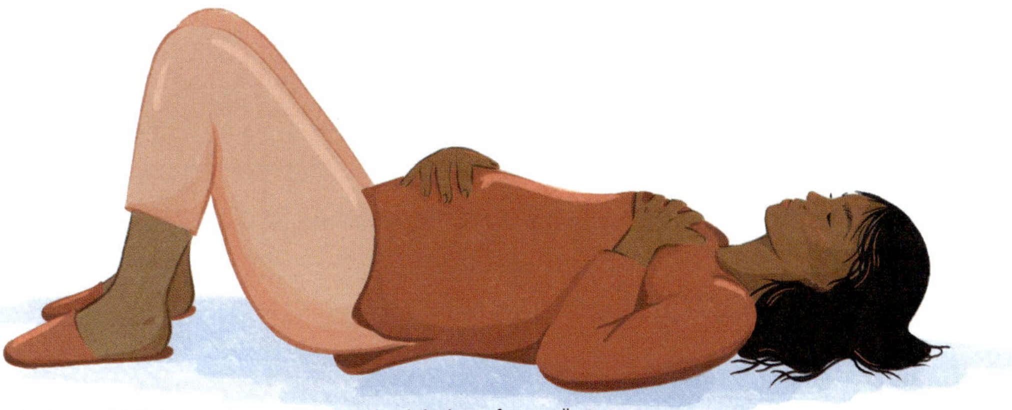

Beim Üben der Zwerchfellatmung konzentrieren Sie sich darauf, zu spüren, wie sich der Bauch bei der Einatmung hebt und die unteren Rippen ausdehnen, während der Brustkorb relativ ruhig bleibt.

Die Zwerchfellatmung

Die Zwerchfellatmung wird manchmal auch als Bauchatmung bezeichnet. So atmen Babys von Natur aus, doch die meisten Menschen entwickeln bis zum Erwachsenenalter fehlgesteuerte Atemmuster wie eine flache Brust- oder Mundatmung. Durch tiefes, langsames zwerchfellbetontes Atmen aktivieren wir den Vagusnerv. Wenn Sie das bewusst üben, besteht die Hoffnung, dass diese Atmung tagsüber zu Ihrem normalen und natürlichen Atemverhalten wird.

1. Finden Sie einen bequemen, ruhigen Platz zum Sitzen oder Liegen.
2. Schließen Sie (optional) die Augen und beobachten Sie Ihren Atem.
3. Legen Sie eine Hand auf Ihre Brust und die andere auf Ihren Bauch, unterhalb der Rippen, aber oberhalb des Bauchnabels.
4. Atmen Sie langsam und tief durch die Nase ein und lassen Sie den Atem nach unten strömen, sodass sich der Bauch unter Ihrer unteren Hand hebt. Der Brustkorb sollte relativ ruhig bleiben, und die Schultern sollten sich beim Einatmen nicht heben. Fühlen Sie auch, wie sich die unteren Rippen vorne, seitlich und hinten im Körper ausdehnen.
5. Atmen Sie langsam durch die Nase aus und lassen Sie den Bauch in Richtung Rückgrat sinken. Wenn es Ihnen schwerfällt, das Tempo Ihrer Ausatmung zu steuern, probieren Sie, durch den Mund auszuatmen und sich dabei vorzustellen, Sie würden langsam durch einen Strohhalm ausatmen.
6. Wiederholen Sie dieses Muster, indem Sie langsam durch die Nase einatmen und dann genauso langsam wieder ausatmen. Konzentrieren Sie sich 5 bis 10 Minuten lang auf das Gefühl, wie der Atem in Ihren Körper ein- und ausströmt.

Die verlängerte Ausatmung

Bei dieser Atemübung liegt der Schwerpunkt darauf, das Ausatmen länger auszudehnen als das Einatmen. Eine verlängerte Ausatmung trägt zur Aktivierung des parasympathischen Nervensystems bei, wodurch sich der Körper beruhigt und entspannt.

1. Finden Sie einen bequemen, ruhigen Platz zum Sitzen oder Liegen.
2. Schließen Sie (optional) die Augen und beobachten Sie Ihren Atem.
3. Atmen Sie langsam und tief durch die Nase ein und zählen Sie dabei bis 4.
4. Atmen Sie langsam und vollständig durch die Nase oder den Mund aus und zählen Sie dabei bis 6.
5. Wiederholen Sie dies mehrere Minuten lang oder bis Sie Entspannung im Körper spüren.

Das genaue Timing der Ein- und Ausatmung kann je nach den individuellen Bedürfnissen und Vorlieben variieren. Sie können auch damit experimentieren, am Höhepunkt des Einatmens und am Ende des Ausatmens eine Atempause von 2 oder 3 Sekunden einzulegen. Das Wichtigste ist, einen angenehmen und natürlichen Rhythmus zu finden.

Der physiologische Seufzer

Ein physiologischer Seufzer ist ein natürliches Atemmuster, das auftritt, wenn man versucht, einzuschlafen oder sich von einer Stresssituation oder heftigem Weinen zu erholen. Deutlich ist dies bei Kindern, die nach einer Aufregung wieder zur Ruhe kommen. Man kann den Seufzer bewusst einsetzen, wenn man sich gestresst fühlt und ruhig werden möchte. Ein physiologischer Seufzer umfasst zwei Einatmungen, gefolgt von einer längeren Ausatmung. Man atmet zweimal ein, wobei das erste Einatmen länger ist als das zweite, gefolgt von einer langen Ausatmung durch den Mund.

1. Für diese Übung brauchen Sie keinen besonderen Rahmen. Sie können sie überall machen und dabei nach Belieben die Augen schließen.
2. Atmen Sie zweimal durch die Nase ein, zuerst ein tiefes Einatmen, gleich gefolgt von einem zweiten.
3. Danach atmen Sie einmal lang durch den Mund aus.
4. Die ein- bis dreimalige Wiederholung dieses Atems reicht aus, um Ihren Stresspegel zu senken.

Die Wu-Atmung

Bei dieser Atmung wird bei der Ausatmung ein tiefer Brummton erzeugt, der den Vagusnerv aktiviert und Entspannung, Stressabbau und eine bessere Atemfunktion fördert.

1. Finden Sie einen bequemen, ruhigen Platz zum Sitzen oder Liegen.
2. Schließen Sie die Augen und atmen Sie ein paar Mal tief durch, um Ihren Körper zu entspannen.
3. Fangen Sie an, beim nächsten Ausatmen einen tiefen, brummenden »Wu«-Ton zu machen, ähnlich dem Geräusch einer Biene oder eines Motorbootes.
4. Lassen Sie den Klang durch Ihren Körper vibrieren und spüren Sie beim Ausatmen diese Empfindung.
5. Setzen Sie den summenden Ton mehrere Ausatmungen lang fort, oder so lange, wie Sie sich wohlfühlen.
6. Wenn Sie bereit sind, atmen Sie noch ein paar Mal tief ein und öffnen Sie dann langsam die Augen.

Die Valsalva-Methode

Bei dieser Atemtechnik halten Sie den Atem an, während Sie sich abwärts bewegen. Möglicherweise haben Sie das schon einmal instinktiv getan, um beim Schwimmen oder Fliegen einen Druckausgleich in den Ohren herzustellen. Der Vagusnerv spielt eine wichtige Rolle bei dem durch diese Technik ausgelösten Reflex. Es ist wichtig zu wissen, dass diese Atemtechnik zu einem plötzlichen Anstieg des Blutdrucks führen kann und daher nicht für jeden zu empfehlen ist.

1. Sitzen oder stehen Sie in einer bequemen Haltung.
2. Atmen Sie tief durch die Nase ein.
3. Kneifen Sie sich die Nase zu, schließen Sie den Mund und halten Sie den Atem an.
4. Drücken Sie sich nach unten, als würden Sie versuchen, Stuhlgang zu haben, während Sie Mund und Nase geschlossen halten.
5. Halten Sie diese Stellung etwa 10 bis 15 Sekunden oder bis Sie ein Druckgefühl in den Ohren spüren.
6. Öffnen Sie den Mund, lösen Sie den Verschluss der Nase und lassen Sie den Atem allmählich frei.
7. Warten Sie mindestens eine Minute, bevor Sie die Übung wiederholen; es wird nicht empfohlen, dies mehr als drei Mal hintereinander zu wiederholen.

Massagetechniken

Bei der Vagusnervmassage wird nicht direkt der Vagusnerv massiert, sondern Bereiche, die sich in ausreichender Nähe zum Vagusnerv befinden. Langfristige Verbesserungen der Herzratenvariabilität wurden bei regelmäßiger Massage beobachtet. Hier eine Anleitung, wie und wo Sie Ihren Körper massieren können, um Ihren Vagusnerv zu stimulieren.

Ohrmassage

Die Nervenenden in Ihrem Ohr senden afferente Signale zurück ans Gehirn. Wenn Sie den Vagusnerv durch das Ohr stimulieren, sendet er ein Beruhigungssignal an das Gehirn. Dieser aurikuläre Ast des Vagusnervs ist mit den Gesichtsnerven verbunden, sodass damit auch die Entspannung des Gesichts gefördert wird. Konzentrieren Sie sich beim Massieren auf die Bewegung der Haut, nicht auf Druckausübung; es sollte weder Schmerz noch Unbehagen dabei auftreten. Hier sind ein paar Möglichkeiten, wie Sie das Ohr zur Stimulation des Vagusnervs massieren können.

Massage hinter dem Ohr

1. Legen Sie Ihren Zeigefinger hinter die untere Rückseite Ihres Ohrs, hinter dem Ohrläppchen. Die Fingerspitze ruht in der Senke hinter dem Ohr, dort wo es mit dem Schädel verbunden ist.
2. Massieren Sie die Ohrmuschel an der Stelle, an der sie am Kopf anliegt, von unten nach oben.
3. Wiederholen Sie dies auf der anderen Seite.

Massage der Ohrmuschel

1. Legen Sie Ihren Zeigefinger in die kleine Mulde direkt ober- und außerhalb des Gehörgangs.
2. Bewegen Sie den Finger sanft kreisend oder hin und her, indem Sie die Haut verschieben.
3. Wiederholen Sie dies auf der anderen Seite.

Sanftes Ohrziehen

1. Ziehen Sie sehr sanft an Ihrem Ohrläppchen und halten Sie es eine Zeit lang.

Hinter dem Ohr

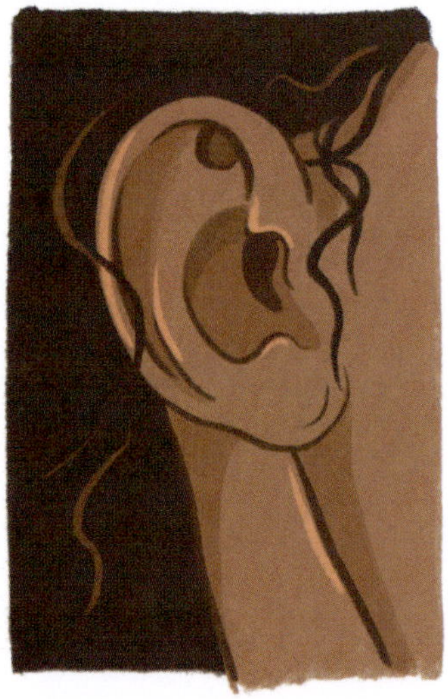

Ohrmuschel-Massage

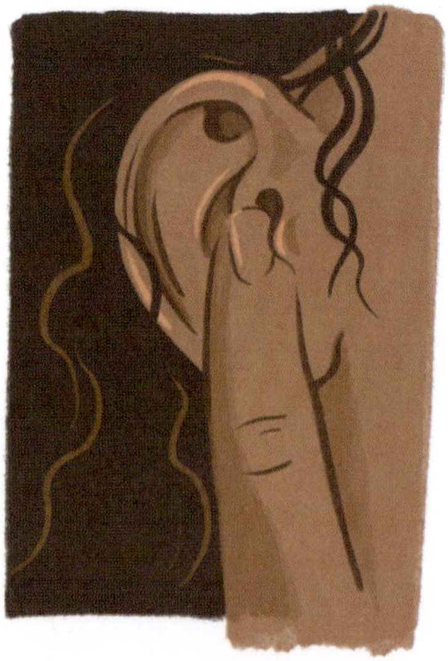

Sanftes Ohrziehen

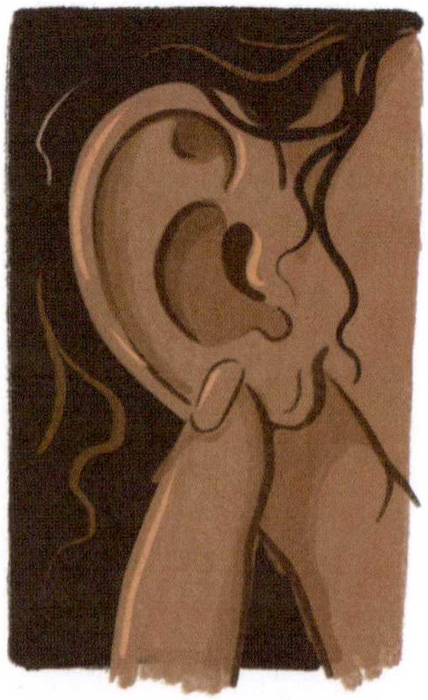

Halsmassage

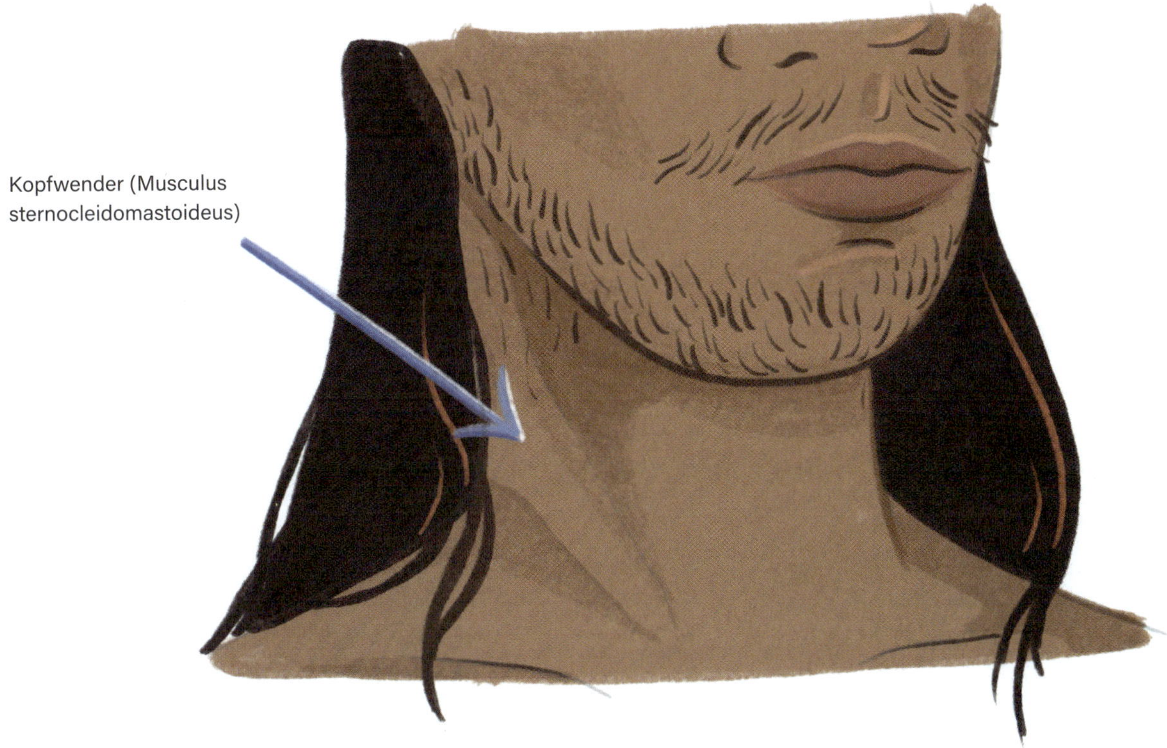

Beim Massieren der meisten Halsbereiche sind Sie nahe genug am Vagusnerv, um ihn zu stimulieren, doch müssen Sie dabei auf zwei Bereiche besonders achtgeben: den Kopfwender (Musculus sternocleidomastoideus) und die Halsschlagader (Sinus caroticus). Der Kopfwender ist der Muskel, der an beiden Halsseiten verläuft. Wenn Sie Ihren Kopf zur Seite drehen, sehen Sie einen Muskel hervortreten, der von hinter Ihrem Ohr nach unten bis zum Schlüsselbein verläuft – das ist der Kopfwender. Der Sinus caroticus, der vom Vagusnerv innerviert wird, liegt direkt unter der Kieferwölbung und auch innerhalb des Kopfwenders. Bei der Massage werden dieser und andere Muskeln entspannt, die oft an der Stressatmung beteiligt sind, und der Druck beim Massieren drückt in den Bereich des Carotis-Sinus. Durch Aktivierung des Vagusnervs kann diese Massage den Herzschlag senken, die Atemfrequenz verringern und eine Entspannungsreaktion auslösen.

Häufig kombiniere ich meine Ohrmassagen mit einer beidseitigen Halsmassage, was ich am liebsten täglich tun würde, aber in der Praxis ist es realistischer, dies drei bis vier Mal in der Woche durchzuführen.

Anleitung für die SCM-Massage

1. Ertasten Sie den Sternocleidomastoideus (SCM). Legen Sie dazu Ihre Finger auf eine Halsseite, direkt unter dem Ohrläppchen, und drehen Sie Ihren Kopf langsam auf die andere Seite. Dabei sollten Sie einen langen, dünnen Muskel unter Ihren Fingern spüren. Das ist der SCM oder Kopfwendemuskel.
2. Es gibt verschiedene Möglichkeiten, diesen Muskel zu massieren. Sie können sich mit sanftem bis mäßigem Druck aufwärts oder abwärts bewegen, können mit den Fingern Druck ausüben und sie kreisend bewegen, den Muskel zwischen Zeigefinger und Daumen sanft zusammendrücken, während Sie sich von hinter dem Ohr bis zum Schlüsselbein auf und ab bewegen. Und Sie können entlang des Muskels reiben.
3. Sie können auch eine Pause einlegen und die Basis des SCM massieren, wo er auf den Trapezius (nahe dem Schlüsselbein) trifft.
4. Arbeiten Sie langsam und lassen Sie sich Zeit beim Massieren. Vermeiden Sie starken Druck und üben Sie lieber einen gleichmäßigen, sanften Druck aus, der sich angenehm und beruhigend anfühlt.
5. Wiederholen Sie dies auf der anderen Seite.

Anleitungen für die Carotis-Sinus-Massage

HINWEIS: Die Massage des Carotis-Sinus zur Stimulierung des Vagusnervs kann, wenn sie nicht korrekt ausgeführt wird, gefährlich sein, denn er liegt ganz nahe bei der Halsschlagader. Ein unsachgemäßes Manipulieren des Carotis-Sinus kann zum Abfall des Blutdrucks oder der Herzfrequenz führen. Wenn Sie glauben, eine solche Stimulation des Vagusnervs könnte Ihnen etwas bringen, sollten Sie dafür eine qualifizierte medizinische Fachkraft konsultieren, die Ihnen bei der korrekten, sicheren Durchführung der folgenden Schritte hilft:

1. Der Vagusnerv verläuft am Hals direkt seitlich der Halsschlagader. Legen Sie Ihre Hand seitlich an den Hals, bis Sie den Halsschlagaderpuls fühlen können, dann bewegen Sie sich direkt dahinter und seitlich davon, bis Sie auf ein Gewebe stoßen.
2. Ziehen Sie mit zwei oder drei Fingern sanfte kleine Kreise und bewegen Sie sich an der Halsseite auf und ab. Beachten Sie, dass Sie dabei äußerst behutsam vorgehen müssen; ein zu starker Druck auf die Halsschlagader könnte negative Auswirkungen haben.
3. Wiederholen Sie dies auf der anderen Seite.

Bauchmassage

Der Vagusnerv verläuft durch den Bauch, und so ist es nicht verwunderlich, dass die Stimulierung dieses Bereichs durch eine Bauchmassage auch die Stimulation des Vagusnervs fördern und die Verdauung unterstützen kann. Das erfolgt am besten auf nüchternen Magen, ein paar Stunden nach dem Essen. Beginnen Sie langsam und beobachten Sie, wie Ihr Körper reagiert.

1. Legen Sie sich auf eine bequeme Bodenmatte oder ein Bett; die Knie sind gebeugt, die Füße stehen flach auf der Unterlage.
2. Legen Sie eine Hand unter das Brustbein und drücken Sie auf jeder Seite unterhalb des Brustkorbs mit vier Fingern sanft in den Bauch.
3. Bewegen Sie Ihre Finger in engen Kreisen im Uhrzeigersinn und kreisen Sie von knapp unterhalb des Brustbeins und der Rippen bis hinab in den Unterbauch, unterhalb des Bauchnabels. Machen Sie dies zehn bis zwanzig Mal und atmen Sie dabei langsam und tief.

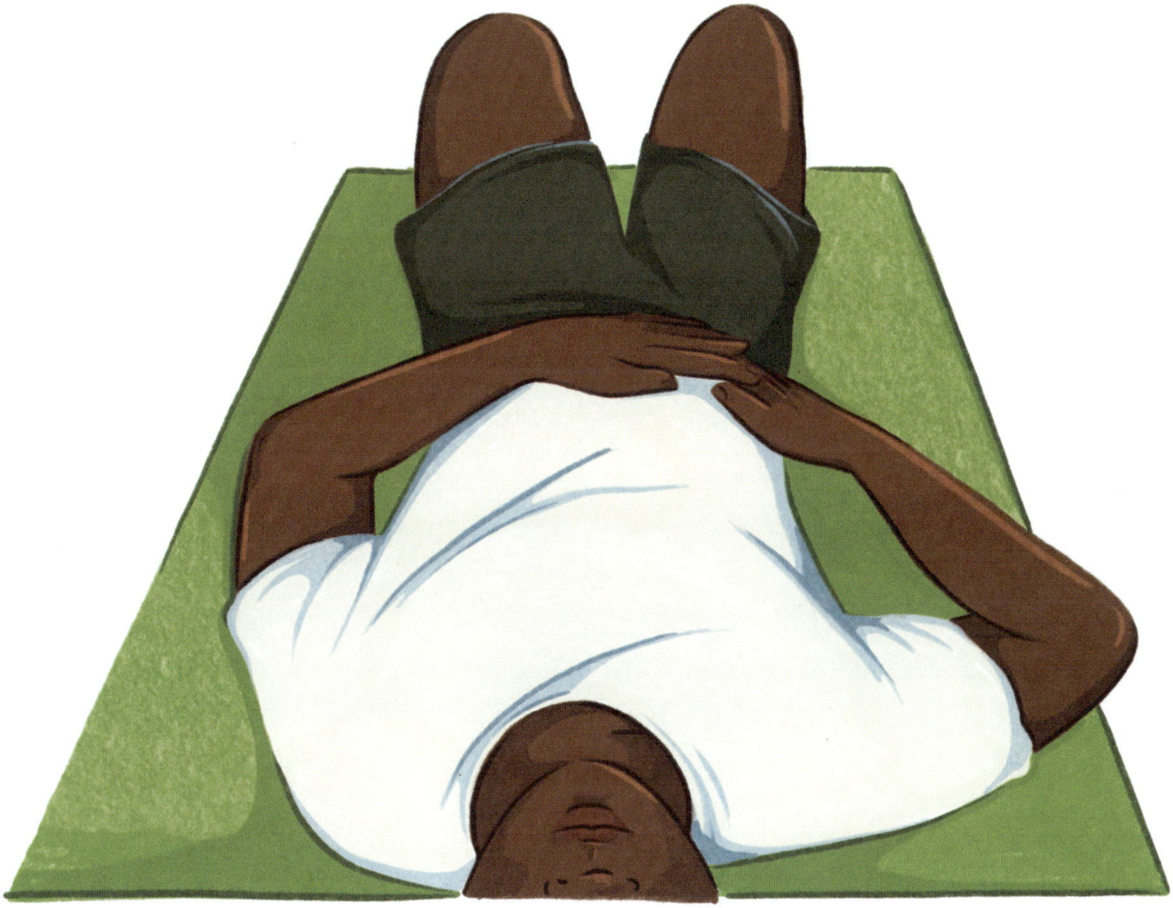

Augenübungen

Zu den wirksamsten Methoden zur schnellen Veränderung von Körper und Geist zählen Übungen, die das visuelle System einbeziehen. Das Sehen ist der wichtigste Sinn, mit dem sich der Mensch in der Welt zurechtfindet, und zwischen dem, was wir sehen, und dem, wie wir uns innerlich fühlen, gibt es interessante bidirektionale Wechselwirkungen. Stress beeinträchtigt das visuelle System, und wenn wir gezielt darauf einwirken, kann es die Stressreaktion des Körpers verändern. Ich weiß, dass dies für viele von Ihnen neu sein wird, darum erwähne ich ein paar kurze Fakten über die Augen:

- Die Muskeln, die Ihre Augen an ihrem Platz halten, werden extraokuläre Muskeln genannt und sind der Ursprung des sogenannten Augen-Herz-Reflexes. Er wird durch den Vagusnerv ausgelöst und vermittelt eine sofortige körperliche Erholung.
- Laut Forschung werden schätzungsweise 80 bis 85 Prozent unserer Wahrnehmung, unseres Lernens, unserer Kognition und unserer Aktivitäten durch das Sehvermögen vermittelt.
- Mehr als 50 Prozent des Kortex dienen zur Verarbeitung visueller Informationen. Dem Sehen sind mehr Neuronen gewidmet als den anderen vier Sinnen zusammen.
- Wird die Stressreaktion aktiviert, erweitern sich die Pupillen, die Sicht verengt sich und die Augen huschen von einem Punkt zum anderen; fühlt man sich sicher und verbunden, geschieht das Gegenteil.

Wenn unser Gehirn einer Sache so viele Ressourcen bereitstellt, wissen wir, dass es wirklich wichtig sein muss. Ihre Augen und die Art, wie Sie sie positionieren und bewegen, haben einen tiefgreifenden Einfluss auf den Zustand Ihres Gehirns.

Indem Sie folgende Übungen in Ihre tägliche Routine aufnehmen, können Sie einigen der häufigsten Negativwirkungen des modernen Lebens auf unser Sehvermögen entgegenwirken. Zum Beispiel:

- Die Augenkonvergenz (Zusammenrücken der Augen, um etwas aus der Nähe zu betrachten) aktiviert den Sympathikus und reduziert das periphere Sehen. Das geschieht beim Schauen auf ein Smartphone oder auf einen Laptop-Bildschirm.
- Hektik und hoher Druck in der heutigen Gesellschaft erzeugen oft chronischen Stress, der dazu führt, dass wir immer mehr Zeit im Tunnelblick verbringen.
- Das künstliche blaue Licht dringt stärker in die Netzhaut ein und irritiert unser Nervensystem (mehr Schmerz, mehr Kampf-oder-Flucht-Reaktion). Außerdem hemmt es die Melatoninproduktion, weshalb viele Fachartikel empfehlen, die Blaulichteinwirkung mindestens 1 Stunde vor dem Zubettgehen zu beenden.

Augenbewegungen erhöhen die Durchblutung der Arteria vertebralis und stimulieren den Vagusnerv, der durch den oberen Hals verläuft. Die Dehnung und Entspannung der Augenmuskeln und ein Wechsel des Modus, in dem Sie Ihr Sehvermögen nutzen, können eine Parasympathikus-Reaktion auslösen und die Vagusaktivität verbessern. Was ich an Augenübungen so liebe, ist, dass sie sich relativ schnell und fast überall durchführen lassen.

Hier finden Sie einige Übungen zur Sehtherapie, die Sie in Ihren Tag einbauen oder in Stressmomenten durchführen können, um die Waage wieder in Richtung Parasympathikus zu kippen. Jede dieser Übungen kann im Stehen, Sitzen oder auf dem Rücken liegend ausgeführt werden. Vielleicht möchten Sie sogar probieren, bei einigen Übungen die Körperposition zu variieren, um zu sehen, ob sich bestimmte Kombinationen aus Haltung und Übung besser anfühlen als andere.

Seitliche Augendehnungen

Augenbewegungen hängen direkt mit den subokzipitalen Muskeln zusammen, die an der Schädelbasis sitzen. Die seitliche Augendehnung vermindert das Ermüden der Augen und löst verspannte Nackenmuskeln, wodurch sich die Durchblutung des Vagusnervs erhöht.

1. Schauen Sie mit dem Kopf nach vorne, ohne ihn zu bewegen, und lassen Sie Ihre Augen für 30 bis 90 Sekunden nach rechts schweifen. Sie sollten weit genug nach rechts schauen, dass Sie eine leichte Dehnung spüren, aber nicht so weit, dass Sie das Gefühl haben, die Augen zu überanstrengen.
2. Nehmen Sie sich einen Moment Zeit, um festzustellen, ob es Anzeichen für eine Entspannung gibt.
3. Wiederholen Sie dies auf der anderen Seite.

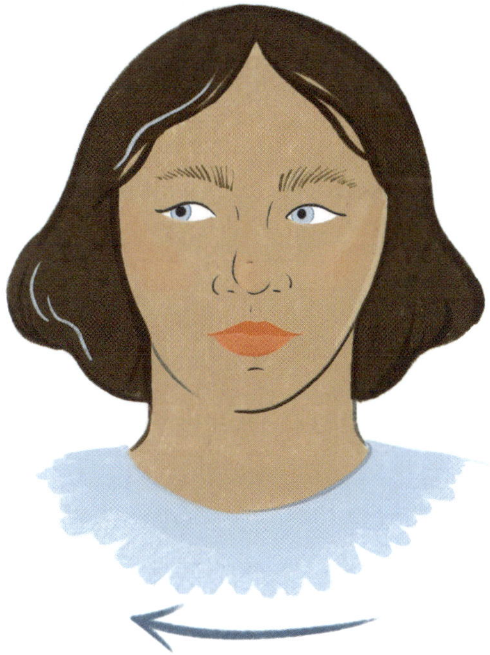

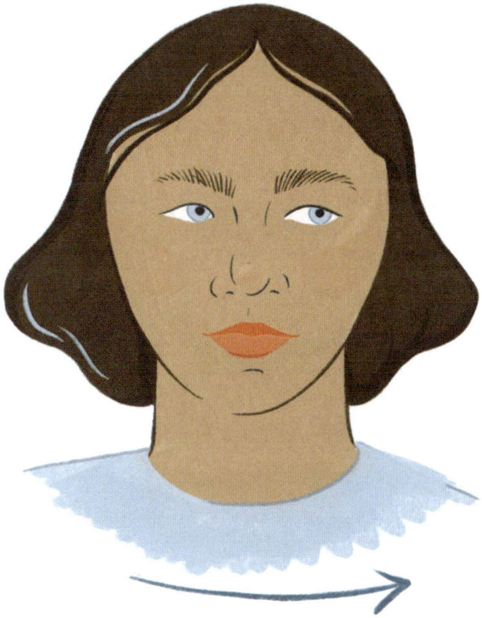

Nah-Fern-Fokussierung

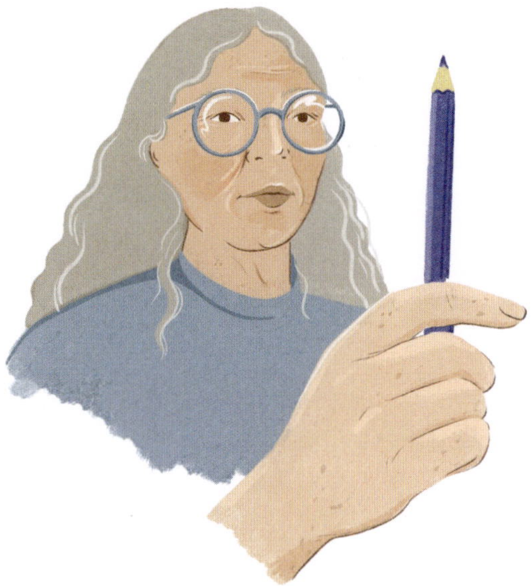

Konvergenz der Augen

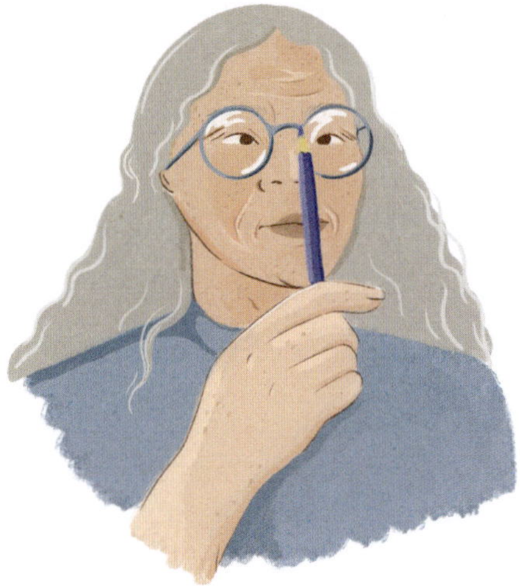

Diese Übung dient nicht nur der Augenakkommodation, sondern hilft auch, den Vagusnerv wieder in Gang zu bringen, indem die Fokussierung zwischen nahegelegenen und weiter entfernten Objekten variiert wird. Dadurch verbessert sie die Augenkoordination, vermindert die Ermüdung und reduziert die Konvergenz (Engstellung bei Nahsicht, die physiologischen Stress bewirkt), die bei vielen von uns durch den ständigen Gebrauch von Smartphone und Laptop aus nächster Nähe entsteht.

1. Halten Sie einen Stift oder Finger etwa 15 cm vor Ihr Gesicht und richten Sie Ihre Augen einige Sekunden lang darauf, bis der Blick scharf wird.
2. Schauen Sie durch den Stift hindurch auf einen mindestens drei Meter entfernten Punkt und halten Sie Ihren Blick auf diesen Punkt gerichtet, bis er klar und deutlich zu erkennen ist, in der Regel 1 bis 2 Sekunden.
3. Lenken Sie Ihren Blick zurück auf den nahen Stift und wiederholen Sie den Vorgang, indem Sie den Fokus wieder 1 bis 2 Minuten lang auf den weiter entfernten Punkt richten.

Orientierungsblick

Sich mit Blicken zu orientieren ist eine Möglichkeit, dem Nervensystem wortlos mitzuteilen, dass man die Umgebung als sicher einschätzt.

1. Beginnen Sie, mit freien Kopf- und Augenbewegungen, sich umzusehen und Ihr Umfeld langsam abzuscannen.
2. Achten Sie darauf, ob Ihr Blick von einer Sache zur nächsten springt: Es ist ein Hinweis, dass Sie eine aktive Stressreaktion erleben. Ist dies der Fall, lassen Sie den Augen-Scan langsamer und behutsamer werden. Konzentrieren Sie sich zuerst auf eine Sache und gehen dann sanft zur nächsten weiter.
3. Tun Sie dies mindestens 30 Sekunden lang, so lange, wie es sich gut anfühlt.

Öffnen des Blicks

Wie ich bereits erwähnte, verengt sich Ihr Blick, wenn Sie gerade in einer Stressreaktion sind. Ihr Blick öffnet sich, wenn Sie den Fokus bewusst erweitern.

1. Versuchen Sie, ohne Kopf und Augen zu bewegen, mehr von Ihrer Umgebung im Fokus zu haben.
2. Wiederum ohne den Kopf oder die Augen zu bewegen, fokussieren Sie sich auf Ihre Peripherie. Ich halte manchmal meine Hände etwa 30 cm links und rechts von meinem Kopf entfernt und wackle mit den Fingern; das hilft den Augen, den Fokus auf den peripheren Blick zu erweitern.

Palmieren

Das Bedecken der Augenhöhlen mit den Handflächen wird Palmieren genannt (von engl. *palm,* Handfläche). Diese Übung trägt zur Entspannung der Augenmuskeln bei und verringert die Augenermüdung.

1. Reiben Sie Ihre Hände zum Aufwärmen aneinander.
2. Bedecken Sie mit den gewölbten Handflächen beide Augen und lassen Sie dabei die Handballen auf dem jeweiligen Wangenknochen ruhen.
3. Bleiben Sie 1 bis 5 Minuten in dieser Position. Häufig versuche ich, mich währenddessen auf tiefe Atemzüge zu konzentrieren.

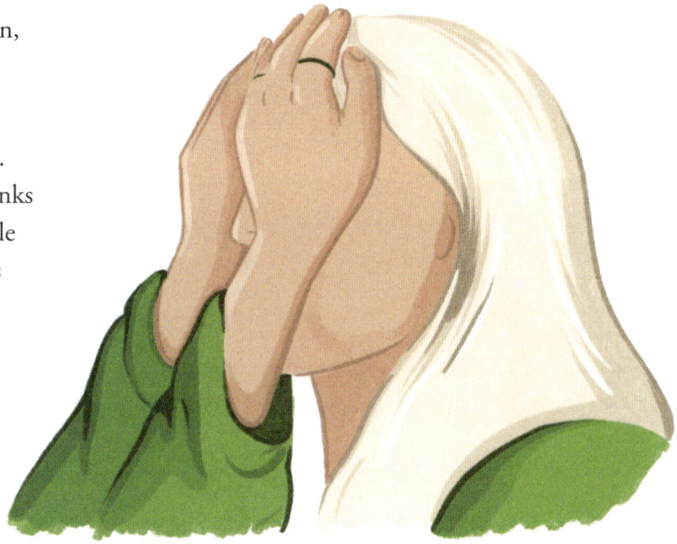

Distanz-Sehen

Dies ist nicht unbedingt eine spezielle Übung, aber erwähnenswert, weil sie wirklich hilfreich und regulierend wirkt, um eine gute Balance zwischen Nah- und Fernsicht herzustellen.

Probieren Sie mal, abwechselnd die Dinge 10 bis 20 Minuten lang aus der Entfernung zu betrachten (aus dem Fenster, quer durchs Zimmer oder im Freien) – alle 90 Minuten, die Sie mit Nah-Sehen (Telefon, Laptop, Schreiben) verbringen.

Weitere Übungen

Hier eine Auswahl von weiteren forschungsgestützten Übungen, die verschiedene Äste des Vagusnervs stimulieren und den vagalen Tonus insgesamt verbessern.

Gurgeln, Summen und Singen

Der Vagusnerv ist mit den Stimmbändern und den Muskeln im hinteren Rachenbereich verbunden. Aktivitäten wie Gurgeln, Summen und Singen erzeugen dort Vibrationen und Muskelkontraktionen, die den Vagusnerv anregen und die Herzratenvariabilität nachweislich verbessern. Sie kennen sicher die Yogapraxis des »Om«-Singens – nun, es hat sich als besonders wirksam zur Beruhigung und Stärkung des Vagusnervs erwiesen. Es versetzt nicht nur den Kehlkopfbereich in Schwingung, sondern die Vibrationen dringen auch bis ins Ohr vor, wo weitere Verbindungen zum Vagusnerv vorhanden sind. Eine Studie fand heraus, dass das Singen von »Om« dazu beiträgt, bestimmte Teile des limbischen Gehirns, wie die Amygdala, die an Stress und emotionalen Reaktionen beteiligt sind, zu deaktivieren.

Gurgeln Sie morgens und abends beim Zähneputzen oder unter der Dusche etwa 30 Sekunden lang. Summen oder singen Sie unter der Dusche oder tagsüber, wenn Sie sich aufgeregt fühlen.

LACHEN UND SOZIALKONTAKT

Wir wissen, dass Lachen und gesunde Sozialkontakte Stresshormone senken, und eine Möglichkeit, dies zu erzielen, ist die Aktivierung des Vagusnervs, der uns mehr in den parasympathischen Zustand versetzt. Lachen beansprucht physiologisch die Hals- und Bauchmuskeln, beides Bereiche, in denen wir viele Verbindungen zum Vagusnerv finden. Allgemeine soziale Kontakte stärken auch den vagalen Tonus durch Stressabbau, Ko-Regulation, gemeinsame Erfahrungen und emotionale Regulation. Forscher haben sogar herausgefunden, dass die Rückschau auf positive soziale Interaktionen den vagalen Tonus und die Herzratenvariabilität verbessern kann. Lachen und soziale Verbundenheit scheinen eine bidirektionale Beziehung zu haben: Je mehr Sie lachen und soziale Geselligkeit pflegen, desto höher ist Ihr vagaler Tonus; je höher Ihr vagaler Tonus ist, desto leichter fallen Ihnen Lachen und soziale Beziehungen.

Wenn Sie sich gut fühlen, sollten Sie oft lachen. Lachen Sie mit Freunden, lachen Sie mitfühlend über sich selbst, wenn Sie einen dieser peinlichen Momente Ihres Menschseins erleben, oder nehmen Sie sich vor, sich etwas Lustiges zu Gemüte zu führen.

Das fällt Ihnen vielleicht schwer, wenn es Ihnen nicht so toll geht und Sie sich überfordert, ängstlich oder deprimiert fühlen. In solchen Momenten empfehle ich Ihnen, mit jemandem Kontakt aufzunehmen, der Sie unterstützt. Oder sich etwas anzuschauen, das Sie normalerweise lustig finden. Es zeigt sich, dass man mit einem Lachen sogar die Haltung von »Tu so, als ob, bis es klappt!« annehmen kann. Lassen Sie ein paar gewaltige »Hahahas« aus dem Bauch kommen, dann wird der Körper Ihren Vagusnerv ähnlich stimulieren.

Kälteeinwirkung

Eisbäder und kalte Duschen erfreuen sich aus gutem Grund zunehmender Beliebtheit, weil sie physiologische ebenso wie psychologische Vorteile bringen. Studien berichten von weitreichenden Vorteilen, etwa der Verbesserung des vagalen Tonus und der Herzratenvariabilität. Weitere positive körperliche Nebenwirkungen sind die Stärkung des Immunsystems, verbesserter Stoffwechsel, weniger Stress, eine höhere Stressschwelle, verstärkte Durchblutung und weniger Entzündungen. Psychologisch gesehen treffen Sie beim Eisbaden bewusst die Entscheidung, in etwas Unangenehmes einzutauchen. Sie widerstehen dem Impuls, rauszuspringen oder der Situation aus dem Weg zu gehen; stattdessen bleiben Sie dran und regulieren sich selbst. Sie bauen also Ihre Stressfähigkeit auf, indem Sie mit dem hohen Adrenalinspiegel verweilen und gleichzeitig gezielt daran arbeiten, einen ruhigen Geist zu bewahren. Das ist ein sinnvoller, selbstgesteuerter Weg, mit dem Sie Resilienz, Durchhaltevermögen und Impulskontrolle aufbauen. Es kann schwierig sein, in diese Praxis einzusteigen. Ich kenne nicht sehr viele Menschen, die gerne frieren. Doch der Nutzen ist enorm, und das könnte es Ihnen wert sein.

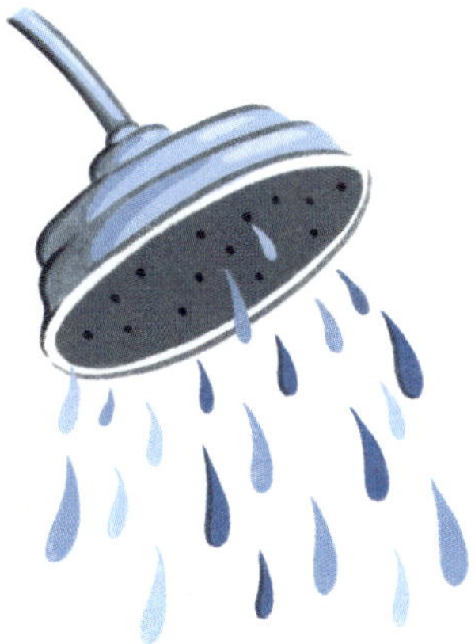

Die Forschung legt nahe, dass eine regelmäßige Kälteeinwirkung von insgesamt etwa 11 Minuten wöchentlich ausreicht, um optimalen Nutzen daraus zu ziehen. Das könnte so aussehen, dass man zwei bis vier Sitzungen von jeweils 1 bis 5 Minuten Dauer, verteilt über die ganze Woche, durchführt. Wie bei allen Praktiken in diesem Buch wird es sich für jeden anders gestalten.

Die häufigsten Formen der Kälteexposition sind Eisbäder oder kalte Duschen. Bei Eisbädern wird der ganze Körper in kaltes Wasser getaucht, während eine kalte Dusche einfach bedeutet: eine richtig kalte Dusche.

1. Für ein Eisbad füllen Sie eine Badewanne oder einen anderen Behälter mit kaltem Wasser und fügen Eis hinzu, um es noch mehr abzukühlen. Für die Dusche drehen Sie das kalte Wasser so weit wie möglich auf (ohne Eis hinzuzufügen).
2. Prüfen Sie die Wassertemperatur. Es soll unangenehm kalt sein, sodass Sie am liebsten gleich wieder herausspringen wollen. Sie müssen aber auch in der Lage sein, sicher drinnen bleiben zu können. Das ist individuell verschieden und hängt von der Erfahrung ab, die Sie mit dieser Praxis haben. Die typische Temperatur liegt zwischen 15,5 °C für manche und 7,2 °C für andere. Je kälter

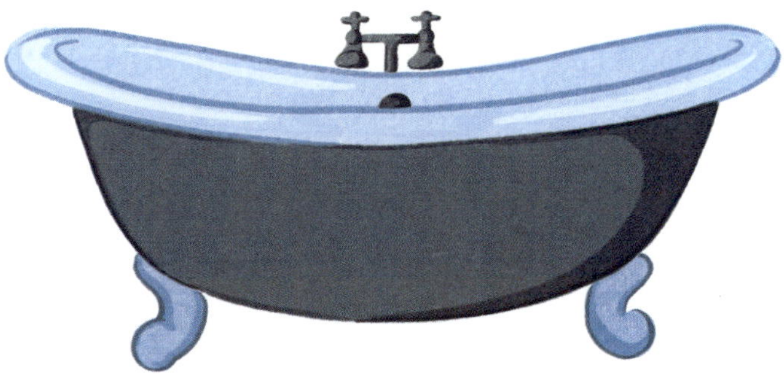

das Wasser ist, desto kürzer müssen Sie sich dem Wasser aussetzen..

3. Steigen Sie in die Wanne und tauchen Sie bis zum Hals ein, oder hüpfen Sie unter die kalte Dusche. Sie werden unmittelbar einen Schock erleben, eine Anspannung der Muskeln und den Drang, wieder auszusteigen.

4. Atmen Sie. Holen Sie zuerst Ihr System mit ein paar kurzen, schnellen Atemzügen dort ab, wo es gerade ist. Verlangsamen Sie allmählich den Atem und entspannen Sie Ihre Muskeln. Ziel ist es, eine Situation herzustellen, in der Sie sich (wegen der Kälte) unwohl, aber gelassen fühlen.

5. Bleiben Sie so lange wie möglich drin, aber nicht länger als 15 Minuten.

ANMERKUNG: Als ich mit Eisbädern und Kaltduschen anfing, hielt ich es nur circa 30 Sekunden lang aus. In der Regel bleibe ich nun etwa 5 Minuten pro Durchgang.

6. Wenn Ihr Timer klingelt, steigen Sie aus der Wanne oder stellen Sie das Wasser ab und lassen Sie Ihren Körper auf natürliche Weise zu seiner normalen Grundtemperatur zurückkehren. Um eine optimale Wirkung zu erzielen, sollten Sie nicht gleich in die Sauna oder unter die heiße Dusche gehen. Wickeln Sie sich in ein Badetuch oder eine Decke ein, trinken Sie etwas Warmes und lassen Sie Ihre Körpertemperatur auf natürliche Weise auf den Normalwert ansteigen.

HINWEIS: Es gibt Studien, die die Vorteile einer Heiß-Kalt-Therapie belegen, bei der man zwischen Eisbad und Sauna abwechselt. Diese Praxis wende ich persönlich gelegentlich an. Um die Vorteile zu maximieren, empfiehlt es sich, mit dem heißen Bad zu beginnen und mit dem kalten zu enden, um sich dann auf natürliche Weise wieder aufzuwärmen.

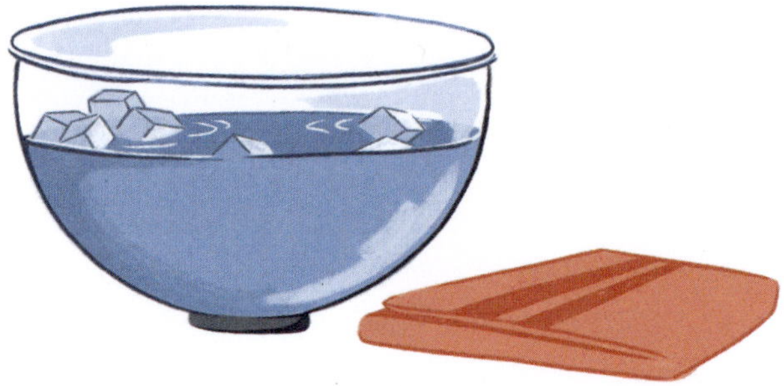

Eine andere Variante der Kälteeinwirkung ist das Eintauchen des Gesichts. Es hat zwar nicht so weitreichende mentale und körperliche Vorteile wie Eisbäder oder kalte Duschen, kann aber in einer akuten Stressreaktion eine tiefgehende Auswirkung haben. Die Maßnahme kann hilfreich sein, um Sie unmittelbar aus Angst und Stress herauszuholen.

1. Füllen Sie eine große Schüssel oder ein geeignetes Becken mit Eiswasser.

2. Tauchen Sie Ihr Gesicht (nur Stirn, Augen, Nase, Wangen und Kinn) 5 bis 30 Sekunden lang in eine Schüssel mit Eiswasser ein – oder so lange, wie Sie den Atem anhalten können.

3. Wiederholen Sie den Vorgang ein bis drei Mal.

Kälteanwendungen können zur Verbesserung der körperlichen und geistigen Gesundheit überaus wirksam sein, sollten aber immer vorsichtig und verantwortungsvoll durchgeführt werden. Beachten Sie bitte, dass jeder Körper anders ist und es kein einheitliches Protokoll für die Kaltwassertherapie gibt. Generell sollten Sie mit der Kältetherapie behutsam und langsam anfangen, allmählich die Einwirkzeit erhöhen und die Temperatur absenken. Achten Sie auf Ihren Körper und hören Sie auf, wenn Sie Schmerzen oder beunruhigende Symptome verspüren. Bei Vorerkrankungen sollten Sie unbedingt Ihren Arzt fragen, bevor Sie Kältetherapie anwenden.

YOGA

Yoga kann auf viele Arten praktiziert werden, aber in diesem Kontext wenden Sie es als Praxis zur Stärkung der Körper-Geist-Verbindung an, wobei Sie sich auf einige Positionen fokussieren, die das Nervensystem besonders unterstützen.

Kuhstellung

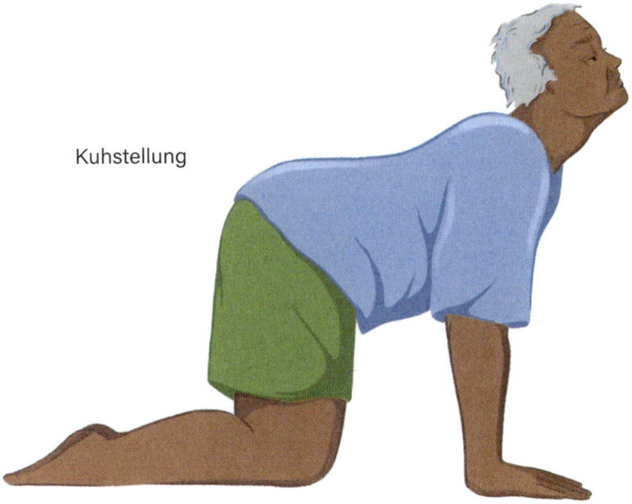

Katzenstellung

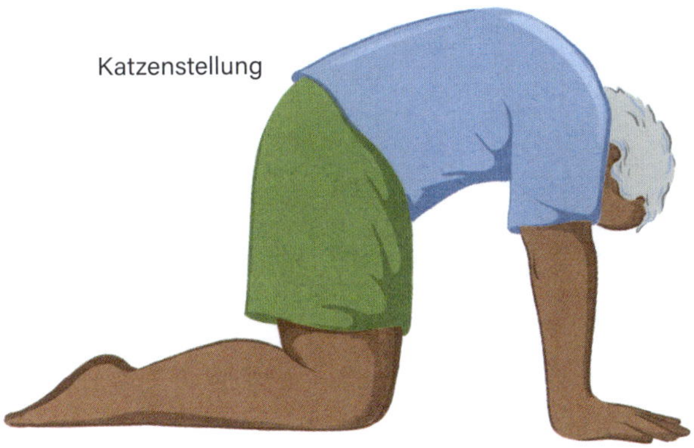

Katze-Kuh-Stellung

Der Vagusnerv verläuft entlang der Wirbelsäule bis in den Bauchraum. Der dynamische Wechsel zwischen Katze-Stellung und Kuh-Stellung mobilisiert und bringt Beweglichkeit in diese Bereiche.

1. Beginnen Sie auf Ihren Händen und Knien, die Handgelenke direkt unter den Schultern, die Knie direkt unter den Hüften.
2. Langsam einatmen, während Sie ins Hohlkreuz gehen. Heben Sie den Kopf und kippen Sie das Steißbein in Richtung Decke. Die Kuhstellung: Bauch in Richtung Boden gesenkt, die Schulterblätter zusammengepresst.
3. Langsam ausatmen, während Sie die Wirbelsäule nach oben krümmen, das Kinn zur Brust ziehen und das Becken nach vorne drücken. Die Katzenstellung: den Bauch in Richtung Wirbelsäule gezogen, die Schulterblätter weit auseinander, den Rücken zum Katzenbuckel gekrümmt wie bei einer ängstlichen Katze.
4. Ein paar Mal wiederholen, dabei wechseln zwischen Kuh- und Katzenstellung. Einatmen beim Durchhängen des Rückens, Ausatmen beim Katzenbuckel.

Sie können diese Übung auch im Sitzen ausführen. Legen Sie einfach Ihre Hände auf die Knie. Beim Einatmen drücken Sie die Brust nach vorne und machen ein Hohlkreuz. Ziehen Sie dabei die Schultern nach hinten und heben Sie das Kinn. Beim Ausatmen ziehen Sie das Kinn zur Brust, drücken die Schultern nach vorne und krümmen den Rücken.

Die Berghaltung

Diese Stellung fördert und trainiert eine gute Körperhaltung ebenso wie eine aktive Geist-Körper-Verbindung und Erdung.

1. Stehen Sie mit den Füßen hüftbreit auseinander und verteilen Sie Ihr Gewicht gleichmäßig auf beide Füße.
2. Strecken Sie die Arme an den Seiten aus, die Handflächen nach vorne, die Finger aktiv gestreckt. Konzentrieren Sie sich darauf, die Schultern nach hinten und unten zu ziehen.
3. Ziehen Sie Ihr Steißbein nach unten und verlängern Sie Ihre Wirbelsäule.
4. Spannen Sie Ihre Beinmuskeln an, indem Sie die Fußsohlen nach unten pressen, die Oberschenkel leicht beugen und die Kniescheiben anheben.
5. Atmen Sie langsam und tief ein und konzentrieren Sie sich darauf, in dieser Haltung aufrecht und offen zu bleiben. Stellen Sie sich vor, Sie wären ein hoher, starker Berg, geerdet und stabil.

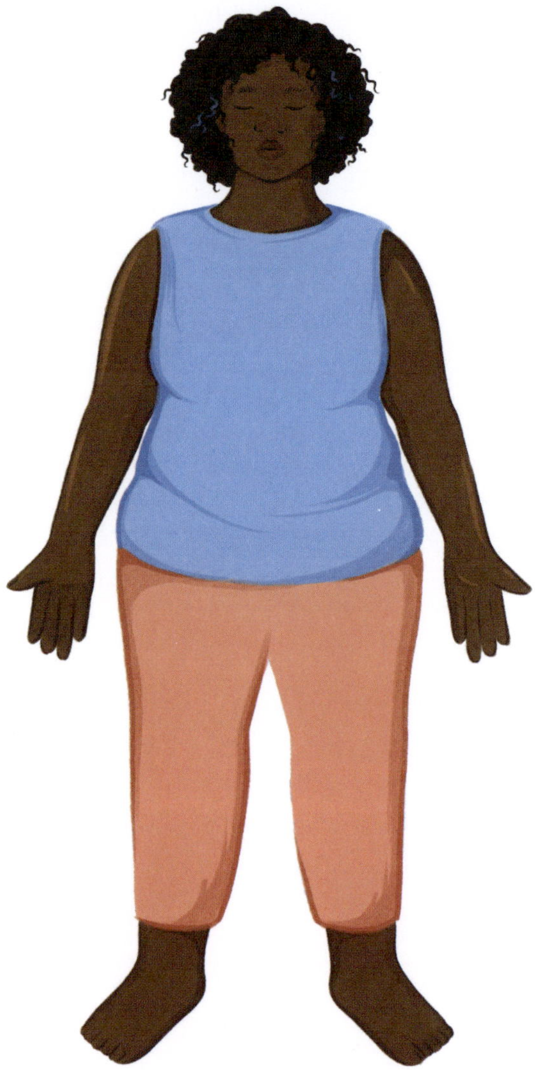

Halbe Kerze

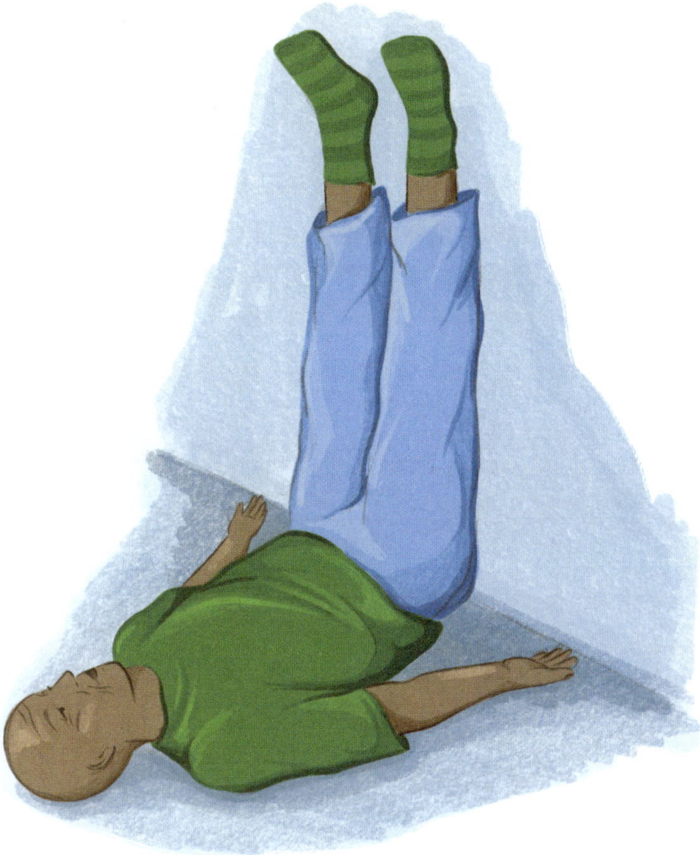

Dies ist eine meiner Lieblingsübungen, weil sie so effektiv, einfach und gut erforscht ist. Zusammen mit dem physiologischen Seufzer gehört sie oft zu den allerersten Übungen, die ich meinen Klienten empfehle. Das Ruhen in dieser sanften, umgekehrten Position führt zu einer Verlangsamung der Herzfrequenz und der Atmung, was dem Vagusnerv mitteilt, dass es sicher ist, mit der vollständigen Entspannung zu beginnen.

In diesem Buch habe ich schon erwähnt, dass das Verändern der Atmung auch die Herzfrequenz verändert, und umgekehrt gilt das ebenso; wenn die Herzfrequenz sinkt, verlangsamt sich auch die Atemfrequenz. In dieser Umkehrhaltung wird durch die Schwerkraft mehr Blut von den Beinen zum Herzen bewegt. Durch den erhöhten Blutstrom muss Ihr Herz nicht mehr so schwer arbeiten und wird langsamer, was wiederum die Atmung verlangsamt. Herz und Atem sind in beide Richtungen miteinander verknüpft. Das zu verstehen ist hilfreich, denn wenn Sie aus einem aktivierten Zustand herunterregulieren wollen, können Sie entweder die Atmung dazu einsetzen – indem Sie tiefer atmen und die Ausatmung verlängern – oder Ihr Herz, indem Sie eine ähnliche Körperhaltung annehmen, um die Herzrate zu senken. Gehen Sie also, wenn Sie sich ängstlich oder atemlos fühlen, in diese Stellung, um die Entspannung herbeizuführen. Über Ihre Physiologie die Psyche zu beeinflussen, ist ein effektiver, konkreter Weg der Nervensystemregulation.

1. Suchen Sie sich eine freie Stelle an der Wand. Rücken Sie seitwärts mit angezogenen Knien möglichst nahe an die Wand heran.
2. Legen Sie aus dem Sitzen Oberkörper und Kopf auf dem Boden ab. Dann drehen Sie sich um 90 Grad, sodass Sie die Beine heben und gestreckt an die Wand legen können.
3. Passen Sie die Position an, indem Sie Ihr Steißbein möglichst nahe zur Wand bringen. Es muss sie nicht berühren; die Stellung sollte bequem sein.
4. Finden Sie eine angenehme Position, in der Sie die Arme entspannt in seitlichem Winkel ablegen können. Entspannen Sie Ihre Beine an der Wand. Machen Sie es sich richtig bequem, atmen Sie mindestens 2 Minuten und steigern sich auf bis zu 15 Minuten.

Wenn diese Stellung unbequem ist, probieren Sie eine Variante: Statt die Beine an der Wand abzustützen, legen Sie Ihre Fersen mit gestreckten Beinen oder mit gebeugten Knien im 90-Grad-Winkel auf einen Stuhl.

Yoga Nidra

Dies ist eine Yoga-Variante, bei der es nicht um eine bestimmte Stellung geht. *Yoga Nidra,* auch »yogischer Schlaf« genannt, ist eine tief erholsame, angeleitete Praxis, mit der Sie Stress, Ängste und Spannungen im Körper abbauen können. Sie legen oder lehnen sich bequem hin und folgen einer geführten Meditation, bei der Sie durch eine Reihe von Visualisierungsübungen und Entspannungstechniken geleitet werden. Die Übung dauert meist zwischen 20 und 40 Minuten. Sie erhöht den vagalen Tonus, indem sie die Entspannung fördert, den Parasympathikus anregt, das Körper-Geist-Bewusstsein stärkt und Entzündungen im Körper vermindert. Eine ähnliche Praxis heißt auch »Nicht-Schlaf-Tiefenruhe«. Im Internet können Sie kostenfrei wunderbare geführte Sitzungen finden.

Tägliche Bewegung oder Gymnastik

Ob Aerobic, Krafttraining, Stretching, Yoga oder Tai Chi – das alles wirkt sich positiv auf den vagalen Tonus aus, wenn es konsequent praktiziert wird. Die genaue Menge an nötiger täglicher Bewegung hängt von Faktoren wie Alter, Fitnessniveau und allgemeinem Gesundheitszustand ab. Beginnen Sie da, wo Sie sind, und bauen Sie allmählich mehr Bewegung ein. Für die meisten meiner Klienten hat es sich als nachhaltig und vorteilhaft erwiesen, die Gewohnheit zu entwickeln, sich an vier bis fünf Tagen in der Woche 30 Minuten pro Tag bewusst zu bewegen oder Übungen zu machen.

Morgensonne tanken

Ich empfehle allen Klienten als einfache Übung, jeden Morgen etwa 10 Minuten draußen im Sonnenlicht zu sitzen. Die ideale Aufenthaltszeit im Freien hängt davon ab, wie klar oder bewölkt der Himmel ist. Normalerweise reicht der Aufenthalt im Freien, aber an bewölkten Tagen kann es vorteilhaft sein, in Richtung aufgehender Sonne zu schauen (aber ohne direkt in die Sonne zu blicken!). Tragen Sie keine Sonnenbrille (Brille ist okay) und bleiben Sie weg vom Handy.

Diese einfache Sache bringt viele Vorteile für Ihre mentale und physische Gesundheit: Ihre innere Uhr wird eingeschaltet, effiziente Stoffwechsel- und Hormonvorgänge werden gefördert, Cortisol wird zur rechten Zeit freigesetzt, um Ihre Wachsamkeit und Konzentration tagsüber zu fördern, und ein Timer für die nächtliche Melatoninausschüttung wird gestartet, um Ihren Schlaf zu fördern. Gehen Sie tatsächlich nach draußen! Oder schauen Sie zumindest aus einem offenen Fenster. Studien zufolge wird ein Großteil der blauen Lichtwellen, die zur Augenstimulation und für den Weckimpuls unerlässlich sind, durch das Glas herausgefiltert, sodass die Betrachtung des Morgenlichtes durch eine Fensterscheibe etwa fünfzig Mal weniger effektiv ist.

Eine kluge Ernährungsweise

Die Nahrung, die Sie zu sich nehmen, wirkt sich auf Ihre Zell- und Verdauungsgesundheit ebenso wie die Entzündungswerte aus. Was Sie essen, spielt eine große Rolle, aber wie das aussieht, ist von Mensch zu Mensch verschieden. Ernährung ist sehr individuell und hängt von den persönlichen Bedürfnissen, Vorlieben und der Verfügbarkeit ab. Generell sollten Sie industriell verarbeitete Lebensmittel meiden und so viel saisonales Obst und Gemüse wie möglich essen. Achten Sie besonders auf Probiotika und Ballaststoffe, die für ein gesundes Darmmikrobiom und eine gute Darmfunktion sorgen, was wiederum die Entzündungswerte reduziert, Ihr Immunsystem reguliert, die Erzeugung von Neurotransmittern fördert und das allgemeine Wohlbefinden verbessert. Durch Nahrungsergänzung und den Verzehr faserhaltiger und fermentierter Nahrungsmittel wird dies gefördert. Mehr will ich im Detail dazu nicht sagen, denn es ist für jeden Menschen sehr individuell. Halten Sie es einfach, machen Sie kleine Veränderungen, und tun Sie Ihr Bestes, um schließlich an den Punkt zu gelangen, dass Sie sich überwiegend gesund ernähren.

Schlafen in Seitenlage

Die Forschung hat herausgefunden, dass das Liegen auf dem Rücken die Herzratenvariabilität verringert (was auf eine Verminderung des vagalen Tonus hinweist), während das Schlafen in Seitenlage die Stimulation des Vagusnervs fördert. Wenn Sie nicht ohnehin schon auf der Seite schlafen, empfehle ich Ihnen, beim Schlafen ein Kissen zwischen Ihre Knie zu legen. Das wird Sie daran hindern, sich im Schlaf auf den Rücken oder Bauch zu drehen.

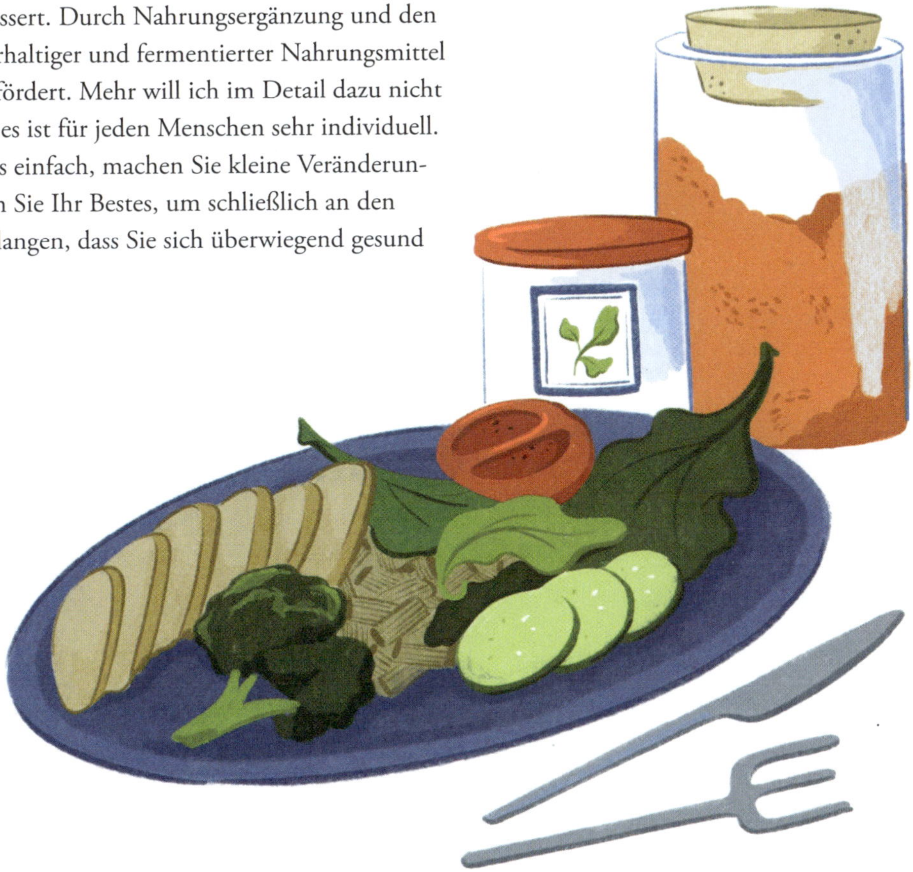

Therapeuten- und Geräte-unterstützte Verfahren

Bei den vorangegangenen Techniken wurde beschrieben, wie Sie den Vagusnerv selbst stimulieren können. Die folgenden Methoden sind Möglichkeiten, wie Sie Unterstützung von Therapeuten oder Geräten erhalten können, um den Vagusnerv zu aktivieren und den allgemeinen vagalen Tonus zu verbessern.

Ohrakupunktur

Die Ohrakupunktur ist eine Form der Akupunktur, bei der bestimmte Punkte am Ohr stimuliert werden. Der Vagusnerv überträgt Empfindungen des äußeren Ohrs, wodurch der Einsatz von Akupunktur den Informationsfluss im aurikulären Zweig des Vagusnervs verstärkt und insgesamt die Aktivierung erhöht.

Massagetherapie

Massagetherapie kann ein hervorragendes Mittel zur Verbesserung des vagalen Tonus sein, da sie Entspannung fördert, Stress abbaut und die manuelle Manipulation der Weichteile des Körpers ermöglicht. Allgemeine Massagetechniken können unterstützend wirken, vor allem im Nacken- und Schulterbereich. Spezifische Massagetechniken, die zur Verbesserung des vagalen Tonus eingesetzt werden können, sind insbesondere die Bauchmassage, Craniosacral-Therapie, myofasziale Entspannung und Reflexzonenmassage. Die Fußreflexzonenmassage, bei der Druck auf bestimmte Punkte an den Füßen ausgeübt wird, entspannt und stimuliert auch das Nervensystem, einschließlich des Vagusnervs.

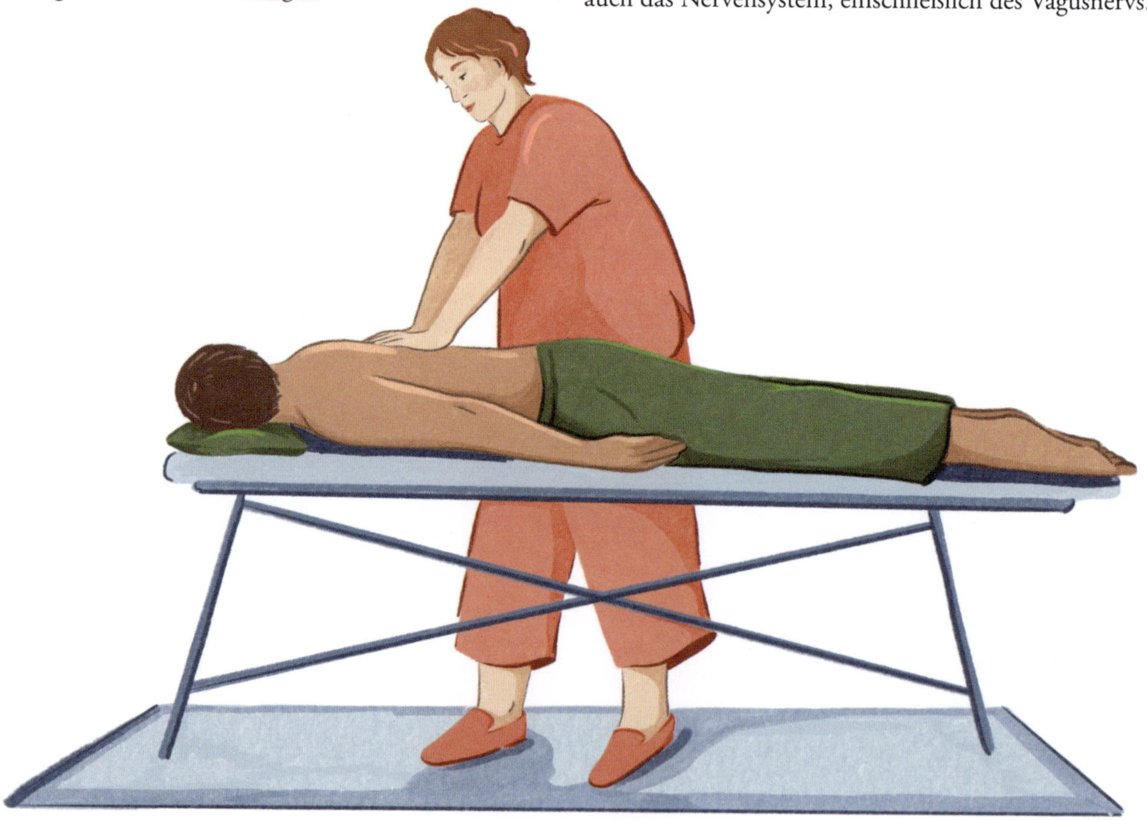

Chiropraktische Behandlung

Nacken- und Rückenschmerzen treten immer häufiger auf, da wir in immer mehr Berufen den ganzen Tag am Schreibtisch sitzen. Die Chiropraktik konzentriert sich auf die Behandlung des Bewegungsapparats, insbesondere der Wirbelsäule. Studien haben gezeigt, dass die Stimulation des Stütz- und Bewegungsapparats, insbesondere der Wirbelsäule, durch einen Chiropraktiker bei Personen mit Nacken- oder Kreuzschmerzen den Blutdruck und die Herzratenvariabilität deutlich verbessert und die Funktion des Vagusnervs erhöht. Die Verringerung chronischer Schmerzen unterstützt das Nervensystem bei der Umstellung auf einen insgesamt parasympathischeren Zustand.

Elektrostimulation

Die Elektrostimulation ist eine medizinische Intervention zur Stimulation des Vagusnervs. Dabei wird ein Gerät implantiert, das Patienten mit schweren behandlungsresistenten Depressionen und/oder Epilepsie vorbehalten ist. Daneben gibt es noch andere elektrische Stimulationsgeräte, die nicht implantiert werden müssen, doch zum Zeitpunkt der Erstellung des Buches sind deren Ergebnisse gemischt. So vielversprechend die Elektrostimulation als passives Mittel zur Verbesserung des vagalen Tonus auch klingen mag, empfehle ich dennoch, tägliche Übungen durchzuführen und unterstützende Gewohnheiten zu entwickeln, bevor man solche externen Geräte ausprobiert.

Reizentzug

Vielleicht haben Sie schon von sensorischer Deprivation gehört, speziell von einem Tank, der zur Reduzierung der Reizaufnahme konzipiert ist. Ein solcher Tank (auch *»Floating-Tank«* genannt) ist in der Regel eine große, geschlossene Kammer, die mit stark konzentriertem Salzwasser gefüllt ist, sodass der Körper darin mühelos schweben (engl. *»floaten«*) kann. In diesem schalldichten und völlig dunklen Tank entsteht eine Umgebung, die den Zustand tiefer Entspannung und innerer Konzentration fördert (sofern man nicht unter Klaustrophobie leidet). Solche Einrichtungen findet man unter »Floating-Zentrum« im Internet.

Viszerale Manipulation

Viszerale Manipulation ist eine Form der manuellen Therapie, die sich auf die Behandlung oder sanfte Bewegung der inneren Organe und des sie umgebenden Bindegewebes konzentriert, um die Funktion dieser Organe und ihrer Strukturen zu verbessern. Dies kann den vagalen Tonus verbessern, indem Bereiche angesprochen werden, die vom Vagusnerv innerviert werden.

WERKZEUGE FÜR DIE AKTIVIERUNG (KAMPF ODER FLUCHT)

Ich habe in diesem Buch schon mehrfach erwähnt, dass verschiedene Werkzeuge besser funktionieren, je nachdem, in welchem Zustand des Nervensystems Sie sich befinden. Dieser und der folgende Abschnitt sollen Ihnen einen schnellen Überblick über einige Werkzeuge und Übungen geben, die zur Regulation aus einem Kampf-oder-Flucht-Zustand oder einem Zustand der Erstarrung/Abschaltung am geeignetsten sind. Beachten Sie, dass es nur Vorschläge sind, denn jeder Einzelne muss seinen individuellen Weg gehen, um herauszufinden, mit welchen Werkzeugen er sein Nervensystem im jeweiligen Zustand am besten unterstützen kann.

Sie werden also feststellen, dass die verschiedenen Werkzeuge je nach Intensität der Aktivierung, die Sie gerade erleben, mehr oder weniger hilfreich sind. Wenn Sie eine Aktivierung von geringerer Intensität spüren, also 1 bis 5, können sanftere Maßnahmen genügen. Wenn Sie aber eine Intensität im Bereich von 6 bis 10 wahrnehmen, benötigen Sie eine stärkere Mobilisierung. Wenn Sie zu meditieren versuchen, während Sie gerade hyperaktiviert sind, wird es die Dysregulation eher verstärken. Damit sagt Ihnen das System: »Du hast die Botschaft nicht bekommen! Es ist nicht sicher, und wir müssen hier weg!« Der Schlüssel zur Regulation des Nervensystems liegt häufig darin, es zunächst dort abzuholen, wo es ist, und es dann langsam in Richtung Regulation zu bewegen. Wenn Sie sehr stark aktiviert sind, sollten Sie also zuerst etwas unternehmen, was dem Körper mehr Mobilisierung ermöglicht, bevor Sie zu Ruhe und Stille übergehen können.

Lassen Sie sich von Ihrem Körper leiten. Diese Übungen sind dafür gedacht, Sie zu unterstützen. Wenn es sich für Ihr System nicht hilfreich anfühlt, hören Sie darauf und probieren Sie etwas anderes. Ihr Körper lässt Sie wissen, was hilfreich und richtig für Sie ist.

Was zur Regulation im aktivierten Zustand dient

Wenn der Sympathikus aktiviert ist, ist Ihr System bereit, sich zu bewegen. Daher besteht ein Teil der Regulation oft darin, dem Körper zu erlauben, sich zu bewegen und etwas von der überschüssigen Energie abzulassen, um sich dann zu beruhigen. Sie können nicht erwarten, dass Sie von hochreguliert, wütend oder ängstlich sofort zu einem regulierten und großartigen Gefühl übergehen. Stattdessen wollen Sie, dass ein Teil der Sympathikus-Energie entladen wird und den Körper verlässt. Sie brauchen etwas, das Ihnen zu ein klein bisschen mehr Erdung und Ruhe verhilft, zu weniger Anspannung und Dringlichkeit, klarem Denken, weniger Hektik, tieferem Atmen und einer niedrigeren Herzfrequenz.

Einige Werkzeuge, die Sie bereits kennen, könnten Ihnen hierbei dienlich sein:

- Halbe Kerze
- Verlängerte Ausatmung
- Ohr- oder Halsmassage
- Orientierungsblick
- Öffnen des Blicks
- Palmieren der Augen

Es gibt auch nicht das *eine* magische Werkzeug. Manche Werkzeuge wirken unterschiedlich bei verschiedenen Situationen und Aktivierungsgraden. Was Sie in solchen Momenten brauchen, ist ein Werkzeugsatz von Übungen und Methoden, die miteinander kombinierbar sind.

Weitere somatische Werkzeuge zur Regulation im aktivierten Zustand

Die folgenden Werkzeuge sind speziell dafür gedacht, die Sympathikus-Aktivierung zu reduzieren. Sie sind hier als Vorschlag nach Werkzeugen gruppiert, die bei meinen Klienten – je nach Aktivierungsgrad von niedrig bis mittel und mittel bis hoch – am besten wirken.

AKTIVIERUNGSGRAD: 1 BIS 5

Die folgenden Übungen können helfen, wenn Sie einen niedrigen bis mittleren Grad an Aktivierung oder Angst erleben..

Sanftes Schaukeln oder Dehnen

Lassen Sie Ihren Körper im Sitzen oder Stehen von einer Seite zur anderen oder von vorne nach hinten schaukeln. Diese sich wiederholende, rhythmische Bewegung wirkt beruhigend auf das Nervensystem. Auch sanftes Dehnen hilft, den Körper auf wohltuende Weise zu mobilisieren.

Box-Atmung (auch Vier-Quadrat-Atmung genannt)

1. Atmen Sie tief und vollständig durch die Nase ein und zählen Sie dabei bis 4.
2. Halten Sie den Atem am Ende der Einatmung für 4 Sekunden an.
3. Atmen Sie langsam und vollständig durch den Mund aus und zählen Sie dabei bis 4.
4. Halten Sie den Atem am Ende der Ausatmung für 4 Sekunden an.
5. Wiederholen Sie dies zwei bis fünf Mal.

Farbe erkennen

Wählen Sie vorab Ihre »Regulationsfarbe« – sagen wir, es ist Orange. Wenn Sie eine zunehmende Aktivierung spüren, halten Sie inne und scannen Sie Ihr Umfeld. Zählen oder benennen Sie alle orangefarbenen Objekte, die Sie sehen können. So lenken Sie sich vorübergehend von dem ab, was die Aktivierung auslöst, orientieren sich an Ihrer Umgebung und aktivieren Ihr visuelles System auf eine regulierende Weise.

Anspannen und Loslassen

Die Aktivierung macht Sie bereit, zu kämpfen oder wegzulaufen, und diese Übung von Anspannen und Loslassen ermöglicht es Ihnen, sich dem Drang erst hinzugeben und dann nachzulassen. Ich wende die Übung oft an, wenn ich das starke Bedürfnis habe, eine Situation zu kontrollieren.

1. Atmen Sie ein, während Sie alle Muskeln anspannen. Ballen Sie die Fäuste, ziehen Sie die Schultern hoch, verziehen Sie das Gesicht, beugen Sie die Beine und krümmen Sie die Zehen.
2. Atmen Sie aus, während Sie alles loslassen und entspannen.
3. Wiederholen Sie dies ein paar Mal, bis Sie merken, dass es Ihnen immer leichter fällt, loszulassen.

AKTIVIERUNGSGRAD: 6 BIS 10

Diese Übungen können bei einem mittleren bis hohen Grad an Aktivierung oder Angst helfen.

Fersen-Plumps

1. Heben Sie sich langsam auf die Zehen und lassen sich dann wieder auf die Fersen sinken. Beginnen Sie mit einem kleineren, sanfteren Heben und Senken und finden Sie Ihren Rhythmus.
2. Steigern Sie die Höhe oder die Geschwindigkeit, indem Sie sich auf die Zehenspitzen stellen und dann mit einem Plumps auf die Fersen fallen lassen, sodass ein dumpfes Geräusch entsteht.
3. Entspannen Sie sich während der Bewegung, sodass Sie die Schwingungen bei ihrem Auftreffen im ganzen Körper spüren können.
4. Setzen Sie die Übung 1 Minute lang fort.

Den Kopf zwischen den Händen halten

Wenn Ihr Körper aktiviert ist, folgt ihm der Geist in der Regel nach. Wenn Ihre Gedanken rasen oder Horrorszenarien fantasieren, probieren Sie einmal diese somatischen Selbsthalteübungen.

1. Legen Sie Ihre Hände an beide Seiten des Kopfes oder eine Hand auf die Stirn und die andere auf den Hinterkopf.
2. Spüren Sie das Gefühl zwischen den Händen. Beachten Sie, wie Sie damit einen Behälter für Ihre Gedankenflut schaffen.
3. Beobachten Sie, ob die Gedanken langsamer werden bzw. ob es sich regulierend und beruhigend für Sie anfühlt.

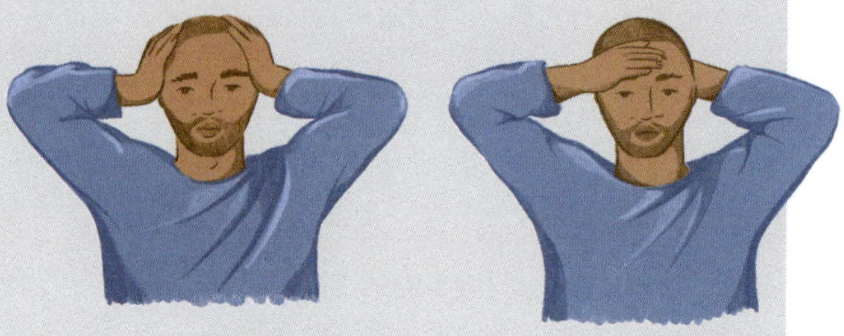

Den ganzen Körper schütteln

Schütteln ist eine Art und Weise, wie der Körper aktivierte Stressenergie entlädt, und es kann eine Gelegenheit sein, einen Stresszyklus zu beenden und herunterzuregulieren.

1. Stehen Sie auf, wenn möglich, und beginnen Sie langsam, Ihre Hände, Arme und Schultern zu schütteln. Ich beginne oft damit, meine Hände zu schütteln, als würde ich versuchen, Wasser von ihnen abzuschütteln. Lassen Sie das Schütteln sich im ganzen Körper ausbreiten. Beginnen Sie mit leichtem Wackeln oder Schütteln und steigern Sie allmählich die Intensität, wie Sie sich dabei wohlfühlen.
2. Schütteln Sie sich 1 Minute lang und konzentrieren Sie sich darauf, jegliche Spannungen und Stress in Ihrem Körper loszulassen.
3. Nach einer Minute (oder länger) bringen Sie das Schütteln langsam zum Stillstand. Ruhen Sie ein paar Minuten. Wie geht es Ihnen jetzt?

Einen Eiswürfel halten oder ein saures Bonbon lutschen

Sobald Sie beginnende Panik oder intensive Aktivierung spüren, nehmen Sie einen Eiswürfel in die Faust oder ein saures Bonbon in den Mund. Spüren Sie die intensive Kälte oder den sauren Geschmack, statt die Symptome mit Gewalt stoppen zu wollen. Damit wird Ihr System durch den Sinnenschock aus der Kampf-oder-Flucht-Reaktion herausgerissen und von der aufkommenden Panik abgelenkt.

Einen Spaziergang machen

Das mag ein naheliegender Vorschlag sein, wird aber aus mehreren Gründen hier in Erinnerung gebracht. Das Gehen bringt Ihren Körper in Bewegung und ermöglicht es Ihnen, dem Mobilisierungsbedürfnis dieses Zustands nachzukommen. Es öffnet Ihren Blick und lässt Sie Ihre Umgebung bewusster wahrnehmen, was Sie in den parasympathischen Zustand versetzt. Hier lassen sich mehrere Werkzeuge miteinander kombinieren, denn beim Gehen im Freien können Sie auf Ihren Atem achten, die Dinge aus der Ferne betrachten und den Körper schütteln.

WERKZEUGE BEI ABSCHALTUNG UND EINFRIEREN

Diese Zustände sind *Schutzmechanismen* unseres Nervensystems im Falle, dass die Stressoren überhandnehmen oder zu lange andauern. Die beiden Ziele sind die Erhaltung von Energie durch Immobilisierung und die Verhinderung weiterer Schmerzen durch Betäubung und Abkopplung. Deshalb erfolgt die Regulation am besten durch eine sanfte Einladung an das System, sich zu verbinden und zu mobilisieren. Bei einer Blockade ist Ihr System so überwältigt, dass es »einfriert«, blockiert und total erstarrt. Im dorsal-vagalen Shutdown kann man sich das wie einen Bären im Winterschlaf vorstellen: Das ganze System schaltet praktisch zurück. Wenn Sie bei diesen beiden Zuständen zu viel Energie auf einmal ins System einbringen, kann das die Tendenz zur Blockierung und Abschaltung noch verstärken, und das wäre kontraproduktiv.

Das Ziel besteht nicht darin, aus der Überforderung, Festgefahrenheit, Gefühllosigkeit, Niedergeschlagenheit, Abkopplung oder Depression direkt in ein Gefühl von Ausgeglichenheit überzuwechseln. Wollen Sie regulierend eingreifen, müssen Sie Ihr System zunächst dort abholen, wo es sich befindet, und es langsam an die Regulation heranführen. Wie Sie über den Sympathikus-aktivierten Zustand soeben erfahren haben, müssen Sie ihn zuerst *in der* Mobilisierung erreichen. Je aktivierter Sie sind, umso mehr müssen Sie zunächst die Mobilisierung und Intensität zulassen, um allmählich zu mehr Ruhe und Gelassenheit zu finden. Auch wenn Sie abgeschaltet oder eingefroren sind, gilt das Gleiche, nur in umgekehrter Reihenfolge: Je verschlossener Sie sind, umso sanfter müssen Sie vorgehen, um die Verbindung herzustellen und die Energie wieder zu mobilisieren.

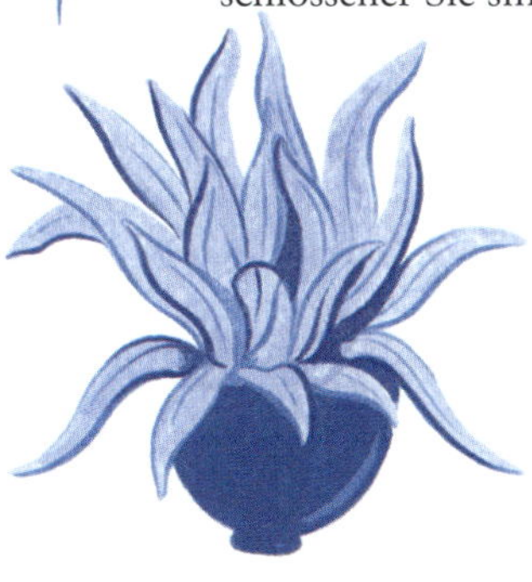

Beim Regulieren dieser Zustände kommt es häufig vor, dass sich die Symptome von Abschaltung und Abkopplung in Gefühle von Aktivierung oder Angst verwandeln. Wenn meine Klienten dies zum ersten Mal erleben, nehmen sie an, dass etwas schiefgelaufen sei, aber in Wirklichkeit ist genau das Gegenteil der Fall. Erinnern Sie sich an die Zonen des Nervensystems: Wenn Sie von einem abgeschalteten Zustand (rote Zone) aus regulieren, müssen Sie auf dem Weg zur Regulation die Mobilisierung (gelbe Zone) durchlaufen. Das ist ein weiterer wichtiger Punkt, an dem die kombinierte oder etappenweise Anwendung von Tools zum Tragen kommt. Sie haben Werkzeuge für den Fall der Abschaltung, und wenn dieser Zustand nachlässt und neue Empfindungen der Aktivierung auftauchen, gehen Sie dazu über, Werkzeuge aus der Aktivierungskiste zu verwenden, um von dort aus weiter zu regulieren.

Lassen Sie sich von Ihrem Körper leiten. Es gibt immer noch andere Übungen, die Sie ausprobieren können, wenn sich das, was Sie gerade tun, nicht gut anfühlt.

Was zur Regulation bei Abschaltung oder Einfrieren dient

In diesen Zuständen ist Ihr System »blockiert« oder »eingefroren«. Das geschieht, wenn die Bedrohung zu groß erscheint oder zu lange angedauert hat und Sie nicht mehr glauben, dass Sie sie bewältigen können. Sie wünschen sich, dass die Erfahrung der Abschaltung oder Erstarrung sich ein wenig auflockert. Stellen Sie sich vor, Sie kommen aus diesem Zustand heraus wie ein Bär aus dem Winterschlaf, langsam und stetig. Sie sind auf der Suche nach allem, was Ihnen hilft, den Körper besser wahrzunehmen, wacher zu sein oder mehr Energie zu haben, sich verbundener oder präsenter zu fühlen, klarer zu denken, tiefer zu atmen oder Ihre Sinne intensiver wahrzunehmen.

Einige Werkzeuge, die Sie bereits kennen, könnten Ihnen hierbei dienlich sein:

- Zwerchfellatmung
- »Wu«-Atmung
- Ohr- oder Halsmassage
- Seitliche Augendehnungen
- Orientierungsblick
- Kälteeinwirkung
- Summen
- Lachen und Sozialkontakt (Ko-Regulation)

Weitere Werkzeuge zur Regulation bei Abschaltung und Einfrieren

Die folgenden Tools wurden speziell dafür entwickelt, Sie bei der Aktivierung aus einem heruntergefahrenen oder eingefrorenen Zustand zu unterstützen.

Beabsichtigte Ruhe oder Rückzug

Es geht nicht immer darum, sich wieder in die Spur zu bringen. Manchmal ist die Auszeit, die dieser Zustand mit sich bringt, überaus effektiv (wenn man sich bewusst darauf einlässt). So oft befinden wir uns in einem Zustand der Abschaltung, zwingen uns jedoch, noch mehr zu tun und zu machen. Auch wenn es paradox klingt: Vielleicht ist das Hilfreichste, was Sie tun können, Ihrem System entgegenzukommen und das Bedürfnis nach Stillhalten und Abkopplung zu unterstützen, um Ihre natürliche Fähigkeit wieder zu stärken, sich zu verbinden und zu mobilisieren. Es ist nicht so, dass Abkopplung und Ruhigstellung etwas Negatives sind; es geht nur darum, wie oft und in welcher Weise wir sie einsetzen.

1. Versuchen Sie das nächste Mal, wenn Sie sich in der roten Zone befinden, dies bewusst zu erkennen und sich zu erinnern, dass es in diesem Zustand nur darum geht, sich abzukoppeln und Energie zu sparen.
2. Überlegen Sie, wie Sie damit bewusster umgehen könnten. Vielleicht scrollen Sie spontan auf Ihrem Mobiltelefon, schauen sich eine Sendung an oder legen sich ins Bett. Dies könnten Dinge sein, die Sie derzeit *unbewusst* tun, um abzuschalten oder sich zu betäuben. Entscheidend ist, dass Sie sich bewusst machen, was gerade passiert, und Ihrem System die *zeitweilige* Ruhe und Auszeit gönnen, die es braucht, um wieder auf natürlichem Wege in Gang zu kommen.

Nur eine Sache machen

Wählen Sie eine Aufgabe, bei der Sie sich mobilisieren können – Geschirr spülen, eine Besorgung machen, aufstehen und ein Glas Wasser holen, eine E-Mail schreiben. Wählen Sie etwas, das Ihnen in Ihrem jetzigen Zustand klein und überschaubar vorkommt. Es könnte auch etwas so Einfaches wie ein Platzwechsel sein. Sie sind im Bett hängen geblieben? Ab auf die Couch! Keine Lust mehr auf die Couch? Setzen Sie sich auf den Balkon. Dieser kleine Akt der Bewegung oder des Tuns taut die Spirale des Stillstands auf.

Musik hören

Beim Hören von Musik summen oder singen Sie einfach mit. Zuhören schärft das Gehör und Mitsummen oder Mitsingen aktiviert den Vagusnerv.

Erleben Sie Temperaturwechsel

Diese Übungen verbinden Sie wieder mit Ihrem Körper und dem gegenwärtigen Augenblick. Sie können das erleben, wenn Sie:

- Ihre Hände unter kaltes oder warmes Wasser halten und die Temperatur und Empfindungen dabei wahrnehmen
- Eine kalte Dusche nehmen
- Gefrorenes Obst essen
- Ins Freie gehen

Sinneswahrnehmungen

Schauen Sie sich um und nehmen Sie wahr:

- 5 Dinge, die Sie sehen können
- 5 Dinge, die Sie tasten können
- 5 Dinge, die Sie hören können
- 5 Dinge, die Sie riechen können
- 5 Dinge, die Sie schmecken können

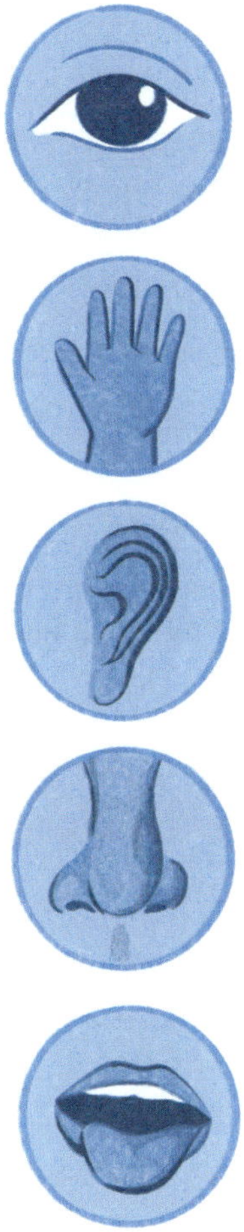

Herauszugleiten aus Abschaltung oder Erstarrung ist ein überaus sanfter Vorgang. Verbindung mit Körper und Sinnen aufzunehmen ist der Schlüssel.

Scharfes Atmen

Dies ist eine hochregulierende Atemübung. Die scharfen Ein- und Ausatmungen verändern Ihre Physiologie, laden Ihr System zur Aktivierung ein und machen es Ihnen weniger angenehm, stillzuhalten oder starr zu bleiben. Experimentieren Sie behutsam mit dieser Praxis, vor allem, wenn Sie sich im eingefrorenen Zustand befinden, denn Sie wollen Ihr System nicht zusätzlich überlasten. Sie können auch die Intensität dieser Atemübung auf unterschiedliche Weise anpassen oder abschwächen.

1. Nehmen Sie ein paar tiefe Atemzüge, um sich mit Ihrem Atem zu verbinden.
2. Atmen Sie auf 1 scharf durch die Nase ein und fühlen Sie den Brustkorb weit werden.
3. Atmen Sie auf 1 kräftig durch den Mund aus und spüren Sie, wie sich der Bauch zusammenzieht und die Luft hinauspresst.
4. Wechseln Sie zwischen schnellem Ein- und Ausatmen hin und her, bis zu 1 Minute lang. Sie werden merken, wie sich Ihr Herzschlag erhöht und die Energie im Körper zu pulsieren beginnt. Das Ziel ist es, die Ruhigstellung unangenehm, aber nicht zu anstrengend zu machen.

Wechsel der Körperhaltung

Im abgeschalteten oder eingefrorenen Zustand nehmen Menschen oft eine kollabierte Haltung ein, als wollten sie sich klein machen, sich ergeben oder verschwinden. Befolgen Sie die Schritte, dieser Neigung nachzugeben, um dann eine offenere, fähigere Haltung einzuladen.

1. Sacken Sie im Sitzen zusammen und lassen Sie Kopf und Arme in Richtung Knie oder zwischen die Knie hängen.
2. Beim Einatmen rollen Sie Ihre Wirbelsäule langsam hoch, Wirbel für Wirbel, wobei der Kopf sich als Letztes hebt, bis Sie aufrecht dasitzen.
3. Beginnen Sie langsam aufzustehen. Sobald Sie ganz aufrecht stehen, ziehen Sie die Schultern zurück und blähen Sie die Brust auf.
4. Spüren Sie, wie es sich anfühlt, mit mehr Kraft zu stehen und mehr Raum einzunehmen.
5. Wiederholen Sie die Übung nach Bedarf.

Sanftes Drücken des Körpers

Im heruntergefahrenen oder eingefrorenen Zustand kann es passieren, dass man sich vom Körper abkoppelt und Dinge wie Dissoziation oder Depersonalisation erfährt. Diese Übung lädt Sie sanft dazu ein, sich Ihres Körpers wieder bewusst zu werden und sich mit ihm zu verbinden, indem Sie neutrale oder angenehme Körpergefühle nutzen, die das Nervensystem als sicher erlebt.

1. Kreuzen Sie Ihre Arme, wie in einer Selbstumarmung, mit den Händen auf der gegenüberliegenden Schulter.
2. Drücken Sie sanft Ihre Schultern und bewegen Sie die Hände mit sanftem, nährendem Druck weiter die Arme hinab. In Gedanken können Sie wiederholen: »Das sind meine Arme.«
3. Setzen Sie diese Übung mit anderen Teilen Ihres Körpers fort. Drücken oder reiben Sie ganz sanft verschiedene Körperteile und wiederholen Sie in Gedanken: »Das ist mein Hals/meine Brust/mein Fuß.«
4. Halten Sie inne, um zu spüren, wie Sie sich fühlen und ob es noch andere Körperteile gibt, mit denen Sie sich auf diese Weise verbinden könnten.

Das letzte Kapitel dieses Buches enthält Vorschläge, wie Sie diese verschiedenen Werkzeuge und Übungen in Ihr tägliches Leben integrieren können, um die Heilkraft des Vagusnervs zu nutzen.

KURZE ZUSAMMENFASSUNG

- Der vagale Tonus verbessert sich immer dann, wenn der Vagusnerv aktiviert wird oder Sie sich in irgendeiner Weise auf einen regulierteren Zustand des Nervensystems zubewegen.
- Vagotonisierende Übungen verbessern den Tonus nur, wenn sie über einen längeren Zeitraum hinweg konsequent durchgeführt werden.
- Die somatische Übungspraxis umfasst ein breiteres Spektrum von Techniken, die darauf abzielen, die Verbindung zwischen Geist und Körper zu verbessern, körperliche Spannungen zu lösen und Traumata zu heilen.
- Wenn Sie neue Werkzeuge ausprobieren, können Sie dem einfach gehaltenen Rahmen folgen, der es Ihnen ermöglicht, die Wirksamkeit eines Werkzeugs in dem jeweiligen Moment zu bewerten, zu praktizieren und erneut zu bewerten.
- Unterschiedliche Werkzeuge sind für verschiedene Zustände des Nervensystems geeignet. Durch Experimentieren werden Sie sich einen Werkzeugkasten für die Regulation erarbeiten, der für Sie einzigartig und effektiv ist.

7

ERSTELLEN SIE IHR EIGENES VAGUS-PROGRAMM

Ihr Leben zu verändern bedeutet, etwas zu verändern, das Sie täglich tun. In Ihrer täglichen Routine liegt die Heilung.

Ein optimierter vagaler Tonus wird erreicht, wenn Sie diese Werkzeuge in Ihr tägliches Leben einbauen. Nach allem, was wir bisher besprochen haben, stellen sich natürlich Fragen wie: »Wo fange ich an?« oder: »Wie fange ich überhaupt an, das alles zusammenzufügen?« Das werde ich Ihnen zeigen! Genau das ist die Arbeit, bei der ich meine Klienten täglich unterstütze und durch die ich Sie in diesem Kapitel begleiten möchte. Die kurze Antwort auf diese Fragen lautet, dass Sie dort anfangen, wo Sie sich befinden, mit der derzeitigen Kapazität, die Sie haben. Fangen Sie klein an, indem Sie eine winzige Gewohnheit nach der anderen einführen und sie dann nach und nach optimieren. Mit der Zeit wächst alles zusammen und passt sich den verschiedenen Jahreszeiten Ihres Lebens an.

An diesem Punkt bekomme ich häufig zu hören: »Ich weiß logisch gesehen, was ich tun sollte, aber ich kann mich offenbar nicht dazu durchringen, es tatsächlich zu *tun*.« Das passiert oft, wenn man versucht, eine »ideale« Routine anzupeilen, obwohl die eigene Kapazität dem nicht entspricht. Eine Verhaltensänderung, die Einführung neuer Gewohnheiten, benötigt Zeit und Absicht, aber sie ist durchaus möglich! Es kann auch sehr hilfreich sein, sich auf dem Weg zu gesünderen Gewohnheiten Unterstützung zu holen.

EINE ROUTINE ETABLIEREN

Wenn es darum geht, neue Routinen zu entwickeln, ist es hilfreich, sich daran zu erinnern, dass das Ändern von Gewohnheiten schwierig sein kann, vor allem, wenn man derzeit mit einem fehlgesteuerten Nervensystem lebt. Der Sinn dieser neuen Routine ist, dass sie regelmäßig stattfindet. Wenn Sie versuchen, zu schnell zu viel zu tun, wird es Ihr System belasten und die Fehlregulation verstärken. Ich weiß, es klingt wie ein Klischee, aber stellen Sie sich das wie einen Marathon vor, nicht wie einen Sprint. Die Heilung, Regulation und Verbesserung des vagalen Tonus ist ein lebenslanger Weg. Sie werden feststellen, dass Sie die Dringlichkeit und die Eile ablegen und stattdessen die kleinen Schritte und Veränderungen auf dem Weg dorthin feiern können.

Bei der Wahl einer neuen Gewohnheit fragen sich viele: »Was kann ich an meinen besten Tagen tun?« Ein Trick, um eine Gewohnheit nachhaltig zu ändern, ist die Frage: »Was schaffe ich auch an meinen schlechtesten Tagen?« Anders gesagt: Beginnen Sie mit kleinen Dingen und steigern Sie diese mit zunehmender Fähigkeit und wachsendem Vertrauen in sich selbst. Fangen Sie an, eine oder zwei einfache Übungen aus Kapitel 6 in Ihr Leben zu integrieren, zum Beispiel, nach dem Zähneputzen zu gurgeln oder beim Duschen zu summen. Das mag Ihnen zunächst banal und belanglos vorkommen, aber jedes Mal, wenn Sie diese Praktiken anwenden, stimulieren Sie Ihren Vagusnerv auf eine Art und Weise, die Ihr Nervensystem nicht zusätzlich belastet. Natürlich gehört mehr dazu, als tägliches Gurgeln und Summen, um einen spürbaren Unterschied beim vagalen Tonus auszumachen, aber es ist ein simpler Start, der etwas bewirkt und ein Sprungbrett für die Einführung anderer neuer Gewohnheiten sein kann.

Um meinen Klienten beim Beantworten der Frage: »Wo fange ich an?« zu helfen, erarbeiten wir gemeinsam die Antworten auf folgende Fragen:

1. Was wäre Ihre liebste Übung in proaktiver Selbstfürsorge? Und was wäre der kleinste Schritt, um diese noch zu verbessern?

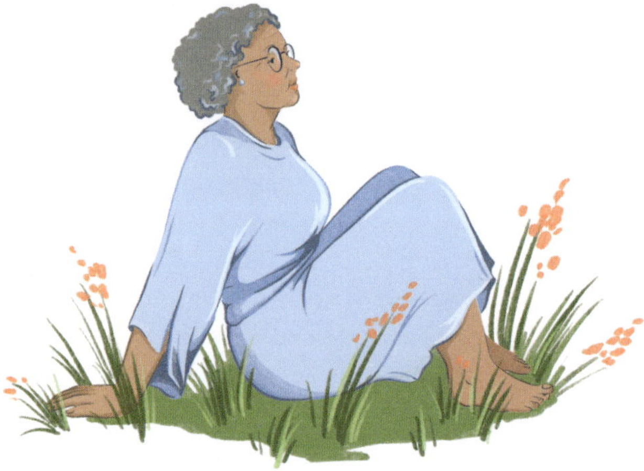

2. Welche Übung ließe sich im Augenblick am leichtesten integrieren?

Das hilft meinen Klienten zu erkennen, was ihnen am wichtigsten ist und woran sie vermutlich auch an ihren schlimmsten Tagen festhalten können. Dann unterstütze ich sie bei konkreten Schritten, mit denen sie winzige, scheinbar unbedeutende Gewohnheiten einbauen können, und wir freuen uns über jedes noch so kleine Erfolgserlebnis. Durch Wiederholung werden Sie nach und nach immer mehr optimale Routinen und Praktiken entwickeln. Lassen Sie uns also gemeinsam einige dieser Schritte durchgehen, damit Sie eine Vorstellung bekommen, wo Sie anfangen möchten und wie das für Sie aussehen könnte.

Finden Sie Ihre individuelle Routine

Die Fragen sollen Ihnen helfen, herauszufinden, wo Sie bei der Entwicklung Ihres persönlichen Vagustrainings ansetzen möchten. Nehmen Sie sich etwas Zeit, um über diese Fragen nachzudenken – vielleicht nehmen Sie sich sogar ein Notizbuch und schreiben alles auf.

1. Was ist Ihre wichtigste proaktive Routine der Selbstfürsorge?

   a. Was hilft am meisten, wenn Sie es regelmäßig tun oder erleben, dass Sie sich rundum gut fühlen – weniger ängstlich, leistungsfähiger, gelassener? Werden die unerwünschten Symptome weniger? Haben Sie mehr vom Leben? (Es könnte sein, dass Schlaf, Bewegung, Ernährung, persönliche Kontakte eine Rolle spielen.)

   b. Worin besteht diese Routine im Moment?

   c. Wie könnte sie im Idealfall aussehen?

   d. Was könnte die kleinste Veränderung dieser Lebensgewohnheit sein, um von dem Punkt, wo Sie sich jetzt aufhalten, dort hinzugelangen, wo Sie hinwollen?

   e. Welche noch winzigere Veränderung wäre denkbar?

Ich möchte erwähnen, dass der Schlaf für die Mehrzahl meiner Klienten die Nummer eins ist. Studien haben gezeigt, dass der Schlaf für die meisten Menschen die Lebensgewohnheit mit der größten Tragweite ist. Wenn Sie nicht wissen, wo Sie anfangen sollen, fangen Sie dort an. Optimaler Schlaf hat die größten positiven Auswirkungen auf die Regulation aller anderen psychischen und physiologischen Funktionen.

2. Welche Praxis wäre für Sie zurzeit am einfachsten zu integrieren?

   a. Betrachten Sie einige der vagotonisierenden Übungen in Kapitel 6. Was fühlt sich leicht an?

   b. Welche Übung wäre auch an Ihren stressigsten, anstrengendsten Tagen integrierbar?

   c. Was wäre, wenn Sie diese Übung in Ihren Alltag einbauen?

   d. Was würde dem entgegenstehen? Und wie könnten Sie das überwinden?

   e. Wie fühlen Sie sich bei dem Gedanken, diese Sache in Ihr tägliches Leben zu integrieren? (Falls die Übung Sie überfordern würde, nehmen Sie eine andere oder vereinfachen Sie diese.)

Die Fragen sollen Ihnen helfen, einen Beginn des Aufbaus vagotonisierender Übungen in Ihrem Leben zu etablieren. Wenn die kleinen Veränderungen zum neuen Normalzustand geworden sind, können Sie die Fragen etwas abgewandelt erneut stellen.

3. Welcher andere Schritt wäre für Sie auf dem Weg zur idealen Routine der Selbstfürsorge möglich?

4. Sobald diese Routine sich stabilisiert, was wäre dann die zweitwichtigste Routine, gut für sich selbst zu sorgen? Welcher kleine Schritt könnte eine unterstützende Ausgangsbasis schaffen?

5. Welche anderen Übungen fühlen sich einfach genug an, um einen Unterschied für Sie zu machen? Wie sähe es aus, sie in Ihren Alltag zu integrieren?

Indem Sie so vorgehen und langsam eine Routine nach der anderen hinzufügen, werden Sie Ihren vagalen Tonus steigern und sich ein neues Leben erschaffen, das Sie besser unterstützt und heilt.

BEISPIELE FÜR IHREN VAGUS-ÜBUNGSPLAN

Sie dachten doch nicht etwa, ich würde Sie da draußen in der Theorie hängen lassen, damit Sie dies alles alleine herausfinden, oder? Diese Fragen sind wichtig, um herauszufinden, wo man anfangen soll, aber ich weiß auch, dass ein Plan hilfreich sein kann. Ich möchte betonen, dass es sich bei dem, was ich Ihnen vorschlagen möchte, um einen *allgemeinen* Plan handelt, nicht um ein einheitliches Protokoll, das man befolgen muss. Ich bin fest davon überzeugt, dass bei fast jedem Schritt auf dem Heilungsweg eines Menschen die Verhaltensänderungen individuell gestaltet werden müssen. Aus diesem Grund halte ich Coaching für ein so wirkungsvolles Mittel, weil es Unterstützung, Feedback und Anpassungen in Echtzeit ermöglicht. Betrachten Sie diesen Planentwurf einfach als eine Anregung und ermächtigen Sie sich, ihn nach Ihren Bedürfnissen, Vorlieben und einzigartigen Lebensumständen zu gestalten, wie Sie es für richtig halten.

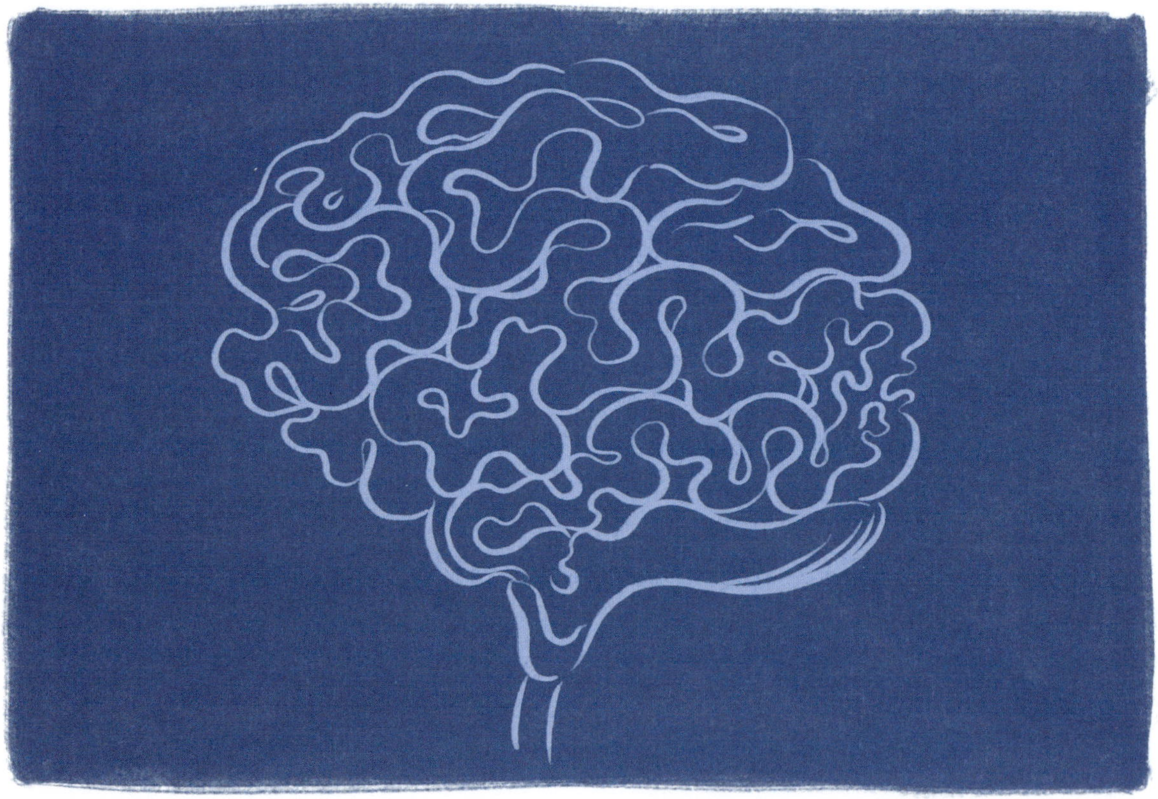

Die Heilungsroutine wird für jeden Menschen anders aussehen. Im Allgemeinen ist es am einfachsten, eine neue Routine einzuführen, indem man sie mit einer bereits bestehenden Gewohnheit verknüpft. In jeder neuen Übungsphase sollten Sie weiterhin neue Routinen hinzunehmen.

Dieser Übungsplan besteht aus vier Phasen. Jede Phase ist jeweils in eine Morgen- und Abendsequenz unterteilt. Ich stelle fest, dass die meisten meiner Klienten die ersten und letzten zehn bis fünfzehn Minuten ihres Tages selbst am besten steuern können. Wenn es für Sie besser passt, Ihre Übungsroutinen für andere Tageszeiten zu entwickeln, fühlen Sie sich bitte frei, dies zu tun.

Ich empfehle außerdem, die neuen Gewohnheiten so oft wie möglich mit schon bestehenden Gewohnheiten oder Verhaltensweisen zu verbinden. Die bisherige Routine wird so zum Anlass und zur Erinnerung, auch die neue Routine zu üben. So könnten Sie zum Beispiel nach jedem Zähneputzen dreißig Sekunden Gurgeln anhängen, beim Duschen bewusst summen oder beim Toilettengang Ihr Nervensystem durchchecken oder ein paar Zwerchfellatmungen einlegen.

Planen Sie, sich auf jede Phase zwei Wochen bis einige Monate lang zu konzentrieren, je nachdem, wie viel Zeit bis zum neuen »Normal« vergeht. Es gibt keinen Zeitplan und keine Eile. Sie wollen doch, dass die aktuelle Phase Ihnen leicht, automatisch und wie selbstverständlich gelingt, bevor Sie weitere Dinge hinzufügen. Es ist auch völlig okay, wenn diese Phasen nicht linear verlaufen. Angenommen, Sie sind bei Phase 3 angelangt, und das Leben stellt Ihnen plötzlich eine schwere Aufgabe. Das erfordert, dass Sie Ihre Kapazität anpassen müssen, um mit dieser Sache fertig zu werden. Dann stellen Sie fest, dass die neu hinzugekommenen Routinen der Phase 3 nicht mehr stattfinden. Statt sich als ein Versager zu fühlen, sollten Sie sich einfach die Rückkehr zu Phase 2 zugestehen, weil das menschlich ist. Und vergessen Sie auch nicht, sich über alles zu freuen, was über den Plan hinausgeht, anstatt frustriert zu sein, wenn nicht alles perfekt klappt.

Phase 1 Übungsplan

Neue Gewohnheiten:
Gurgeln und Zwerchfellatmung

Zu diesem Zeitpunkt sieht Ihre Routine etwa so aus:

Morgens:

- 30 Sekunden Gurgeln

Abends:

- 30 Sekunden Gurgeln und 1 bis 5 Minuten intensive Zwerchfellatmung

TIPPS: Anstatt nach dem Zähneputzen kurz zu spülen und auszuspucken, verlängern Sie es um 30 Sekunden und schließen das Gurgeln als Übung einfach mit ein. Die ein- bis fünfminütige bewusste Zwerchfellatmung soll helfen, das Bewusstsein für den Atem zu schärfen und den Vagusnerv zu aktivieren; sie kann zu jeder Tageszeit durchgeführt werden, ist aber möglicherweise am hilfreichsten, wenn man sie kurz vor dem Zubettgehen oder beim Einschlafen macht.

Phase 2 Übungsplan

Weiter integrieren: Gurgeln und Zwerchfellatmung

Neue Gewohnheiten: Morgens Sonnenlicht und Wu-Atmung

Zu diesem Zeitpunkt sieht Ihre Routine etwa so aus:

Morgens:

- 30 Sekunden Gurgeln
- 5 bis 10 Minuten im Freien das Sonnenlicht in sich aufnehmen. Ein paar Wu-Atemzüge im Freien.

Abends:

- 30 Sekunden Gurgeln
- 1 bis 5 Minuten Zwerchfellatmung als Vorbereitung vor dem Schlafengehen

TIPPS: Ich kombiniere die Werkzeuge gern miteinander. Warum nicht beides zusammen: Sonnenlicht tanken und ein paar bewusste Wu-Atemzüge? Statt Wu-Atmen wären auch beliebige Augenübungen möglich. Experimentieren Sie, um herauszufinden, was für Sie am besten funktioniert.

Phase 3 Übungsplan

Weiter integrieren: Gurgeln, Zwerchfellatmung, Morgensonne und Wu-Atem

Neue Gewohnheiten: Halbe Kerze und seitliche Augendehnungen

Zu diesem Zeitpunkt sieht Ihre Routine etwa so aus:

Morgens:

- 30 Sekunden Gurgeln
- 5 bis 10 Minuten im Freien. Mehrere Wu-Atemzüge im Freien.

Nach-Mittag:

- 30 Sekunden Gurgeln
- 3 bis 10 Minuten Halbe Kerze, dabei Fokus auf Zwerchfellatmung; ein bis drei Mal seitliche Augendehnungen

TIPPS: Ich liebe es, abends die Yogaübung Halbe Kerze zu machen und meine Beine hoch an die Wand zu lehnen. Das hilft mir, nach einem arbeitsreichen Tag herunterzukommen und einen besseren Nachtschlaf vorzubereiten. Auch hier lassen sich Übungen miteinander kombinieren.

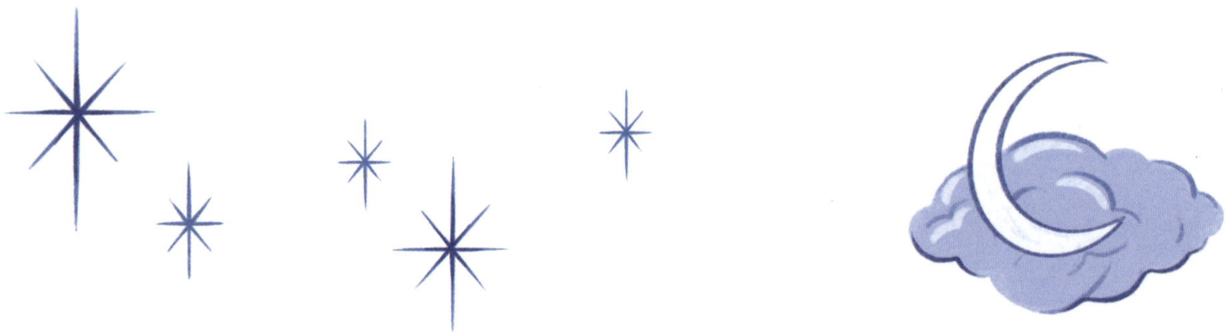

Phase 4 Übungsplan

Weiter integrieren: Gurgeln, Zwerchfellatmung, Morgensonne und Wu-Atem, Halbe Kerze und seitliche Augendehnungen

Neue Gewohnheiten: Bewegung und Massage

Hier sind zwei Versionen dieser Routine, wobei das Wie und Wann der Bewegung variiert werden:

VERSION 1: Morgenbewegung

Morgens:

- 30 Sekunden Gurgeln
- 5 bis 10 Minuten schnelles Gehen im Freien; kombiniert mit morgendlichem Sonnenlicht und Bewegung, eventuell auch mit Wu-Atemzügen

Abends:

- 30 Sekunden Gurgeln
- 1 bis 2 Minuten vagotonisierende, beidseitige Massage der Ohren und/oder des Halses
- 3 bis 10 Minuten Halbe Kerze, dabei Fokus auf die Zwerchfellatmung, und ein bis drei Zyklen seitliche Augendehnungen

VERSION 2: Abendbewegung

Morgens:

- 30 Sekunden Gurgeln
- 5 bis 10 Minuten im Freien; kombiniert mit mehreren Wu-Atemzügen und vagotonisierende Ohr- bzw. Halsmassage

Abends:

- 30 Sekunden Gurgeln
- 5 Minuten somatische Übungen: Schütteln, Pendeln oder Dehnen und Strecken
- 3 bis 10 Minuten Halbe Kerze, mit Fokus auf Zwerchfellatmung, und ein bis drei Zyklen seitliche Augendehnung

TIPPS: Es gibt unzählige Möglichkeiten, Bewegung in den Tagesablauf einzubauen. Das Ziel ist es, sich einfach 5 bis 10 Minuten am Tag bewusst mit Übungen zu beschäftigen. Möglicherweise haben Sie schon eine Trainingsgewohnheit. Wenn ja, großartig! Vielleicht wollen Sie morgens nicht spazieren gehen, sondern einfach nur draußen sein und sich strecken. Tun Sie das! Finden Sie Wege, sich unterstützend und sanft regulierend mit Ihrem Körper zu verbinden.

Was mir daran gefällt, ist, dass selbst in Phase 4 kein Teil Ihrer Morgen- oder Abendroutine länger als 5 bis 15 Minuten dauert. Und an einem Tag, an dem Sie es eilig haben und nicht einmal 5 Minuten erübrigen wollen, reduzieren Sie es auf Gurgeln oder eine andere Einzelübung. Der Schlüssel liegt darin, den starren Perfektionismus abzulegen und sich stattdessen zu erinnern: Ein bisschen ist besser als nichts. In der Summe verändert ein konstantes »Bisschen« alles.

Ich hoffe, Sie werden auf diesem Weg nicht nur proaktiv Ihre vagotonisierende Routine aufbauen, sondern auch mit reaktiven Werkzeugen experimentieren, um sich in Momenten der Aktivierung oder Abschaltung regulieren zu können. Es ist diese Kombination aus proaktiven Routinen und reaktiven Echtzeit-Regularien, die eine wesentliche Veränderung im Heilungsprozess bewirken.

LEBEN SIE EIN HEILENDES LEBEN

Die Realität sieht so aus, dass Sie alle Vagus-Tonisierungsübungen der Welt machen können, aber wenn Ihr gesamter Lebensstil immer noch zu Dysregulation und chronischem Stress führt, kann Heilung nur in einem bestimmten Umfang geschehen. Die Übungen sind immer noch hilfreich, können aber nur begrenzt helfen, wenn man immer noch im chronischen Überlebensmodus lebt. Das ist so, als ob man sich den Knöchel verstaucht hat, dann eine Schiene trägt, aber trotzdem jeden Morgen damit laufen geht. Das Tragen der Knöchelstütze ist zwar hilfreich, aber Ihr Knöchel wird es schwer haben, produktiv zu heilen, wenn Sie ihn weiterhin jeden Tag durch Laufen belasten.

Das Gleiche gilt für Ihr Nervensystem. Die Regulation erfolgt durch die Kultivierung unterstützender Praktiken, Stressmanagement und bewusste Änderungen des Lebensstils - schrittweise, strategisch und konsequent angewandt. Lassen Sie uns erforschen, wie ein heilendes Leben aussehen kann, indem wir proaktive und reaktive Werkzeuge kombinieren.

Kombinieren von proaktiven und reaktiven Werkzeugen

Zuerst ist eine kurze Auffrischung angebracht:

Proaktive Werkzeuge: Das sind die beständigen Praktiken oder Lebensroutinen, die proaktiv angewandt werden, um den vagalen Tonus zu verbessern und ein Leben zu gestalten, das sich für ein reguliertes Nervensystems besser eignet. Dazu zählen Ihre Routinen zur Vagus-Tonisierung, Ihre Änderungen des Lebensstils, Stressbewältigung und tiefergehende Heilungsarbeit. Mit diesen Werkzeugen wird Ihre Fähigkeit gesteigert, mit den Belastungen in Ihrem Leben besser umzugehen und neue Muster für Ihr zukünftiges Verhalten und Ihre Reaktionen zu schaffen.

Werfen Sie von Zeit zu Zeit einen Blick auf die Übersicht der proaktiven Routinen auf Seite 92 und 93 (Kapitel 5), um einzuschätzen, wie es in jeder dieser Kategorien bei Ihnen aussieht. Wenn Sie sich in einer davon besonders unsicher fühlen, fokussieren Sie sich auf kleine Aspekte, die Sie vielleicht positiver verändern können.

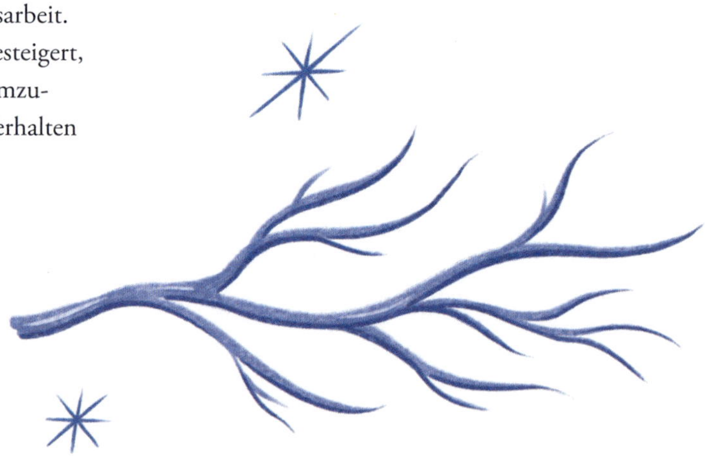

Reaktive Werkzeuge: Das sind die Werkzeuge und Übungen zur unmittelbaren Regulation, die Ihnen helfen, die Spirale der Aktivierung oder Abschaltung umzukehren. Einige dieser Werkzeuge sind möglicherweise identisch mit den proaktiven Übungen zur Vagus-Tonisierung, aber hier benutzen Sie sie nur als Reaktion auf Momente der Dysregulation. Hierunter fällt auch eine Auswahl an somatischen und emotionalen Regulationswerkzeugen.

Erinnern Sie sich, als Sie auf Seite 58 und 59 lernten, wie Sie ein Mapping Ihres Nervensystems erstellen können? Als Sie die verschiedenen Zustände mit ihren spezifischen Empfindungen, Emotionen, Gedanken und Verhaltensweisen erforschten, entwickelten Sie mehr Bewusstsein darüber. Ab Seite 126 habe ich einige Werkzeuge vorgestellt, die besser funktionieren, je nachdem, ob man sich in der Aktivierung oder Abschaltung befindet. Wenn Sie diese beiden Teile zusammenfügen, können Sie beginnen, die reaktiven Regulationswerkzeuge zu entwerfen, die für Sie im jeweiligen Zustand am besten funktionieren. Ich nenne das einen »Regulationsspielplan ». Er könnte etwa so aussehen:

REGULATIONSSPIELPLAN

Zustand: ....

	Wie fühlt es sich für mich an, wenn ich leicht, mäßig oder stark aktiviert oder abgeschaltet bin? EMPFINDUNGEN, GEFÜHLE, GEDANKEN, VERHALTENSWEISEN	Welche reaktiven Werkzeuge helfen mir, mich in dieser Situation zu regulieren? WERKZEUGE, STRATEGIEN, RESSOURCEN
1		
2		
3		

Es gibt keine festen Regeln dafür, wie man reaktive und proaktive Werkzeuge und Praktiken kombiniert. Es ist eher wie ein Tanz. Und wie beim Tanzen wird es umso schwieriger, je starrer Sie dabei sind. Lassen Sie Raum für Ihr Menschsein. Seien Sie neugierig und nehmen Sie eine experimentelle Haltung ein. Probieren Sie einfach etwas, nur um zu sehen, ob es funktioniert. Wenn es hilfreich ist, machen Sie weiter. Wenn nicht, versuchen Sie etwas anderes. Wenn Sie sich frustriert oder überfordert fühlen, holen Sie sich Unterstützung.

Sie werden diese Routinen unzählige Male anpassen, um herauszufinden, was am besten für Ihr Nervensystem und Ihr tägliches Leben passt. Etwas, das ich so sehr an diesen Werkzeugen liebe, ist ihre einfache und schnelle Wirkung, und dass sie so konkret mit der Physiologie arbeiten. Ich nenne sie »Selbstfürsorge-Mikromomente«. Schon mindestens 752 Mal hat man mir gesagt: »Ich habe keine Zeit für Selbstfürsorge.« Meine Antwort ist immer die gleiche: »Sie haben keine Zeit dafür, Selbstfürsorge NICHT zu betreiben. Und ich verspreche Ihnen: Es gibt Mikro-Übungen der Selbstfürsorge, für die Sie auch an den stressigsten und turbulentesten Tagen Zeit haben.« Wie schon erwähnt, braucht man selbst für Phase 4 nicht mehr als 5 bis 15 Minuten am Anfang und Ende des Tages.

Das ist die Arbeit, auf die ich mich spezialisiert habe: Ich helfe Menschen dabei, ihr individualisiertes Heilungsprotokoll zu erstellen, das zu ihrer aktuellen Kapazität bzw. ihrer momentanen Lebensphase passt. Diese Protokolle bauen auf dem Wissen über die Funktionsweise des Nervensystems meiner Klienten auf, sodass sie damit in einer konkreten, kleinen, kraftvollen Weise arbeiten können, um ihre Heilung zu unterstützen. Ich erlebe täglich, wie diese Arbeit ihr Leben kraftvoll verändert, und ich weiß, dass dies auch für Sie funktionieren kann.

Tägliche, wöchentliche und gelegentliche Übungen

Überlegen Sie sich einen Rahmen, in dem Sie festlegen, welche Praktiken Sie einführen wollen, und in welcher Häufigkeit. Nicht alle der hier vorgeschlagenen Maßnahmen sind für die tägliche Anwendung gedacht. Bei manchen ist es vielleicht realistischer oder nützlicher, wenn Sie sie wöchentlich oder nur gelegentlich anwenden. Die Details erfordern etwas Zeit und Anpassung an Ihre individuellen Bedürfnisse, Kapazitäten, Ressourcen und Ihren Lebensstil, aber wenn Sie sich an die Arbeit machen, die Regulationswiederholungen zu erfassen, kann es sinnvoll sein, die Übungen nach Kategorien zu ordnen. Meine Klienten erfassen ihre Übungen, die sie täglich, wöchentlich, monatlich oder gelegentlich beziehungsweise nach Bedarf durchführen, in den Kategorien »tägliche Praktiken«, »wöchentliche Praktiken« und »gelegentliche Praktiken«.

Denken Sie daran, dass es nicht das Ziel ist, alle Übungen zu machen oder zu versuchen, alle neuen Gewohnheiten über Nacht (oder überhaupt) zu integrieren. Konzentrieren Sie sich stattdessen auf eine Übung, die Sie zu Ihrer Routine machen, und wählen Sie dann eine nächste, sodass Sie allmählich eine neue Routine nach der anderen hinzufügen.

MITGEFÜHL, NEUGIER UND KO-REGULATION

Drei Eigenschaften, die man auf dieser Reise kultivieren sollte, sind Mitgefühl, Neugier und Ko-Regulation. Auf meiner persönlichen Reise habe ich ein tiefes Mitgefühl für mich selbst entwickelt, als ich mein Nervensystem besser verstehen lernte, und ich sehe, wie das Gleiche auch täglich bei meinen Klienten geschieht. Der Schlüssel liegt darin, sich auf die Wahrheit einzulassen, dass Sie in jedem Moment das Beste tun, was Sie auf der Basis des aktuellen Zustands Ihres Nervensystems, Ihrer vergangenen Erfahrungen und der zur Verfügung stehenden Mittel tun können. Wenn ich mich zum Beispiel über mein Kind aufrege oder in einer Situation überreagiere, mache ich mir heute nur noch selten deswegen Vorwürfe. Ich glaube nicht mehr, dass ich »eine schlechte Mutter« bin, oder »zu dramatisch«, denn ich weiß, dies sind alles Anzeichen dafür, dass ich dysreguliert bin und in meine Werkzeugkiste greifen muss.

Eine Klientin erzählte mir von einem Beispiel aus ihrer Arbeitswelt: Ihr wurde bewusst, wie ängstlich sie nach einer Arbeitssitzung war, nachdem sie eine Meinung von sich gegeben hatte, mit der nicht alle einverstanden waren. Statt des alten Narrativs: »Du bist so dumm. Du hättest nicht den Mund aufmachen sollen. Bring es wieder in Ordnung, oder komm einfach darüber hinweg«, wurde ihr diesmal die Aktivierung in ihrem System bewusst. Sie machte eine kurze Pause und stellte dann fest, dass ihre Gedanken sich verändert hatten: »Ist ja logisch, dass du dich unwohl fühlst, so wie das gelaufen ist! Geh lieber spazieren und schüttle es ab. Das wird schon wieder.« Sie nahm die Signale ihres Körpers wahr, und anstatt dass sie ihre Gefühle abwertete und verdrängte, war es ihr möglich, sie anzuerkennen und zu bestätigen. Und so konnte sie anschließend konkrete Maßnahmen ergreifen, um ihr System zu regulieren und sich zu beruhigen.

Das sind auch Momente, um Neugier zu üben. Sie könnten nach innen gehen und sich fragen: »Was ist denn los? Was trägt gerade zu meiner Dysregulation bei? Was könnte der Auslöser dafür gewesen sein? Was würde ich gerne dagegen unternehmen?« Dies trägt viel dazu bei, dass Sie Ihren Verstand, Ihren Körper und Ihr Leben selbst in die Hand nehmen können, und zwar auf ermutigende Weise.

Dann gibt es da noch die Ko-Regulation. Ich verbrachte die meiste Zeit meiner Teenagerjahre und des frühen Erwachsenenalters damit, eine heftige, geradezu toxische Unabhängigkeit zu entwickeln. Ich brauchte keine Hilfe; ich war immer die Helferin. Wenn ich wollte, dass etwas »richtig« gemacht wurde, tat ich es selber. So entwickelte ich ein lähmendes, auf Produktivität ausgerichtetes Selbstwertgefühl und habe ständig alles selbst erledigt, bis es mich fast erdrückt hat. Ich sehe das auch oft bei den Klienten, mit denen ich jetzt arbeite.

Die Realität ist, dass wir uns gegenseitig brauchen. Als Menschen sind wir auf Verbindung gepolt. Es ist völlig in Ordnung und ganz normal, dass man manchmal nicht alleine klarkommt. Es ist aber so wichtig, sich professionelle Hilfe zu holen, wenn man sie braucht.

KURZE ZUSAMMENFASSUNG

- Bauen Sie Routinen um kleine Gewohnheiten herum auf, die selbst Ihre schlimmsten Tage überstehen können.
- Sie wissen nicht, womit Sie anfangen sollen? Machen Sie sich klar, was am wichtigsten ist und was sich im Moment am einfachsten anfühlt. Wenn Ihre Fähigkeiten und Ihr Selbstvertrauen wachsen, können auch Ihre Gewohnheiten wachsen.
- Es gibt keinen Zeitplan und keine Eile, wenn es darum geht, diese Gewohnheiten in Ihr Leben zu integrieren. Ihr Ziel ist es, diese Gewohnheiten für den Rest Ihres Lebens beizubehalten; wen kümmert es also, wie lange es dauert? Sie bleiben einfach konsequent bei der Sache, und gleichzeitig geben Sie sich die Erlaubnis, einfach Mensch zu sein und je nachdem, was in Ihrem Leben passiert, auf und ab zu schwanken, in Ebbe und Flut.
- Mitgefühl, Neugier und Ko-Regulation sind die magischen Zutaten für Heilung. Schaffen Sie sich den Raum für Ihre Menschlichkeit und experimentieren Sie so lange, bis Sie die richtige Lösung gefunden haben. Die Zusammenarbeit mit einem Therapeuten, der Sie in diesem Prozess unterstützt und anleitet, kann von großem Nutzen sein.

SCHLUSSGEDANKEN

Vom Beginn dieses Buches an habe ich Ihnen mitgeteilt, dass es mein Ziel war, Ihnen viel mehr als nur wissenschaftliche Kenntnisse über Ihren Vagusnerv oder eine Liste von »Vagusnerv-Hacks« zu vermitteln. Ich wollte Ihnen helfen, Ihr Nervensystem zu verstehen und zu ihm eine Beziehung aufzubauen, und zwar auf eine Art und Weise, die sich konkret anfühlt und auf Ihren Heilungsweg anwendbar ist. Es gibt kein Patentrezept für die Verbesserung des vagalen Tonus oder die Heilung von Angstzuständen, Depressionen, Stress oder chronischen Krankheiten. Es gibt aber wirkungsvolle, forschungsgestützte Methoden, die Ihnen helfen, mit Ihrer Physiologie zu kooperieren, um auf eine mess- und spürbare Weise Ihre Psyche zu beeinflussen und zu heilen. Viele dieser Methoden habe ich hier mit Ihnen geteilt. Nun ist es Ihre Aufgabe, diese Teile so zusammenzusetzen, dass Ihr ganz persönlicher Weg zur Heilung daraus entsteht.

Ich denke, dass wir (und unsere Nervensysteme) im Laufe unseres Lebens unzählige kreative Wege entwickeln mussten, um unsere Bedürfnisse zu befriedigen, Zugehörigkeit zu finden und zu überleben. Ich denke, wir alle haben einige furchtbar schlimme Dinge durchgemacht, auf die uns niemand vorbereitet hat. Viele von uns hatten liebevolle und unterstützende Eltern, aber ebenso viele von uns hatten das nicht. Und nun sind wir hier als Erwachsene und lernen, wie wir uns selbst regulieren und heilen können, um aus diesen nicht gerade hilfreichen Mustern auszubrechen und uns das schöne Leben zu kreieren, das wir uns wünschen.

Sie tun das Beste, was Sie aufgrund Ihrer Erfahrungen, Ihrer aktuellen Lebensumstände und der Ihnen jetzt zur Verfügung stehenden Werkzeuge tun können. Ich bin so stolz auf Sie, dass Sie ein Buch wie dieses in die Hand genommen und nach Heilung gesucht haben. Sie haben alles, was Sie zur Heilung brauchen, bereits in sich, und es ist in Ordnung, dass die Heilung nicht von allein geschieht (sie soll es auch nicht). So wie ein Sportler bereits alles in sich trägt, um Erstaunliches zu leisten, braucht er dennoch einen Trainer, der ihm mit Erfahrung, Strategie, Training und Ermutigung hilft, sein Ziel zu erreichen. Bitte scheuen Sie sich nicht, auf Ihrem Heilungsweg Unterstützung zu suchen.

Was ich Ihnen in diesem Buch und meinen Klienten täglich anbiete, sind die Kenntnisse, Werkzeuge, Strategie und Unterstützung, von denen ich mir wünschte, ich hätte sie schon früher auf meiner eigenen Heilungsreise gehabt. Was ich Ihnen mit diesem Buch aber vor allem vermitteln möchte, ist ein Gefühl der Hoffnung. Hoffnung auf Heilung. Hoffnung auf einen Weg nach vorne, der Sie zurück in den Fahrersitz Ihres Geistes, Körpers und Lebens bringt. Sie können den vagalen Tonus verbessern und Ihr Nervensystem regulieren, und damit kann sich Ihr ganzes Leben verändern.

Es gibt keinen richtigen oder falschen Weg, diese Arbeit anzugehen. Es gibt keine Eile und keinen Zeitplan, dem man folgen muss. Es sieht so aus, wie es aussehen wird, und es dauert so lange, wie es dauert. Die Heilung wird Höhen und Tiefen haben. Sie wird nie linear verlaufen, wird Sie aber immer auf irgendeine Weise voranbringen. Unterschiedliche Lebensabschnitte erfordern unterschiedliche Ansätze. Unterschiedliche Fähigkeiten eignen sich für unterschiedliche Maßnahmen. Nehmen Sie sich Zeit, schaffen Sie Raum für Ihre Menschlichkeit, finden Sie Unterstützung, befolgen Sie die in diesem Buch gegebenen Richtlinien, und mit der Zeit werden Sie zurückblicken und staunen können, wie weit Sie gekommen sind.

RESSOURCEN

Buchempfehlungen

Der Selbstheilungsnerv: So bringt der Vagus-Nerv Psyche und Körper ins Gleichgewicht von Stanley Rosenberg. Dieses Buch bietet Einblicke in die Rolle des Vagusnervs bei der Regulation des Nervensystems und enthält praktische Übungen zur Förderung des vagalen Tonus und zur Heilung von Traumata.

Woher kommt meine Angst? von Ellen Vora. Ein umfassender Leitfaden, der die zugrunde liegenden Ursachen der Angst erforscht. Er bietet einen ganzheitlichen Ansatz zur Bewältigung von Angst durch Lebensstil- und Umweltfaktoren und zur Förderung emotionalen Wohlbefindens durch eine Kombination traditioneller und alternativer Therapien.

Leben mit der Polyvagal-Theorie: In Sicherheit verankert von Deb Dana. Dieses Buch basiert auf den Grundsätzen der Polyvagaltheorie. Es bietet einen somatischen Heilungsansatz und praktische Strategien zur Regulation des Nervensystems durch die Entwicklung von Resilienz und sozialem Engagement.

Die 1%-Methode: Minimale Veränderung, maximale Wirkung von James Clear. Eine Schritt für Schritt Vorgehensweise für den Aufbau und die Beibehaltung neuer Gewohnheiten, mit praktischen Strategien für die Überwindung von Hindernissen und für dauerhafte Veränderungen.

Das Trauma in dir: Wie der Körper den Schrecken festhält und wie wir heilen können von Bessel van der Kolk (Taschenbuchausgabe). Dieses Buch untersucht, wie sich ein Trauma auf den Körper und das Nervensystem auswirkt, und bietet Einblicke in die neueste Forschung zur Traumatherapie.

Resilienz: Wirkungsvolle Übungen, um nach Schwierigkeiten, Enttäuschungen und Katastrophen wieder ins Gleichgewicht zu kommen von Linda Graham. Dieses Buch bietet Einblicke in die Neurobiologie der Resilienz und liefert praktische Strategien für die Kultivierung von Resilienz angesichts von Schwierigkeiten und Traumata.

Wie das Gehirn heilt: Neueste Erkenntnisse aus der Neurowissenschaft von Norman Doidge. Das Buch stellt die neuesten Forschungsergebnisse über Neuroplastizität und die Selbstheilungsfähigkeit des Gehirns vor. Es gibt Einblicke in innovative Therapien und Techniken, welche die natürliche Heilungsfähigkeit des Gehirns nutzen, um eine Reihe von Krankheiten, von chronischen Schmerzen bis zu traumatischen Hirnverletzungen, zu behandeln.

Breath – Atem: Neues Wissen über die vergessene Kunst des Atmens von James Nestor. Dieses Buch erforscht die Wissenschaft und Geschichte der Atemarbeit und gibt Einblicke, wie Atemarbeit das Nervensystem regulieren, die Gesundheit fördern und das Wohlbefinden steigern kann.

Arbeitsbuch komplexe PTBS von Arielle Schwartz. Dieses Arbeitsbuch bietet einen schrittweisen Ansatz zur Heilung komplexer Traumata, der sowohl kognitive als auch somatische Techniken umfasst.

The Healing Power of the Breath: Simple Techniques to Reduce Stress and Anxiety, Enhance Concentration, and Balance Your Emotions von Richard P. Brown und Patricia L. Gerbarg (nur im englischen Original erhältlich). Das Buch erforscht die Rolle der Atemarbeit zur Stärkung des vagalen Tonus und Regulation des Nervensystems und bietet praktische Übungen zur Verbesserung der geistigen Gesundheit und des Wohlbefindens.

Sprache ohne Worte: Wie unser Körper Trauma verarbeitet und uns in die innere Balance zurückführt von Peter A. Levine. Das Buch bietet eine detaillierte Anleitung zum somatischen Erleben, einem Therapieansatz, der sich auf die körpereigene Heilungsfähigkeit konzentriert.

Das zweite Gehirn: Wie der Darm unsere Stimmung, unsere Entscheidungen und unser Wohlbefinden beeinflusst von Emeran Mayer. In diesem Buch wird die Beziehung zwischen Darm und Nervensystem dargestellt sowie die entscheidende Rolle des Vagusnervs bei der Regulation der Verdauung, der Stimmung und der allgemeinen Gesundheit.

Vom Mythos des Normalen: Wie unsere Gesellschaft uns krank macht und traumatisiert von Gabor Maté. Dieses Buch stellt das Konzept der »Normalität« im Bereich der psychischen Gesundheit und die Stigmatisierung psychischer Erkrankungen infrage. Es argumentiert, dass der heutige Zustand unserer Gesellschaft Probleme der psychischen Gesundheit hervorruft und aufrechterhält, und gibt Anregungen für Gesundheit und Heilung.

Kein Teil von mir ist schlecht: Mit dem Modell des Inneren Familiensystems (IFS) Trauma heilen und zur Ganzheit zurückfinden von Richard C. Schwartz. Stellt das IFS-Therapiemodell vor, das die Psyche als ein aus verschiedenen Teilen bestehendes System betrachtet. Praktische Strategien für die Anwendung des IFS-Modells zur Heilung von Traumata und Wiederherstellung der Ganzheit werden beschrieben, mit Schwerpunkt auf Selbstmitgefühl und Entwicklung eines inneren Sicherheitsgefühls.

Bindung, Regulation und Resilienz: Körperorientierte Therapie des Entwicklungstraumas von Kathy L. Kain und Stephen J. Terrell. Dieses Buch bietet einen somatischen Ansatz zur Heilung von Entwicklungstraumata, und gibt Techniken zur Regulation des Nervensystems und Förderung des vagalen Tonus.

Sicherheit und Heilung finden: Die Polyvagaltheorie in unserem Leben von Stephen W. Porges und Seth Porges. Die Polyvagaltheorie wird auf eine allgemein verständliche Art und Weise dargestellt; ihre praktischen Prinzipien sind für jeden anwendbar, der ein möglichst sicheres, gesundes und glückliches Leben führen möchte.

Die Polyvagal-Theorie und die Suche nach Sicherheit: Traumabehandlung, soziales Engagement und Bindung von Stephen W. Porges. Dieses Buch befasst sich mit der Polyvagaltheorie, einem neurobiologischen Modell des menschlichen Verhaltens und der Emotionen, und gibt Einblicke in die Beziehung zwischen dem Nervensystem, sozialem Engagement und psychischer Gesundheit.

Angst und Panik erfolgreich überwinden: Wie Ängste im Gehirn entstehen und wie man sie besiegt von Catherine M. Pittman und Elizabeth M. Karle. Auf den Neurowissenschaften basierender Ansatz zur Bewältigung von Ängsten, mit praktischen Strategien zur Neuverschaltung des Gehirns und Überwindung negativer Denkmuster.

Unruhe im Kopf: Über die Entstehung und Heilung der Aufmerksamkeitsdefizitstörung ADHS von Gabor Maté. Das Buch untersucht die Auswirkungen von ADHS (Aufmerksamkeitsdefizit-/Hyperaktivitäts-Störung) auf den Einzelnen und seine Familie, gibt Einblicke in die neurobiologischen und umweltbedingten Faktoren, die zu ADHS beitragen, und bietet praktische Strategien zur Bewältigung der Symptome und Verbesserung des Wohlbefindens.

Die Tiny Habits-Methode: Kleine Schritte große Wirkung von BJ Fogg bietet einen einfachen und zugänglichen Ansatz zur Entwicklung neuer Gewohnheiten mit Praxisstrategien zur Schaffung kleiner Gewohnheiten, die zu großen Veränderungen führen können.

Raus aus der Angstspirale: Frei von Grübelattacken und Sorgen mithilfe von Achtsamkeit und Neurowissenschaft von Judson Brewer. Das Buch erforscht die Wissenschaft der Angst, bietet einen achtsamkeitsbasierten Ansatz zur Bewältigung der Angst und praktische Strategien, um Auslöser und Muster von Ängsten zu erkennen. Es lehrt die Leser, wie sie Achtsamkeit nutzen können, um den Angst-Kreislauf zu durchbrechen und gesündere Gewohnheiten zu entwickeln.

Die Aufwärtsspirale gegen Depressionen: Mit Neurowissenschaften Schritt für Schritt genesen von Alex Korb. Einblicke in die Neurowissenschaft der Depression und praktische Strategien zur Verbesserung der psychischen Gesundheit und des Wohlbefindens.

Das Erwachen des Tigers: Unsere Fähigkeit, traumatische Erfahrungen zu transformieren von Peter A. Levine. Dieses Buch gibt Einblicke in die Neurobiologie des Traumas und präsentiert praktische Strategien zur Heilung von Traumata durch somatisches Erleben.

What Happened to You?: Conversations on Trauma, Resilience, and Healing von Bruce D. Perry und Oprah Winfrey (nur im engl. Original erhältlich). Von der Frage: »Was ist mit mir los?« zur Frage: »Was ist mit mir passiert?« Es handelt davon, wie unser Leben geprägt ist durch unsere frühesten Erfahrungen und wie sich Traumata auf das Gehirn auswirken. Es werden viele Verhaltensmuster erörtert, die wir oft nicht verstehen können.

Wenn der Körper Nein sagt: Wie verborgener Stress krank macht und was Sie dagegen tun können von Gabor Maté. Der Zusammenhang zwischen Stress und Krankheit wird erforscht, es wird gezeigt, wie sich chronischer Stress auf das Nervensystem auswirkt und zu Krankheiten führen kann.

Aufstehen oder liegenbleiben? Tools für deine mentale Gesundheit von Julie Smith. Ein praktischer Leitfaden zum Verständnis psychischer Probleme; bietet einen Werkzeugkasten mit Methoden, um die Herausforderungen des Lebens besser meistern und unsere psychische Gesundheit in die eigene Hand nehmen zu können.

Why Zebras Don't Get Ulcers: An Updated Guide to Stress, Stress-Related Diseases, and Coping von Robert M. Sapolsky (engl. Original; deutsche Ausgabe: Warum Zebras keine Migräne kriegen nur antiquarisch erhältlich) Das Buch gibt einen umfassenden Überblick über die physiologischen Auswirkungen von Stress auf den Körper und das Nervensystem und bietet praktische Strategien zur Stressbewältigung.

Empfohlene Wearables*

Oura-Ring: Der Oura-Ring trackt verschiedene Parameter wie Schlaf, Erholung und Aktivität. Er misst verschiedene physiologische Signale, wie die Herzfrequenz, die Herzratenvariabilität und die Körpertemperatur, um Erkenntnisse über die allgemeine Gesundheit und das Wohlbefinden zu liefern, die in Form einer Punktezahl (Score) zusammen mit Feedback als Verbesserungsmöglichkeit präsentiert werden. Dieses Gerät benutze ich (die Autorin) nun schon seit ein paar Jahren und liebe es. Weil es ein Ring ist und nicht am Handgelenk getragen wird, finde ich es viel angenehmer, es beim Schlafen und 24/7 zu tragen, sodass es mir die genauesten Gesamtdaten liefert.

Bei den unten erwähnten Wearables handelt es sich um Geräte, die am Handgelenk getragen werden, mit unterschiedlichen Messfunktionen, wie den im Buch erwähnten Messgrößen von Herzratenvariabilität, körperlicher Aktivität und Schlafqualität.

- WHOOP
- Apple Watch
- Fitbit
- Garmin

**Wearables* sind tragbare Gadgets (Geräte), die während der Anwendung am Körper des Benutzers getragen werden und heute zunehmend als Tracking-Geräte zur Messung verschiedener physiologischer Messdaten dienen. (Anm. d. Ü.)

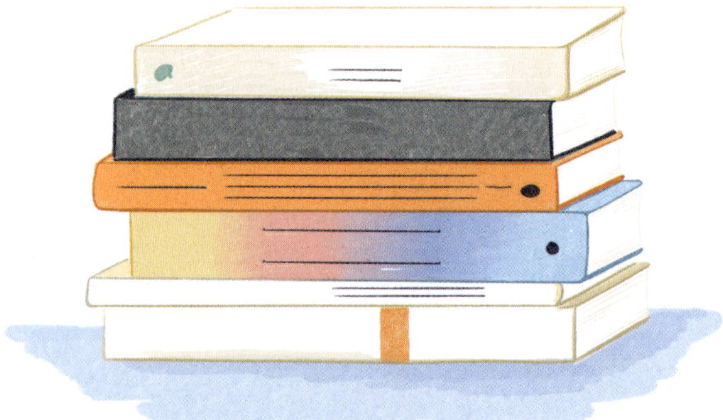

Ressourcen von Rise As We

Coaching-Angebot

Unter www.riseaswe.com (englischsprachig) finden Sie im Internet mehr von Amanda Armstrong und ihrem Team. *Rise As We* ist eine Coaching-Praxis, die neurowissenschaftlich fundierte, integrative Coaching- und Traumaarbeit durchführt und Menschen bei der Heilung von Ängsten und Depressionen unterstützt. Dabei werden neurowissenschaftliche Erkenntnisse, somatische Teile-Arbeit und eine individuelle Lebensgestaltung miteinbezogen.

Auf der Website von *Rise As We* erfahren Sie mehr über das vielfältige Angebot an Dienstleistungen, und wie Sie auf Ihrer eigenen Heilungsreise individuelle Unterstützung bekommen können.

Kurs zum Buch

Unter www.riseaswe.com/vagusnerve finden Sie einen begleitenden (englischsprachigen) Videokurs zu diesem Buch und weitere Ressourcen, angeleitete Übungen und zusätzliche Methoden, die Ihnen helfen, das Gelernte in Ihrem täglichen Leben umzusetzen.

Podcast

Unter www.riseaswe.com/podcast (englischsprachig) finden Sie:

Regulate & Rewire: An Anxiety and Depression Podcast (Regulieren und Neuverschalten: ein Podcast über Ängste und Depressionen), in dem über vieles gesprochen wird, das ich auf meinem Heilungsweg gerne früher erfahren hätte. Ich spreche über eigene Entwicklungsschritte, aber auch Fehler, und über konkrete, forschungsbasierte Werkzeuge, mit denen Sie Ihr Nervensystem regulieren, Ihren Denkapparat neu verschalten und Ihre Lebenskraft wiedergewinnen können.

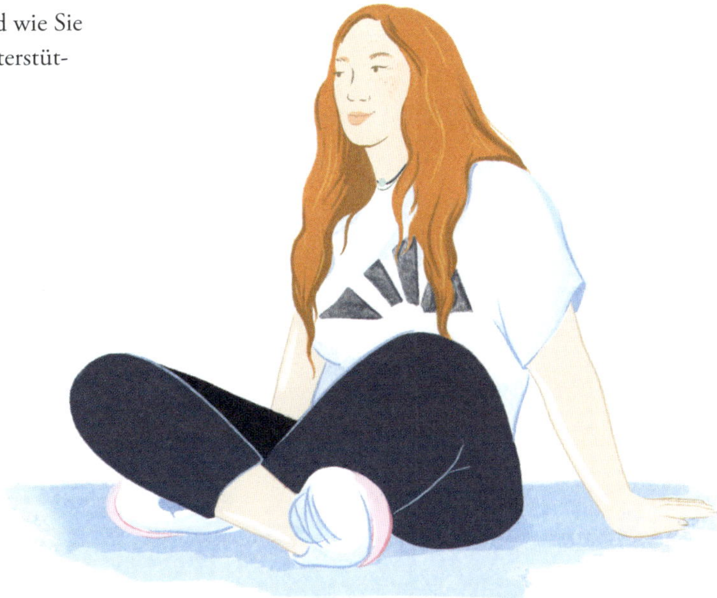

ZITATQUELLEN

Amano, M., T. Kanda, H. Ue und T. Moritani. »Exercise Training and Autonomic Nervous System Activity in Obese Individuals«. *Medicine and Science in Sports and Exercise* 33, Nr. 8 (2001): 1287-91. doi:10.1097/00005768-200108000- 00007

Bassi, Gabriel Shimizu, Daniel Penteado Martins Dias, Marcelo Franchin, Jhimmy Talbot, Daniel Gustavo Reis, Gustavo Batista Menezes, Jaci Airton Castania, Norberto Garcia-Cairasco, Leonardo Barbosa Moraes Resstel, Helo Cesar Slagado, et al. »Modulation of experimental arthritis by vagal sensory and central brain stimulation«. *Brain, Behavior and Immunity* 64 (April 2017): 330–343. doi:10.1016/j. bbi.2017.04.003

Beauchaine, Theodore. »Vagal Tone, Development, and Gray's Motivational Theory: Toward an Integrated Model of Autonomic Nervous System Functioning in Psychopathology.« *Development and Psychopathology* 13, Nr. 2 (2001): 183–214. doi:10.1017/S0954579401002012

Ben-Menachem, E. (2001). »Vagus Nerve Stimulation, Side Effects, and Long-Term Safety«. *Journal of Clinical Neurophysiology* 18 (September 2001): 415–418. doi: 10.1097/00004691-200109000-00005

Borges, Uirasso, Laura Knops, Sylvain Laborde, Stefanie Klatt und Markus Raab. »Transcutaneous Vagus Nerve Stimulation May Enhance Only Specific Aspects of the Core Executive Functions: A Randomized Crossover Trial«. *Frontiers in Neuroscience* 14 (Mai 2020): 1–18. doi: 10.3389/ fnins.2020.00523

Borland, M.S., W.A. Vrana, N.A. Moreno, E.A. Fogarty, E.P. Buell, P. Sharma, C.T. Engineer und M.P. Kilgard. »Cortical Map Plasticity as a Function of Vagus Nerve Stimulation Intensity«. *Brain Stimulation* 9, Nr. 1 (2016): 117–123. https://doi.org/10.1016/j.brs.2015.08.018

Borovikova, Lyudmila V., Svetlana Ivanova, Minghuang Zhang, Huan Yang, Galina I. Botchkina, Linda R. Watkins, Haichao Wang, Naji Abumrad, John W. Eaton und Kevin J. Tracey. »Vagus Nerve Stimulation Attenuates the Systemic Inflammatory Response to Endotoxin«. *Nature* 405 (2000): 458–462. https://doi.org/10.1038/35013070

Bush, Nicole R., Karen Jones-Mason, Michael Coccia, Zoe Caron, Abbey Alkon, Melanie Thomas, Kim Coleman-Phox, Pathik D. Wadhwa, Barbara A. Laraia, Nancy E. Adler, et al. »Effects of Pre- and Postnatal Maternal Stress on Infant Temperament and Autoimmune Nervous System Reactivity and Regulation in a Diverse, Low-Income Population«. *Development and Psychopathology* 29, Nr. 5 (2017): 1553–1571. doi:10.1017/S0954579417001237

Cao, Bing, Jun Wang, Mahadi Shahed, Beth Jelfs, Rosa H. M. Chan und Ying Li. »Vagus Nerve Stimulation Alters Phase Synchrony of the Anterior Cingulate Cortex and Facilitates Decision Making in Rats«. *Scientific Reports* 6 (Oktober 2016): 35135. https://doi.org/10.1038/srep35135

Carek, Peter J., Sarah E. Laibstain und Stephen M. Carek. »Exercise for the Treatment of Depression and Anxiety«. *International Journal of Psychiatry in Medicine* 41, Nr. 1 (2011): 15–28. doi:10.2190/PM.41.1.c

Cechetto, David F. »Cortical Control of the Autonomic Nervous System«. *Experimental Physiology* 99, Nr. 2 (2014): 326–331. doi:10.1113/expphysiol.2013.075192

Cerritelli, Francesco, Martin G. Frasch, Marta C. Antonelli, Chiara Viglione, Stefano Vecchi, Marco Chiera und Andrea Manzotti. »A Review on the Vagus Nerve and Autonomic Nervous System During Fetal Development: Searching for Critical Windows«. *Frontiers in Neuroscience* 15 (September 2021): 721605. doi:10.3389/fnins.2021.721605

Ceunen, Erik, Johan W. S. Vlaeyen und Ilse Van Diest. »On the Origin of Interoception«. *Frontiers in Psychology* 7 (Mai 2016): 743. doi:10.3389/fpsyg.2016.00743

Conway, Charles R., Arun Kumar, Willa Xiong, Mark Bunker, Scott T. Aaronson und A. John Rush. »Chronic

Vagus Nerve Stimulation Significantly Improves Quality of Life in Treatment-Resistant Major Depression«. *The Journal of Clinical Psychiatry* 79, Nr. 5 (August 2018). doi:10.4088/ JCP.18m12178

de Oliveira Ottone, Vinícius, Flávio de Castro Magalhães, Fabrício de Paula, Núbia Carelli Pereira Avelar, Paula Fernandes Aguiar, Pâmela Fiche da Matta Sampaio, Tamiris Campos Duarte, Karine Beatriz Costa, Tatiane Líliam Araújo, Cândido Celso Coimbra, et al. »The Effect of Different Water Immersion Temperatures on Post-Exercise Parasympathetic Reactivation«. *PLOS One* 9, Nr. 12 (Dezember 2014). doi:10.1371/journal.pone.0113730

Desbeaumes Jodoin, Véronique, François Richer, Jean-Phillipe Miron, Marie-Pierre Fournier-Gosselin und Paul Lespérance. »Long-term Sustained Cognitive Benefits of Vagus Nerve Stimulation in Refractory Depression«. *The Journal of ECT* 34, Nr. 4 (2018): 283–290. doi:10.1097/ YCT.0000000000000502

Erman, Audrey B., Alexandra E. Kejner, Norman D. Hogikyan und Eva L. Feldman. »Disorders of Cranial Nerves IX and X«. *Seminars in Neurology* 29, Nr. 1 (2009): 85–92. doi:10.1055/s-0028-1124027

Gernot, Ernst. *Heart Rate Variability* (London: Springer-Verlag, 2014).

Haase, Lori, Jennifer L. Stewart, Brittany Youssef, April C. May, Sara Isakovic, Alan N. Simmons, Doughlas C. Johnson, Eric G. Potterat und Martin P. Paulus. »When the Brain Does Not Adequately Feel the Body: Links Between Low Resilience and Interoception«. *Biological Psychology* 113 (2016): 37–45. doi:10.1016/j.biopsycho.2015.11.004

Hayashi, N., Mutuhisa Ishihara, Ayumu Tanaka, Tomonori Osumi und Takayoshi Yoshida. »Face Immersion Increases Vagal Activity as Assessed by Heart Rate Variability«. *European Journal of Applied Physiology and Occupational Physiology* 76, Nr. 5 (1997): 394–399. doi:10.1007/ s004210050267

Holochwost, Steven J., Jean-Louis Gariépy, Cathi B. Propper, W. Roger Mills-Koonce und Ginger A. Moore. »Parenting Behaviors and Vagal Tone at Six Months Predict Attachment Disorganization at Twelve Months«. *Developmental Psychobiology* 56, Nr. 6 (2014): 1423–1430. doi:10.1002/ dev.21221

Kalyani, Bangalore G. Ganesan Venkatasubramanian, Rashmi Arasappa, Naren P. Rao, Sunil V. Kalmady, Rishikesh V. Behere, Hariprasad Rao, Mandapati K. Vasudev und Bangalore N. Gangadhar. »Neurohemodynamic Correlates of ‚OM' Chanting: A Pilot Functional Magnetic Resonance Imaging Study«. *International Journal of Yoga* 4, Nr. 1 (2011): 3–6. doi:10.4103/0973-6131.78171

Kinoshita, Tomoko, Shinya Nagata, Reizo Baba, Takeshi Kohmoto und Suketsune Iwagaki. »Cold-Water Face Immersion Per Se Elicits Cardiac Parasympathetic Activity«. *Circulation Journal: Official Journal of the Japanese Circulation Society* 70, Nr. 6 (2006): 773–776. doi:10.1253/ circj.70.773

Kulur, A. B., N. Haleagrahara, P. Adhikary und P. S. Jeganathan. »Effect of Diaphragmatic Breathing on Heart Rate Variability in Ischemic Heart Disease with Diabetes«. *Arquivos Brasileiros de Cardiologia* 92 Nr. 6 (Juni 2009): 423–499, 440–447, 457–463. doi: 10.1590/0066-782x2009000600008. PMID: 19629309

Liu, Longzhu, Ming Zhao, Xiaojiang Yu und Weijin Zang. »Pharmacological Modulation of Vagal Nerve Activity in Cardiovascular Diseases«. *Neuroscience Bulletin* 35, Nr. 1 (2019): 156–166. doi:10.1007/s12264-018-0286-7

Loper, Hailley, Monique Leinen, Logan Bassoff, Jack Sample, Mario Romero-Ortega, Kenneth J. Gustafson, Dawn M. Taylor und Matthew A. Schiefer. »Both High Fat and High Carbohydrate Diets Impair Vagus Nerve Signaling of Satiety«. *Scientific Reports* 11, Nr. 1 (Mai 2021): 10394. doi:10.1038/ s41598-021-89465-0

McLaughlin, Katie A., Leslie Rith-Najarian, Melanie A. Dirks und Margaret A. Sheridan. »Low Vagal Tone Magnifies the Association Between Psychosocial Stress Exposure and Internalizing Psychopathology in Adolescents«. *Journal of Clinical Child & Adolescent Psychology* 44 Nr. 2 (Oktober 2015): 314–328. doi:10.1080/153744 16.2013.843464

Monk, Catherine, Richard P. Sloan, Michael M. Myers, Lauren Ellman, Elizabeth Werner, Jiyeon Jeon, Felice Tager und William P. Fifer. »Fetal Heart Rate Reactivity Differs by Women's Psychiatric Status: An Early Marker for Developmental Risk?« *Journal of the American Academy of Child and Adolescent Psychiatry* 43, Nr. 3 (2004): 283–290. doi:10.1097/00004583-200403000-00009

Moore, Emma, Joel T. Fuller, Jonathan T. Buckley, Siena Saunders, Shona L. Halson, James R. Broatch und Clint R. Bellenger. »Impact of Cold-Water Immersion Compared with Passive Recovery Following a Single Bout of Strenuous Exercise on Athletic Performance in Physically Active Participants: A Systematic Review with Meta-analysis and Metaregression«. *Sports Medicine (Auckland, N.Z.)* 52, Nr. 7(2022): 1667–1688. doi:10.1007/s40279-022-01644-9

Moran, T. H., A. R. Baldessarini, C. F. Salorio, T. Lowery und G. J. Schwartz. »Vagal Afferent and Efferent Contributions to the Inhibition of Food Intake by Cholecystokinin«. *American Journal of Physiology* (1997). doi: 10.1152/ajpregu.1997.272.4.R1245

Nelson, Bryn. »Cannabis Conundrum: Evidence of Harm?: Opposition to Marijuana Use is Often Rooted in Arguments About the Drug's Harm to Children and Adults, but the Scientific Evidence is Seldom Clear-Cut«. *Cancer Cytopathology* 123, Nr. 1 (2015): 1–2. doi:10.1002/ cncy.21516

Neuhuber, Winfried L. und Hans-Rudolf Berthoud. »Functional Anatomy of the Vagus System: How Does the Polyvagal Theory Comply?« *Biological Psychology* 174 (2022): 108425. doi:10.1016/j.biopsycho.2022.108425

Paulus, Martin P. und Murray B. Stein. »Interoception in Anxiety and Depression«. *Brain Structure & Function* 214, Nr. 5-6 (2010): 451–463. doi:10.1007/s00429-010-0258-9

Pellissier, Sonia, Cécile Dantzer, Laurie Mondillon, Candice Trocme, Anne-Sophie Gauchez, Véronique Ducros, Nicolas Mathiew, Bertrand Toussaint, Alicia Fornier, Frédéric Canini, et al. «Relationship Between Vagal Tone, Cortisol, TF-Alpha, Epinephrine and Negative Affects in Crohn's Disease and Irritable Bowel Syndrome«. *PLOS One* 9, Nr. 9 (September 2014). doi:10.1371/journal.pone.0105328

Perini, Giulia Ida, Tommaso Toffanin, Giorgio Pigato, Giovanni Ferri, Halima Follador, Filippo Zonta, Carlo Pastorelli, Giulia Piazzon, Luca Denaro, Giuseppe Rolma, et al. »Hippocampal Gray Volumes Increase in Treatment-Resistant Depression Responding to Vagus Nerve Stimulation«. *The Journal of ECT* 33, Nr. 3 (2017): 160–166. doi:10.1097/YCT.0000000000000424

Porges, S. W. »Orienting in a Defensive World: Mammalian Modifications of Our Evolutionary Heritage: A Polyvagal Theory«. *Psychophysiology* 32, Nr. 4 (1995): 301–318. doi:10.1111/j.1469-8986.1995.tb01213.x

Porges, Stephen W. »The Polyvagal Perspective«. *Biological Psychology* 74, Nr. 2 (2007): 116–143. https://doi.org/10.1016/j.biopsycho.2006.06.009

Porges, Stephen W. »The Polyvagal Theory: New Insights into Adaptive Reactions of the Autonomic Nervous System«. *Cleveland Clinic Journal of Medicine* 76, Nr. 2 (2009): doi:10.3949/ccjm.76.s2.17

Rash, Joshua A., Tavis S. Campbell, Nicole Letourneau, und Gerald F. Giesbrecht. »Maternal Cortisol during Pregnancy Is Related to Infant Cardiac Vagal Control«. *Psychoneuroendocrinology* 54 (2015): 78–89. https://doi.org/10.1016/j.psyneuen.2015.01.024

Reed, Shawn F., Stephen W. Porges und David B. Newlin. »Effect of Alcohol on Vagal Regulation of Cardiovascular Function: Contributions of the Polyvagal Theory to the Psychophysiology of Alcohol«. *Experimental and Clinical Psychopharmacology* 7, Nr. 4 (1999): 484–492. doi:10.1037//1064-1297.7.4.484

Richer, Robert, Janis Zenkner, Arne Küderle, Nicolas Rohleder und Bjoern M. Eskofier. »Vagus Activation by Cold Face Test Reduces Acute Psychosocial Stress Responses«. *Scientific Reports* 12, Nr. 1 (November 2022). doi:10.1038/ s41598-022-23222-9

Ritz, Thomas, Michelle Bosquet Enlow, Stefan M. Schulz, Robert Kitts, John Staudenmayer und Rosalind J. Wright.

»Respiratory Sinus Arrhythmia as an Index of Vagal Activity During Stress in Infants: Respiratory Influences and Their Control«. *PLOS One* 7, Nr. 12 (2012). doi: 10.1371/journal. pone.0052729

Russo, Scott J., James W. Murrough, Ming-Hu Han, Dennis S. Charney und Eric J. Nestler. »Neurobiology of Resilience«. *Nature Neuroscience* 15, Nr. 11 (2012): 1475–1484. doi:10.1038/nn.3234

Sanders, Teresa H., Joseph Weiss, Luke Hogewood, Lan Chen, Casey Paton, Rebekah L. McMahan und J. David Sweatt. *Journal of Neuroscience* 39, Nr. 18 (Mai 2019): 3454–3469. doi:10.1523/jneurosci.2407-18.2019

Sandman, Curt A., Elysia P. Davis, Claudia Buss und Laura M. Glynn. »Exposure to Prenatal Psychobiological Stress Exerts Programming Influences on the Mother and Her Fetus«. *Neuroendocrinology* 95, Nr. 1 (2012): 7–21. doi:10.1159/000327017

Sandman, Curt A., Elysia P. Davis, Claudia Buss und Laura M. Glynn. »Prenatal Programming of Human Neurological Function«. *International Journal of Peptides* 2011 (2011). doi:10.1155/2011/837596

Sessa, Francesco, Valenzano Anna, Giovanni Messina, Giuseppe Cibelli, Vincenzo Monda, Gabriella Marsala, Maria Ruberto, Antonio Biondi, Orazio Cascio, Giuseppe Bertozzi, et al. »Heart Rate Variability as Predictive Factor for Sudden Cardiac Death«. *Aging (Albany NY)* 10, Nr. 2 (Februar 2018): 166–177 doi:10.18632/aging./01386

Steffen, Patrick R., Derek Bartlett, Rachel Marie Channell, Katelyn Jackman, Mikel Cressman, John Bills und Meredith Pescatello. »Integrating Breathing Techniques Into Psychotherapy to Improve HRV: Which Approach Is Best?" *Journal of Frontiers in Psychology* 12 (2021). doi:10.3389/ »Cognition-Enhancing Vagus Nerve Stimulation Alters the Epigenetic Landscape«. fpsyg.2021.624254

Thayer, J. F. und R. D. Lane. »A Model of Neurovisceral Integration in Emotion Regulation and Dysregulation«. *Journal of Affective Disorders* 61, Nr. 3 (2000): 201–216. doi:10.1016/s0165-0327(00)00338-4

Thayer, Julian F. und Richard D. Lane. »The Role of Vagal Function in the Risk for Cardiovascular Disease and Mortality«. *Biological Psychology* 74, Nr. 2 (2007): 224–242. doi:10.1016/j.biopsycho.2005.11.013

Tindle, Jacob und Prasanna Tadi. »Neuroanatomy, Parasympathetic Nervous System«. *National Library of Medicine* (2022). https://www.ncbi.nlm.nih.gov/books/NBK553141/

van de Wall E. H. E. M., P. Duffy und R. C. Ritter. »CCK Enhances Response to Gastric Distension by Acting on Capsaicin-Insensitive Vagal Afferents«. *American Journal of Physiology-Regulatory, Integrative and Comparative Physiology* 289, Nr. 3 (September 2005): 695–703. doi:10.1152/ ajpregu.00809.2004

Vidotto, Laís Silva, Celso Ricardo Fernandes de Carvalho, Alex Harvey und Mandy Jones. »Dysfunctional Breathing: What Do We Know?" *The Brazilian Journal of Pulmonology* 45, Nr. 1 (Februar 2019). doi:10.1590/1806-3713/e20170347

Waxenbaum, Joshua A., Vamsi Reddy und Matthew Varacallo. »Anatomy, Autonomic Nervous System«. StatPearls Publishing, Treasure Island, FL, Januar 2023. https://www.ncbi.nlm.nih.gov/books/NBK539845/

Zaccaro, Andrea, Andrea Piarulli, Marco Laurino, Erika Garbella, Danilo Menicucci, Bruno Neri und Angelo Gemignani. »How Breath-Control Can Change Your Life: A Systematic Review on Psycho-Physiological Correlates of Slow Breathing«. *Frontiers in Human Neuroscience* 12 (September 2018): 353. doi:10.3389/fnhum.2018.00353

Zhang, Han, Zhiwei Guo, Yun Qu, Yu Zhao, Yuxuan Yang, Juan De und Chunlan Yang. »Cognitive Function and Brain Activation Before and After Transcutaneous Cervical Vagus Nerve Stimulation in Healthy Adults: A Concurrent tcVNS-fMRI Study«. *Frontiers in Psychology* 13 (2022). doi:10.3389/ fpsyg.2022.1003411

Zulfiqar, Usman, Donald A. Jurivich, Weihua Gao, und Donald H. Singer. »Relation of High Heart Rate Variability to Healthy Longevity«. *The American Journal of Cardiology* 105, Nr. 8 (2010): 1181–1185. doi:10.1016/j.amjcard.2009.12.022

ÜBER DIE AUTORIN

Amanda Armstrong ist die Begründerin und Geschäftsführerin von Rise As We, einer integrativen Praxis für mentale Gesundheit, die sich auf die Unterstützung von Klienten spezialisiert hat, die unter Angstzuständen und Depressionen leiden. Amandas einzigartiger Ansatz vereinigt ihre zertifizierte professionelle und Trauma-informierte Coaching-Ausbildung mit einem Master-Abschluss in Kinesiologie (Bewegungspsychologie) und einer früheren beruflichen Tätigkeit im Bereich Corporate Wellness in der Google-Zentrale. Sie schöpft aus all diesen Erfahrungen, um ihre Klienten durch einen auf dem Nervensystem basierenden Ansatz zu unterstützen, der die mentale und körperliche Gesundheit gleichberechtigt mit einbezieht.

Neben ihrer privaten Praxis ist Amanda auch Ehefrau, Mutter, Podcast-Moderatorin und Referentin bei Seminaren und Vorträgen über Nervensystem-basierte mentale und somatische Gesundheitsförderung. Sie können mit ihr in Kontakt treten und mehr erfahren unter riseaswe.com.

DANKE

An meinen Lektor Thom; das unglaubliche Team bei Quarto; und meine Illustratorin Eleanor: Danke, dass ihr dieses Buch auf so eindrucksvolle und schöne Weise zum Leben erweckt habt.

An mein Team bei *Rise As We*, meine Familie, meine Freunde und meine Kollegen, die mich angefeuert und bei jedem Schritt unterstützt haben. Ein Buch zu schreiben, während ich schwanger war und eine Frist exakt einhalten musste, war keine leichte Aufgabe. Und an meine Klienten: Ich habe so viel von und mit jedem von Ihnen gelernt, und es hat dieses Buch mitgeprägt. Es ist mir eine große Ehre, an Ihrer Heilungsreise teilhaben zu dürfen.

An meinen Mann Christopher und unsere drei Söhne – den einen, den wir auf dieser Erde haben, den, den wir verloren haben, und den, der unterwegs ist – ihr seid die Liebe meines Lebens und meine größte Inspiration. Ihr wart Katalysatoren für so vieles bei meiner eigenen Heilung, und ihr seid meine treuesten und enthusiastischsten Fans. Danke für eure unerschütterliche Unterstützung, die Hinweise darauf, wie fähig ich bin, und eure gemeinsame Begeisterung dafür, wie wichtig die Arbeit, die ich tue, für die Welt ist.

REGISTER

F

G

H

I

K

L

M